Dr L. BRUNEL   MARCEL JACOUX

PLANTES OFFICINALES

ET

PLANTES A DROGUES MÉDICAMENTEUSES

NOMENCLATURE MÉTHODIQUE

Dressée d'après toutes les Éditions des Codes officiels des Médicaments
des divers États du Monde

PRÉCÉDÉE DE

CONSIDÉRATIONS GÉNÉRALES SUR LES PHARMACOPÉES

Préface de M. le Professeur GUIGNARD
MEMBRE DE L'INSTITUT
DIRECTEUR HONORAIRE DE L'ÉCOLE SUPÉRIEURE DE PHARMACIE DE PARIS
VICE-PRÉSIDENT DE LA COMMISSION DU CODEX

PARIS
VIGOT FRÈRES, ÉDITEURS
23, RUE DE L'ÉCOLE-DE-MÉDECINE
1918

PLANTES OFFICINALES

ET

PLANTES A DROGUES MÉDICAMENTEUSES

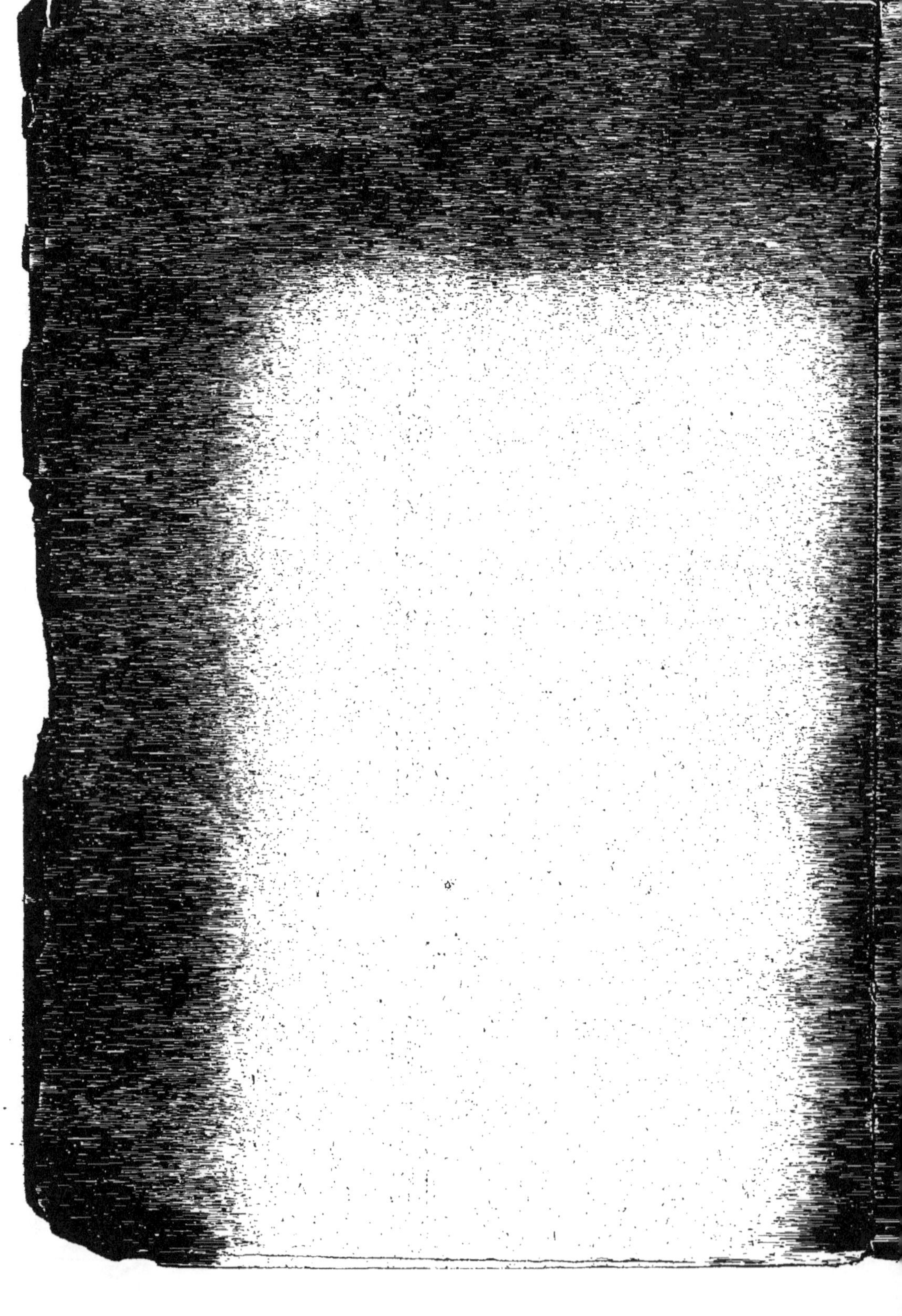

Dr L. BRUNTZ

PROFESSEUR DE MATIÈRE MÉDICALE
A L'ÉCOLE SUPÉRIEURE DE PHARMACIE
DE L'UNIVERSITÉ DE NANCY

MARCEL JALOUX

DOCTEUR EN PHARMACIE
DE L'UNIVERSITÉ
DE NANCY

PLANTES OFFICINALES

ET

PLANTES A DROGUES MÉDICAMENTEUSES

NOMENCLATURE MÉTHODIQUE

Dressée d'après toutes les Éditions des Codes officiels des Médicaments
des divers États du Monde

PRÉCÉDÉE DE

CONSIDÉRATIONS GÉNÉRALES SUR LES PHARMACOPÉES

Préface de M. le Professeur GUIGNARD

MEMBRE DE L'INSTITUT
DIRECTEUR HONORAIRE DE L'ÉCOLE SUPÉRIEURE DE PHARMACIE DE PARIS
VICE-PRÉSIDENT DE LA COMMISSION DU CODEX

PARIS

VIGOT FRÈRES, ÉDITEURS

23, RUE DE L'ÉCOLE-DE-MÉDECINE

1918

PRÉFACE

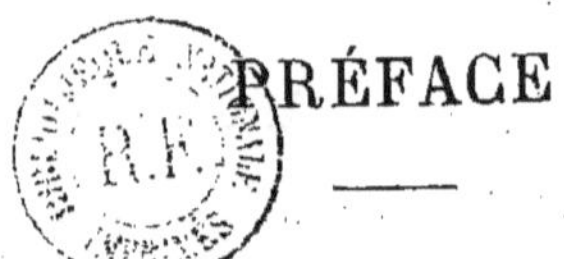

Dans l'introduction de cet important ouvrage, MM. Bruntz et Jaloux ont parfaitement montré l'intérêt de leurs recherches ; aussi, sans insister sur ce sujet, nous voudrions seulement, en présentant ce volume aux Pharmacologistes, attirer leur attention sur les précieuses ressources documentaires qu'il contient.

Sous le titre « Considérations générales sur les Pharmacopées », MM. Bruntz et Jaloux rapportent, dans la première partie de ce traité, d'intéressantes données historiques sur les anciens formulaires, en ajoutant, quand il y a lieu, pour chaque pays du monde, une liste des diverses éditions des véritables Pharmacopées nationales.

C'est une excellente idée d'avoir rassemblé de tels documents, et l'on s'étonne que ce travail essentiel, fondamental pour l'histoire de la Pharmacie, la documentation et les recherches de pharmacologie comparée, n'ait pas encore été publié.

A la lecture de ces pages, on constate avec plaisir que, parmi les pays dépourvus de Pharmacopées nationales, nombreux sont ceux qui s'en réfèrent à notre Code officiel ou à d'autres de nos formulaires. Il est flatteur pour les Pharmacologistes français, de constater que notre science des médicaments, condensée, concrétée dans notre Pharmacopée, s'est répandue parmi tant de Républiques du Nouveau Monde. Une carte géographique, sur laquelle les divers pays seraient colorés de façon à faire ressortir les Pharmacopées en usage dans tous les États, montrerait l'immense étendue des terres soumises aux exigences du Codex français. Sous ce rapport, vis-à-vis de notre pays, se dresse un seul concurrent, le Royaume-Uni, qui ne doit qu'à son immense empire colonial d'entrer en ligne de compte.

En ce qui concerne la deuxième partie de cet ouvrage, la « Nomenclature méthodique des plantes officinales et à drogues médicamenteuses », nombreuses étaient les difficultés à vaincre pour la mettre au point.

MM. Bruntz et Jaloux ont eu le grand mérite, malgré les vicissitudes de la guerre, de découvrir les cent douze Pharmacopées nationales des divers États du monde entier et de pouvoir, à Nancy, malgré la proximité du front, effectuer toutes les recherches qui devaient les conduire à l'édification de cette précieuse nomenclature.

Certes, les bibliothèques renferment déjà quelques catalogues de plantes officinales, mais ils sont anciens ou n'ont pas l'envergure de celui-ci, qui est complet et basé sur les codes officiels de médicaments. Dans l'avenir, il sera facile aux auteurs de le tenir au courant, par la publication de suppléments périodiques établis après l'apparition de nouvelles éditions des Pharmacopées nationales.

Il serait à souhaiter qu'un travail semblable à celui-ci fût entrepris concernant les drogues médicamenteuses animales, les drogues minérales, les drogues organiques et même les médicaments galéniques. L'ensemble constituerait une véritable Pharmacopée universelle. Elle serait la plus importante mise à notre disposition et laisserait loin derrière elle, comme ensemble de documentation, les ouvrages analogues, la plupart d'origine étrangère, qui se trouvent dans nos laboratoires.

Comment louer le mode de présentation de ce travail?

Le plan de l'ouvrage a été parfaitement conçu, il a été scrupuleusement exécuté.

Grâce à la présence d'une volumineuse table des matières qui renferme cinq mille noms, et d'une planche intercalaire portant mention des numéros des éditions et des dates de publication des Pharmacopées, les auteurs ont fourni toutes les facilités matérielles au chercheur pour lui permettre de découvrir rapidement les renseignements désirés.

Le travail a été méticuleusement mis au point, comme le prouve la mention faite des principaux synonymes des noms spécifiques, ainsi que l'importante table des noms d'auteurs.

Enfin, l'ouvrage séduit au premier coup d'œil. La composition en était difficile, la maison parisienne d'édition Vigot et la grande imprimerie nancéienne Berger-Levrault ont réussi à faire œuvre parfaite.

Nous félicitons MM. Bruntz et Jaloux du long et méticuleux travail qu'ils ont accompli. Mobilisés tous deux dans une ville particulièrement éprouvée par la guerre, ils ont trouvé, dans les minutes de répit que leur laissaient leurs multiples occupations universitaires et militaires, le temps, l'énergie et la persévérance nécessaires pour accomplir une belle œuvre scientifique et professionnelle.

Le succès de cet ouvrage, que tous les Pharmacologistes voudront et devront posséder, récompensera les auteurs de leurs laborieux et louables efforts.

Paris, le 25 octobre 1917.

GUIGNARD.

PLANTES OFFICINALES

ET

PLANTES A DROGUES MÉDICAMENTEUSES

NOMENCLATURE MÉTHODIQUE

DRESSÉE D'APRÈS TOUTES LES ÉDITIONS DES CODES OFFICIELS DES MÉDICAMENTS, DES DIVERS ÉTATS DU MONDE

PRÉCÉDÉE DE

CONSIDÉRATIONS GÉNÉRALES SUR LES PHARMACOPÉES

INTRODUCTION

L'ouvrage que nous publions n'est pas un traité de matière médicale, mais, ainsi que par un sous-titre nous en prévenons le lecteur, une simple nomenclature des *plantes officinales* et de celles fournissant des *drogues médicamenteuses*.

Notre travail a pour but de fournir aux Pharmacologistes des renseignements précis en leur permettant de savoir immédiatement si une plante est intéressante au point de vue de la matière médicale, dans quelles nations elle est utilisée et quelles sont les diverses éditions des Pharmacopées des différents pays qui la mentionnent.

Notre ouvrage montre, de plus, combien nombreuses sont les plantes ou drogues dérivées ayant conquis droit de cité dans les diverses éditions des Pharmacopées de toutes les nations du monde, quelle est l'importance des familles botaniques au point de vue de la matière médicale, quelles sont les plantes qui jouissent d'une réputation thérapeutique universelle ou limitée soit à leur patrie d'origine, soit à une contrée géographique ou politique déterminée, quelles sont enfin les variations éprouvées, au cours des ans, de la quantité et de la qualité des plantes médicamenteuses.

Nombreuses sont les plantes qui ont été et sont encore utilisées par l'art de guérir, et, s'il était possible de se livrer, sur ce sujet, à une enquête embrassant le temps et l'espace, il est probable qu'on constaterait que toutes les espèces végétales ont été prônées comme remède, au moins populaire, par nos pères ou nos contemporains. Toutes les plantes ne possèdent cependant pas de propriétés curatives, mais beaucoup sont douées de propriétés thérapeutiques, même quand l'art des chimistes ne leur a pas permis d'y découvrir des produits définis auxquels rapporter leurs actions.

A quel critérium fallait-il donc s'adresser pour établir une liste des plantes médicamenteuses?

Nous avons résolu d'avoir recours aux Pharmacopées.

Mais les Pharmacopées existent de longue date. Autrefois, les États secondaires, les provinces, les villes, les établissements hospitaliers même ont codifié les drogues et publié les formules de leurs médicaments. Nous ne pouvions ni ne voulions avoir recours à ces trop nombreuses Pharmacopées qui ne présentent pas nettement un caractère officiel, dont la rédaction n'est pas toujours l'œuvre de compétences et qui souvent se bornent à inscrire les plantes vulgairement usitées en médecine populaire.

Tout autres sont les Pharmacopées nationales. Depuis le début du xixe siècle, les principaux pays civilisés ont confié à des commissions formées de personnalités indiscutées du monde médical et pharmaceutique, le soin de désigner les drogues à employer. Dans ces Pharmacopées nationales, il est de tradition de n'y mentionner que des drogues et médicaments qui ont fait leurs preuves. L'inscription y est souvent tardive, ce qui est parfois un tort, mais c'est un fait démontrant que les Pharmacopées ne sont pas rédigées d'une manière hâtive et qu'elles ne sanctionnent pas l'emploi officiel de drogues et médicaments sans qu'un long usage en ait prouvé l'efficacité et l'utilité. Pour ces motifs, nous n'avons consulté que les Pharmacopées nationales dont l'emploi est officiellement déclaré et rendu obligatoire par des lois et décrets.

Nous avons été ainsi conduits à étudier cent douze Pharmacopées nationales représentant toutes les éditions officielles des vingt-six pays qui ont publié des codes de médicaments.

Ces pays désignés, à part la France que nous mettons en tête, en suivant l'ordre alphabétique, sont :

La France, l'Allemagne, l'Argentine, l'Autriche, la Belgique, le Chili, la Croatie, le Danemark, l'Espagne, les États-Unis, la Finlande, la Grèce, la Hongrie, l'Italie, le Japon, le Mexique, la

Norvège, les Pays-Bas, le Portugal, la Roumanie, le Royaume-Uni, la Russie, la Serbie, la Suède, la Suisse et le Vénézuéla.

Divers États appartenant à l'Empire allemand, au Royaume d'Italie, etc., ont édité des Pharmacopées officielles. Nous n'avons pas consulté ces ouvrages puisque, de parti pris, nous considérons les nations telles qu'elles existaient à la déclaration de guerre.

On remarquera que la Bolivie, le Brésil, la Bulgarie, la Chine, la Colombie, l'État de Costa-Rica, Cuba, l'Équateur, le Guatémala, la République d'Haïti, le Honduras, le Luxembourg, le Monténégro, le Nicaragua, la République de Panama, le Pérou, la Perse, le Salvador, le Siam, la Turquie et l'Uruguay ne possèdent pas de Pharmacopées, tandis que la Croatie et la Finlande, bien que rattachées politiquement, la première, à la Hongrie, la seconde, à la Russie, sont dotées de Pharmacopées spéciales.

Pour établir notre ouvrage, nous avons d'abord réuni toutes les Pharmacopées dans lesquelles nous avons soigneusement relevé les noms des plantes intéressant la matière médicale, soit parce qu'elles sont citées comme employées en nature, en totalité ou en partie, soit parce qu'elles fournissent divers produits d'extraction chimiquement définis ou non, considérés comme drogues médicamenteuses.

Nos listes de plantes dressées, nous avons rangé les noms de ces espèces végétales par familles botaniques.

Enfin, pour présenter notre travail au lecteur, nous avons groupé les familles, les ordres et les classes dans l'ordre de la classification.

Au cours de nos recherches, nous avons réuni une documentation importante sur les codes des médicaments. Nous avons jugé bon d'en faire profiter les Pharmacologistes en publiant, en tête de notre travail, un chapitre intitulé *Considérations générales sur les Pharmacopées.*

Dans ce chapitre, qui constitue plutôt une première partie de ce volume, nous avons signalé dans un *avant-propos,* quelques documents sur les plus anciennes Pharmacopées ou ouvrages similaires connus. Nous avons ensuite cité, dans une série de paragraphes établis pour chaque pays du monde, la liste des éditions successives des Pharmacopées nationales, en faisant précéder cette énumération, de considérations sur leur édification et sur les documents historiques qui servirent à leur rédaction.

Les États dépourvus de Pharmacopées sont mentionnés, et nous avons eu soin d'indiquer quels sont les formulaires, officiels ou non, suivis par les praticiens de ces pays. Comme dans la nomenclature des plantes et des drogues médicamenteuses d'origine végétale qui forme une seconde partie de notre travail, nous avons cru faciliter les recherches du lecteur en disposant le résultat de nos études sur les Pharmacopées d'après l'ordre alphabétique des pays. Cependant, nous avons placé en tête le paragraphe important par la nombreuse documentation, concernant la France.

Notre travail terminé, nous avons été fort embarrassés pour lui donner un titre. Un titre doit posséder certaines qualités, il doit être court, précis et complet. En ce qui concerne cet ouvrage, qui, en somme, est composé de deux parties différentes, ces trois conditions devenaient d'une application difficile. Le titre ne pouvait être court, car, pour être précis et complet, il devait mentionner que nous présentions au lecteur une étude générale des Pharmacopées et un catalogue des drogues médicamenteuses végétales.

Nous aurions pu donner à ce livre un titre et un sous-titre plus succincts, mais il n'aurait pas été précis. Nous avons préféré être complets, afin de bien annoncer au lecteur ce qu'il pouvait attendre de cet ouvrage.

Au cours de nos recherches, nous nous sommes heurtés d'abord à une première difficulté : trouver les Pharmacopées qui constituent les principaux matériaux de notre travail. En temps de paix, les difficultés auraient été déjà grandes pour se procurer ces ouvrages ; en temps de guerre, elles l'étaient bien davantage. En mettant à contribution les ressources des bibliothèques de l'Université de Nancy, de l'École supérieure de Pharmacie et de la Faculté de Médecine de Paris, de la Faculté mixte de Médecine et de Pharmacie de Bordeaux, nous avons pu néanmoins mener notre travail à bonne fin.

Nous avons été ensuite aux prises avec une deuxième difficulté résultant de la synonymie des noms botaniques. En effet, la même plante est souvent désignée sous différents noms dans les éditions successives de la Pharmacopée d'un même pays ainsi que dans les Pharmacopées des diverses nations. Dans les plus anciens de ces ouvrages, les mêmes drogues de mêmes noms ne sont pas toujours rapportées à une même plante, ou bien les renseignements manquent, ou bien ils ne sont ni sûrs ni précis.

En ce qui concerne la synonymie des Cryptogames, nous avons eu recours à l'ouvrage d'A. ENGLER et K. PRANTL : *Die Natürlichen Pflanzenfamilien*. En ce qui concerne la synonymie des Phanérogames, nous nous sommes reportés aux précieuses indications de *l'Index de Kew : Index kewensis plantarum Phanerogamarum*.

Nomina et Synonyma omnium generum et specierum a Linneo usque ad annum 1885 complect. (Quatre volumes avec quatre suppléments [1886 à 1910] de Hooker et Jackson).

Nous avons dressé une liste des noms des auteurs ayant décrit les espèces citées. Cette liste figure à la page 231 avec les indications des abréviations employées dans le cours de cet ouvrage.

Nous avons enfin rencontré une troisième difficulté quand il fallut faire choix d'une classification. A notre avis, toutes sont bonnes. Les dernières en date qui tiennent compte des progrès de la science, de la création de nouveaux genres et de la découverte récente d'espèces sont les meilleures. C'est pourquoi, en ce qui concerne la classification des Cryptogames et des Phanérogames, nous avons suivi l'ordre établi par A. Engler dans le *Syllabus der Pflanzenfamilien* édité, en 1912, chez Borntraeger, à Berlin.

Pour rendre notre ouvrage facile à consulter et aider les recherches du lecteur, nous avons toujours désigné les plantes d'après les noms adoptés à l'heure actuelle, conformément aux indications des ouvrages cités plus haut, mais, de plus, nous avons eu soin de mettre à la suite de ces noms, entre parenthèses, les synonymes sous lesquels on les trouve désignées dans les diverses Pharmacopées ; puis nous avons ajouté, quand il y avait lieu, les noms français ou indigènes sous lesquels les plantes sont connues.

Les parties des plantes employées comme drogues sont mentionnées en suivant l'ordre ci-après : Plante entière, appareil végétatif souterrain (racine, rhizome, tubercule, bulbe), appareil végétatif aérien (tige ou tronc, rameau, bourgeon, pétiole et feuille), appareil de reproduction (spore, inflorescence, fleur ou ses diverses parties constitutives), fruit, graine. Les produits préparés, les produits naturels ou artificiels d'extraction fournis par les plantes figurent en dernier lieu.

Après la désignation de chaque drogue, nous avons indiqué dans quelles Pharmacopées elle est officinale. Pour éviter de surcharger le texte, les noms des pays sont représentés par des abréviations expressives aussi courtes que possible. La liste de ces abréviations figure à la page 232.

Enfin, nous avons noté à la suite des noms des pays, entre parenthèses, les numéros des éditions de la Pharmacopée. Quand une drogue est inscrite dans plusieurs éditions successives, nous nous sommes contentés de désigner les numéros de la première et de la dernière de ces éditions en les réunissant par un trait d'union. Lorsqu'une plante ou drogue officinale est inscrite dans suppelément d'une Pharmacopée, le lecteur en est prévenu par l'indication de la lettre s mise en indice à la suite du numéro correspondant à l'édition de cette Pharmacopée.

Comme les mêmes numéros des éditions des Pharmacopées des divers pays n'ont pas été imprimés à la même époque, il était nécessaire de renseigner le lecteur sur les dates pendant lesquelles les plantes et les drogues figurent ou ont été inscrites dans les formulaires officiels. Nous avons été conduits ainsi à dresser un tableau des éditions des Pharmacopées des divers pays en mentionnant en face de chaque numéro des éditions, leur date d'impression. Pour rendre la documentation facile, nous avons reproduit ce tableau sur les deux pages d'un feuillet double dépliable placé au milieu de l'ouvrage. Lorsque ce feuillet est ouvert, le lecteur peut rapidement prendre connaissance, à la fois, dans le texte et sur le feuillet, des numéros des éditions et des années auxquelles ils correspondent.

Enfin, au présent ouvrage est annexé un *Index alphabétique* des noms des embranchements, sous-embranchements, classes, ordres, familles, genres et drogues cités dans notre travail. Sans cette importante table des matières, toutes recherches, si elles n'étaient pas vaines, seraient en tout cas trop laborieuses pour ne pas être décourageantes.

Nous avons signalé plus haut la difficulté que nous avions éprouvée à réunir les diverses éditions des Pharmacopées nationales. Or, ces difficultés résultèrent surtout du manque presque complet de renseignements bibliographiques et d'indications générales sur ces ouvrages. A notre connaissance, il n'existe qu'un seul travail sur ce sujet. VERWAEST a publié, en 1872, une *Étude générale et comparative des Pharmacopées d'Europe et d'Amérique,* qui ne nous a été d'aucune utilité, à cause d'abord de l'ancienneté de ce travail et ensuite des nombreuses erreurs qu'il renferme.

Tel qu'il a été conçu et exécuté notre travail n'est pas une œuvre originale. En 1912, MITLACHER a publié à la librairie CARL FROMME, à Vienne et à Leipzig, un ouvrage intitulé : *Die offizinellen Pflanzen und Drogen. Eine systematische Übersicht über die in sämtlichen Staaten Europas sowie in Japan und den Vereinigten Staaten von Amerika offizinellen Pflanzen und Drogen mit kurzen erläuternden Bemerkungen.*

Notre travail se distingue de celui de MITLACHER en ce que cet auteur n'a consulté que vingt-deux Pharmacopées récentes. Nous devons dire que, dans le traité du professeur de Pharmacognosie de Vienne, nous avons relevé quelques erreurs et des oublis.

Nous aurions voulu acquitter une dette de reconnaissance près des nombreuses personnes qui nous procurèrent des documents ou des renseignements. Les citer toutes dans le but de leur rendre hommage nous serait impossible. Nous ne voudrions pas, cependant, passer sous silence l'aide précieuse qui nous a été fournie par MM. les professeurs Perrot et Radais de l'École supérieure de Pharmacie de Paris, Gain de la Faculté des Sciences de Nancy, et le Dʳ Paul Dorveaux, l'érudit bibliothécaire de l'École supérieure de Pharmacie de Paris. Nous adressons à ces savants nos plus vifs remerciements.

M. le professeur Guignard, membre de l'Institut, vice-président de la commission des Codex, a bien voulu rédiger la préface de ce livre. Nous sommes très obligés à l'éminent Directeur honoraire de l'École supérieure de Pharmacie de Paris qui, en acceptant de présenter notre travail au lecteur, nous a donné une marque de confiance et de sympathie qui nous honore.

Nancy, le 1ᵉʳ octobre 19...

Dʳ L. Bruntz, Marcel Jaloux.

PREMIÈRE PARTIE

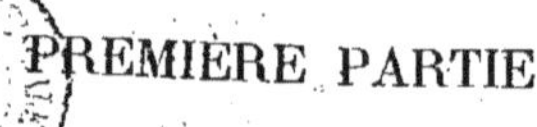

CONSIDÉRATIONS GÉNÉRALES
SUR LES PHARMACOPÉES

AVANT-PROPOS

L'origine des Pharmacopées remonte aux Égyptiens. La première Pharmacopée, en effet, vraiment digne de ce nom, qui renferme trace de prescriptions officielles au sujet de la préparation des médicaments, est celle d'Imhotep (¹), déjà vieille de près de six mille ans ; celle de Babylone remonterait au viie siècle av. J.-C. ; le *Narthex* de Mantias, à l'an 270 avant notre ère. Au i^er siècle de l'ère chrétienne parurent les *Compositiones medicamentorum seu compositiones medicæ* de Scribonius Largus (²). Tous ces ouvrages étaient des livres de remèdes se rapprochant plus de nos codex que les listes de plantes médicinales de Dioscoride (³) et de Pline (⁴).

Un prêtre chrétien, du nom d'Aaron, qui vivait au viie siècle, à Alexandrie d'Égypte, traduisit les traités de médecine ainsi que les formulaires grecs et romains. Aaron condensa les résultats de ses travaux dans ses *Pandectes*. Les Arabes envahisseurs se les étaient assimilés et, en somme, sans y ajouter beaucoup de faits ni d'idées originales, nous les transmirent dans leurs livres traduits en diverses langues : arabe, hébraïque, latine, etc. Lors de

---

(1) Imhotep, chancelier, architecte et médecin sous le roi égyptien Zoser (Tosorthos), qui vivait environ 4.000 ans av. J.-C., rédigea ou fit rédiger un Codex officiel.

(2) Scribonius Largus était médecin à Rome, sous Tibère et Claude. Son ouvrage, qu'il dédia à Julius Callistius, affranchi de Claude, fut imprimé pour la première fois à Paris, en 1529 (édit. Ruellius), puis à Padoue, en 1655 (édit. Rhodius), à Strasbourg, en 1786 (édit. Bernhold). En 1896, Félix Rinne en donna une traduction avec commentaires, en allemand.

(3) Dioscoride, médecin grec du i^er siècle de notre ère, né à Anazarbe, en Cilicie. Il a laissé un traité important de matière médicale, divisé en cinq livres.

(4) Pline l'Ancien ou le Naturaliste, né à Côme, en l'an 23 de notre ère, mort en l'an 79. Il a écrit une histoire naturelle en trente-sept livres.

la poussée des médecins juifs et arabes vers l'Occident, quand ils vinrent en Espagne et à Salerne, ils y apportèrent les doctrines médicales grecques et latines transmises par AARON. A cette époque commença la période alchimique idéaliste, à laquelle fit suite la période alchimique médicale qui eut tant d'influence sur le développement des sciences, puisqu'elle fut le point de départ de la chimie elle-même.

Au Moyen Age, parurent les antidotaires de SABOR-EBN-SAHEL (¹), de J. SÉRAPION (²), de RHAZÈS (³), du médecin juif DONUOLO (⁴), d'ALI AMIN EL DAULA IBN EL TALMID (⁵) ; mais de tous, le plus important, pour cette période, fut le *Grabadin* ou *Antidotaire* de MÉSUÉ (⁶). Les formules des médicaments alors en usage avaient été réunies dans ce dernier ouvrage qui, pendant tout le Moyen Age, fut le recueil officiel de toutes les universités de médecine du monde occidental et, certainement, le plus durable et le plus célèbre des ouvrages laissés par les Arabes (⁷).

---

(1) SABOR-EBN-SAHEL, médecin distingué, fut chef de l'École de Dschondisabour (ou Djondisabour), en Perse. Il publia dans la deuxième moitié du IX⁰ siècle, sous le titre de *Grabadin* (ou *Grabaddin*, ou *Krabadin*), le premier dispensaire de ce nom qui ait servi de règle aux apothicaires arabes. Il mourut en l'an 869.

(2) SÉRAPION JEAN, médecin comme son père, SÉRAPION L'ANCIEN, auquel nous devons aussi de nombreux traités, vivait au IX⁰ ou X⁰ siècle.

(3) RHAZÈS, médecin né en Perse, en l'an 850, dirigea l'hôpital de Bagdad. Il fut médecin du Calife et donna des recettes très estimées. Il mourut en l'an 923.

(4) Cet ouvrage date du X⁰ siècle.

(5) Très employé par les apothicaires arabes, cet antidotaire est du XII⁰ siècle (vers 1164).

(6) MÉSUÉ L'ANCIEN, fils d'un apothicaire de Dschondisabour, né en l'an 780, mort à Samarra, en l'an 857. Il écrivit environ quarante livres de médecine.

MÉSUÉ LE JEUNE, auteur du *Grabadin* et de plusieurs autres écrits, était médecin chrétien jacobite. Né à Maridin, sur l'Euphrate, il fut attaché au calife AROUN AL RASCHID. Il mourut au Caire, en 1015.

D'après CHOULANT, il pourrait se faire que le *Grabadin* et ces écrits fussent l'œuvre d'un ou plusieurs médecins du XI⁰ siècle qui auraient usurpé le nom anciennement très célèbre de MÉSUÉ pour assurer une plus grande diffusion à leurs ouvrages.

(7) La plus belle époque de la médecine arabe fut du IX⁰ au XI⁰ siècle. Celle-ci est le produit du contact du peuple arabe avec la science grecque, surtout à Alexandrie, au moment de l'invasion musulmane. Après les premiers moments de dévastation et de destruction, notamment de la Bibliothèque d'Alexandrie, les savants se mirent avec une ardeur incroyable à traduire d'abord en syriaque, puis en arabe, les livres grecs, coptes et égyptiens.

La médecine arabe apporta certainement des perfectionnements à la thérapeutique, à la chimie et surtout à la matière médicale. Elle vulgarisa des substances ignorées des anciens, par exemple le séné, la casse, la manne, le tamarin, le camphre, une bonne partie des aromates et des épices, la noix muscade, les clous de girofle ; elle inventa les sirops, les juleps, les loochs, les robs, l'alcool (dont les noms sont d'ailleurs d'origine arabe) ; elle faisait usage du mercure et, par l'alchimie, obtint l'eau-de-vie, le sublimé corrosif et les eaux distillées à l'alambic.

La botanique, cette autre science auxiliaire de la pharmacie, fut aussi cultivée avec soin par les Arabes. Grâce aux immenses conquêtes des califes qui s'étendaient jusque sous la zone torride, ils purent enrichir le catalogue de DIOSCORIDE de 2.000 plantes

Vers l'an 1000, AVICENNE ([1]) consacra le deuxième livre de son *Canon* aux médicaments simples et, le cinquième, aux médicaments composés. A la même époque, P. MAYRUS composa en Piémont un *Ricettario*, et, au début du XIIe siècle, NICOLAS DE SALERNE ([2]), le pharmacologue de la célèbre École de Salerne ([3]), écrivait le fameux *Antidotarium Nicolai*, auquel FRÉDÉRIC II, par une ordonnance restée célèbre de l'année 1224, n'hésitait pas à donner un caractère nettement officiel dans le Royaume de Naples et de Sicile. L'*Antidotaire* de NICOLAS fut la base et le modèle de nombreux dispensaires parus dans la suite. Les ordonnances de Paris, en 1353, de Bâle, en 1430, de Berne, en 1452, et d'Heidelberg, en 1471, nous prouvent que, trois siècles après son apparition, il était encore en honneur.

Au XIIIe siècle, l'*Antidotaire* de NICOLAS MYREPSUS ([4]), malgré son incontestable valeur, fut beaucoup moins répandu que le précédent. Il en est de même de l'*Antidotaire* d'ACTUARIUS ([5]) et du *Compendium* d'ABUL MUNA ([6]) qui datent de la même époque.

---

nouvelles. L'École arabe s'éteignit assez vite en Asie, mais elle continua longtemps à prospérer dans l'Europe occidentale par l'intermédiaire des Écoles d'Espagne et à exercer son influence sur certaines écoles spéciales, celles de Salerne et de Montpellier.

(1) AVICENNE, le plus réputé des médecins arabes, né en 978 à Afshana, en Khorassan, mort en Perse, en 1036. Il écrivit le *Canon Medicinæ*.

(2) NICOLAS DE SALERNE (NICOLAUS SALERNITATUS), appelé encore NICOLAS LE PRÉPOSÉ (NICOLAUS PRÆPOSITUS), vivait dans la première moitié du XIIe siècle, vers 1140. Son *Antidotarium*, d'abord publié seul et dont on connaît cinq éditions antérieures à 1500, parut, plus tard, à la suite des œuvres de MÉSUÉ.

(3) L'École de Salerne, la plus célèbre école de médecine du Moyen Age, relève directement des Arabes, qui portèrent leurs sciences dans l'Italie méridionale, sur le golfe de Salerne, où ils dominèrent longtemps.

Les règlements disciplinaires de cette école sont les plus étendus que nous connaissions ; ils remontent au roi ROGER II, et surtout à l'empereur FRÉDÉRIC II (mort en 1250). Ce dernier essaya de faire de Salerne la métropole scientifique du Royaume de Naples. Le pharmacien prêtait serment de ne préparer les médicaments que d'après l'Antidotaire de l'École de Salerne, approuvé par le Gouvernement.

L'École de Salerne, dont CONSTANTIN L'AFRICAIN fut l'une des gloires, existe encore, mais elle n'est plus que l'ombre d'elle-même.

(4) NICOLAUS MYREPSUS (NICOLAS MYREPSE), natif d'Alexandrie, vécut à la cour de JEAN III VATATZÈS, empereur grec de Nicée. Son antidotaire est un recueil de 2.656 formules, écrit en grec, vers l'an 1280. On en a publié, au XVIe siècle, deux traductions latines : l'une, à Ingolstadt, en 1541, avec les notes de JEAN-AGRICOLA AMMONIUS, médecin allemand, professeur de grec dans cette ville, sur la version latine de NICOLAS DE REGGIO, sous le titre : *Nicolai Alexandrini Liber de compositione medicamentorum* ; l'autre, à Bâle, en 1549, due à LÉONARD FUCHS, sous le titre : *Nicolai Myrepsi Alexandrini medicamentorum opus*.

(5) ACTUARIUS, dont le nom véritable était JEAN, fils de ZACHARIE, pratiqua la médecine à Byzance. Médecin et philosophe grec de la fin du XIIIe siècle, il fut attaché à la cour de Constantinople. Son antidotaire fut traduit en latin par RUELLIUS (RUELLE), sous le titre : *De medicamentorum compositione* (Paris, 1539, éd. D. CORRONIUS ; Bâle, 1540, éd. G. GESSNER).

(6) ABUL MUNA, apothicaire, écrivit, vers 1260, un compendium, sorte de Pharmacopée, connu sous le nom de *Minhag el-Dukkân*.

En résumé, l'origine des Pharmacopées remonte donc, dans l'antiquité, aux Égyptiens. Héritiers de la science grecque, les Arabes s'appliquèrent avec ardeur à l'étude de la médecine et développèrent avec un soin particulier la branche de cette science qui s'appelait la pharmaceutique. Ils introduisirent l'usage des formules sanctionnées par le Gouvernement pour la préparation des médicaments. Leur influence fut très grande au Moyen Age et elle se manifesta en Europe par l'intermédiaire des Écoles d'Espagne et d'Italie.

Après le Moyen Age, parurent, en Europe surtout, de nombreux formulaires qui, inspirés par les anciens ouvrages, se modifièrent au cours des temps jusqu'à l'époque actuelle pour donner les Pharmacopées nationales, presque universellement suivies aujourd'hui.

Nous allons passer en revue les divers États du monde, rechercher, quand il y a lieu, pour chacun d'eux, quelles y furent les anciens dispensaires en usage et, enfin, citer les diverses éditions des Pharmacopées officielles de ces pays.

Nous publierons les documents que nous avons réunis en considérant les États politiques tels qu'ils existaient avant la guerre et, ainsi que nous l'avons dit dans l'Introduction, nous les grouperons, après la France, dans l'ordre alphabétique.

FRANCE

Dès 1353, une ordonnance du roi Jean le Bon obligeait les « apothicaires de la ville de Paris (*ultra et citra pontes*) et des suburbes » à posséder l'*Antidotaire de Nicolas* (¹), corrigé par les maîtres du métier.

Au XVIᵉ siècle, la pharmacie reposait encore uniquement sur quelques principes empruntés aux Arabes. Cette époque est pré-

---

(1) Quel est positivement l'ouvrage dont parle cet édit et quel est son véritable auteur ? On a éprouvé longtemps quelque incertitude à cet égard, car il existe plusieurs ouvrages ou dispensaires publiés sous le nom de Nicolas et plusieurs Nicolas figurent aussi comme auteurs.

D'après le Dʳ Paul Dorveaux (communication verbale), l'Antidotaire cité par le roi Jean le Bon serait celui de Nicolas de Salerne, l'*Antidotarium Nicolai* dont il est parlé à la page XVII, et non l'*Antidotaire* de Nicolas Myrepsus, comme beaucoup l'indiquent à tort.

Quant au *Dispensarium ad aromatarios*, on le doit à Nicolaus Præpositi (Nicolas Prévost), médecin qui vivait à Tours au XVᵉ siècle. Ce dispensaire fut imprimé deux fois avant 1500 et réimprimé au XVIᵉ siècle, à Lyon, en 1505, 1528, 1536, 1537, 1538, et à Paris, en 1582.

cisément celle où les doctrines les plus savantes furent le plus controversées et où les médecins montrèrent le plus d'animosité contre les chirurgiens et les apothicaires. Les uns attaquaient GALIEN (¹) et son école ; les autres, la saignée ou les purgatifs. Ceux-ci ne juraient que par HIPPOCRATE (²), ceux-là par AVICENNE ou bien par PARACELSE (³). Les apothicaires, obligés de se prêter aux idées de chaque secte et ne trouvant d'ailleurs autour d'eux qu'ignorance et confusion, cherchèrent à se dégager de ces étreintes et commencèrent à écrire eux-mêmes sur leur art. Mais aussitôt, les médecins, jaloux de maintenir leur suprématie, publièrent une multitude de dispensaires, avec la prétention d'établir les vrais principes de la pharmacologie.

Nous ne saurions citer tous ces livres, tant ils furent nombreux ; nous mentionnerons seulement les Pharmacopées ou ouvrages similaires français les plus importants :

Dispensarium medicinarum de THIBAULT LESPLEIGNEY (⁴). Tours, 1538 ;

Methodus medicamenta componendi de JACQUES DUBOIS (⁵). Paris, 1539 ;

Pharmacopœa medicamentorum d'ANUCE FOËS (⁶). Bâle, 1561 ;

---

(1) GALIEN, médecin grec, né en l'an 131 à Pergame, mort en l'an 210 à Rome. Il a laissé des traités célèbres de pharmacie. Sa classification est basée sur les médicaments chauds, humides, secs et froids. Il mérita le nom de Père de la Pharmacie ; il tenait à Rome officine ouverte sur la Voie sacrée.

(2) HIPPOCRATE, surnommé le Père de la Médecine, né dans l'île de Cos en 460 av. J.-C., mort dans un âge avancé à Larissa, en Thessalie. Il a fondé la méthode d'observation, on lui doit la théorie des humeurs.

(3) PARACELSE, le Père de la Médecine hermétique, né en 1493 à Einsiedeln (près Zurich), mort en 1541 à Salzbourg. Il a laissé de nombreux ouvrages. Il attaqua violemment GALIEN et AVICENNE.

(4) LESPLEIGNEY, né en 1496 à Vendôme, mort en 1555 à Genève, est aussi l'auteur du premier livre de matière médicale publié en français, par un pharmacien français, à l'usage des pharmaciens français : *Promptuaire des médecines simples en rithme joyeuse* (Tours, 1538, 1544, etc. Nouvelle édition publiée par le Dr DORVEAUX, Paris, 1899).

(5) DUBOIS ou DU BOIS (SYLVIUS), médecin, né en 1478 à Louville, près d'Amiens, mort en 1555 à Paris. Il écrivit le *Method. medic. Compon. 4 libris distrib.*, qui parut à Paris, en 1539, 1541, 1544 ; à Lyon, en 1548, 1555, 1558, 1584 et fut traduit en français par A. CAILLE, sous le titre : *La Pharmacopée de J. Sylvius ou la Pharmacopée qui est la manière de bien choisir et préparer les simples et de bien faire les compositions*, éditée à Lyon, en 1574 et 1580, puis, revue, à Paris en 1611 et 1625. Il écrivit aussi : *De medicamentorum simplicium* (Paris, 1542, etc. ; Lyon, 1548, 1555, 1584),

(6) FOËS (Fœsius), médecin et savant helléniste français, né en 1528 à Metz, mort en 1595. Son ouvrage intitulé : *Pharmacopœa medicamentorum omnium quæ hodie in officinis exstant, tractationem et usum ex antiquorum medicorum præscriptio continens*, était destiné aux apothicaires de Metz. Il fit aussi le commentaire des œuvres d'HIPPOCRATE (1595).

Enchirid ou Manipul des Miropoles de MICHEL DUSSEAU (¹). Lyon, 1561 ;

Artis medicæ Pharmacopœa de LAURENT JOUBERT (²). Lyon, 1578 ;

Pharmacopée de BRICE BAUDERON (³). Lyon, 1588.

Notons encore, quoique postérieurs aux premiers codex régionaux, dont nous parlerons plus loin :

Pharmacopœa dogmaticorum restituta de JOSEPH DU CHESNE (⁴). Paris, 1603 ;

Institutionum pharmaceuticum de JEAN DE RENOU (⁵). Paris, 1608 ;

---

(1) DUSSEAU ou DU SCEAU, apothicaire à Paris, dédia le traité cité aux médecins, chirurgiens et pharmaciens. Cet ouvrage, le plus ancien traité de pharmacie rédigé en français, eut de nombreuses éditions : à Lyon, en 1561, 1581, 1598, 1655 ; à Genève, en 1621, 1656, etc.

(2) JOUBERT, né en 1529 à Valence, reçu docteur en médecine à Montpellier, puis professeur royal et chancelier de l'Université, mort en 1583 à Lombers, médecin ordinaire de HENRI III. Sa Pharmacopée « *Opera J.-P. Zangmaisteri..., edita, cum multis ad marginem suis annotationibus* » parut à Lyon en 1578, 1588 et 1592.

(3) BRICE BAUDERON, médecin des plus distingués, né en 1539, à Paray-le-Monial. Il prit ses grades à Montpellier et exerça à Macon, où il mourut en 1623. Dans son ouvrage, il se montre conservateur fidèle des dogmes de l'École hippocratique et ennemi déclaré des disciples de PARACELSE, qu'il traite de courtiers, d'hommes sans valeur, de souffleurs de charbons qui, avec leur quarte et leur quintessence, abusaient de l'ignorance et de la crédulité du vulgaire. Son fils GRATIEN, né en 1583, à Mâcon, fut médecin aussi et mourut à trente-deux ans.

Sa Pharmacopée, imprimée pour la première fois à Lyon en 1588, eut une vogue de longue durée. Revisées soit par l'auteur, soit par son fils GRATIEN, les éditions de cet ouvrage se suivirent en cette même ville en 1595, 1603, 1607, 1613, 1618 et 1627. Les Anglais firent imprimer sa Pharmacopée, en latin, à Londres, en 1639, et les Allemands en leur langue, à Strasbourg, en 1595. Elle fut annotée par d'autres, dans la suite, pour donner :

La Pharmacopée de Bauderon, revue, corrigée et augmentée par D.-C. SAUVAGEON, D. M., *agrégé au Collège des Médecins de Lyon*, qui fut éditée à Lyon, en 1648, 1655, 1677 ; à Paris, en 1650 ; à Rouen, en 1651, 1661 ;

La Pharmacopée de Bauderon, revue et corrigée par FRANÇOIS VERNY, *maitre apothicaire en la Faculté de Médecine de Montpellier*, qui parut à Lyon en 1663, 1672, 1681.

(4) DU CHESNE (QUERCETANUS), seigneur de la Violette, né en 1546 à Esture (Armagnac), mort en 1609 à Paris, conseiller et médecin du roi HENRI IV. Sa Pharmacopée eut beaucoup d'éditions : à Paris, en 1603, 1607, 1624 ; à Leipzig, en 1603, 1613, 1617 ; à Strasbourg, en 1620, 1625 ; à Francfort, en 1607, 1615 ; à Venise, en 1614 ; à Genève, en 1628 ; à Rouen, en 1639. MEYSSONNIER, conseiller, médecin ordinaire du roi et docteur agrégé au Collège des médecins de Lyon, la fit paraître en cette ville en 1648, après l'avoir revue et augmentée.

(5) RENOU (RENODÆUS), célèbre médecin de la Faculté de Paris, né en 1560 à Coutances, mort en 1616. Édité d'abord à Paris en 1608, puis à Francfort en 1609, 1615 ; à Paris en 1613, 1623 ; à Hanovre en 1631 ; à Genève en 1623, 1645 ; à Cologne en 1623, son traité fut traduit en français par LOUIS DE SERRES, docteur en médecine et agrégé de Lyon, sous le titre : *Œuvres pharmaceutiques du Sieur Jean de Renou, conseiller et médecin du Roi*, qui parut à Lyon en 1616, 1624, 1626, 1637.

Pharmacopée royale galénique et chimique de Moïse Charas [1]. Paris, 1676 ;

Pharmacopée universelle de Nicolas Lémery [2]. Paris, 1697 ;

Traité (Dictionnaire) universel des drogues simples [3] de Nicolas Lémery. Paris, 1697 ;

Pharmacopée universelle raisonnée de Quincy, médecin, de Londres, traduite, augmentée et corrigée par Clausier, médecin de Paris [4]. Paris, 1749.

Au début du XVIIe siècle, il n'existait pas encore de codex uniforme. Les praticiens s'en rapportaient, en grande partie, aux vieux auteurs dont les antidotaires ou traités analogues avaient été recopiés plusieurs fois, traduits en diverses langues et commentés par leurs successeurs qui, à leur tour, faisaient souche de copistes et de commentateurs.

Indépendamment des ouvrages cités plus haut de Mésué, Nicolas, Lespleigney, Dubois, Foës, Joubert, Bauderon, Ruelle [5], on trouvait principalement dans les officines des apothicaires d'alors :

Le Guidon des apothicaires, c'est-à-dire la vraie forme et manière de composer les médicaments primitivement traitée par Valerius Cordus [6], *traduite du latin en français par* André Caille *de Lyon*. Lyon, 1572 ;

Antidotarium geminum generale et speciale de Wecker [7]. Bâle, 1595 ;

Lumen Apothecariorum de Quiricus de Augustis [8]. Turin, 1492 ;

---

(1) Moïse Charas, médecin et pharmacien, né en 1618 à Uzès, mort en 1698 à Paris. Son ouvrage fut encore édité à Paris en 1681, 1682 ; à Genève en 1683 ; à Lyon en 1692, 1753 ; à Londres en 1678.

(2) Lémery, né en 1645 à Rouen, pratiqua la pharmacie, puis la médecine ; il mourut en 1715 à Paris. Sa Pharmacopée parut, revue et augmentée, en 1716 (1720, 1726), 1734 (1738), 1751, 1761 (1764).

(3) Ce traité parut, revu et augmenté, en 1713, 1732, 1748, 1758 (1760), 1783. Les deux ouvrages de Nicolas Lémery furent aussi imprimés à l'étranger : à Amsterdam, en 1717, 1723, 1740 ; à Leipzig, en 1721 ; à Rotterdam, en 1727 ; à La Haye, en 1729 ; à Venise, en 1720, 1784.

(4) Éditée à Paris en 1749, 1759, 1761, 1769, 1782.

(5) Jean Ruelle ou du Ruel (Joh. Ruellius), né en 1474 dans le Soissonnais, mort en 1537 à Paris, fut doyen de la Faculté de Médecine de Paris, chanoine de cette ville et médecin de François Ier. Il publia les œuvres de Scribonius Largus et d'Actuarius dont il a déjà été fait mention.

(6) Valerius Cordus, né en 1515 à Simsthausen, dans la Hesse. Il étudia beaucoup les simples, voyagea en Allemagne, en Suisse et en Italie. Il mourut en 1544 à Rome. De tous ses ouvrages, posthumes pour la plupart, l'un des plus importants est son *Dispensatorium* (Voir p. XXIX).

(7) Weckerus (Wecker Jean-Jacques), né en 1528 à Bâle, exerça la médecine à Bâle et à Colmar. Il fut professeur à l'Université de Bâle et mourut en 1586 à Colmar.

(8) Voir p. XLIX.

Luminare majus de MANLIUS DE BOSCHO (¹). Venise, 1496;

Thesaurus aromatariorum de SUARDUS (²). Milan, 1496;

Concordia pharmacopolarum Barcinonensium de SOLANUS (³). Barcelone, 1535;

De materia medicinali et compositione medicamentorum de RONDELET (⁴). Padoue, 1556.

La première Pharmacopée régionale, celle de Lyon, remonte à 1628.

Lille cependant, nous dit LECLAIR dans son *Histoire de la Pharmacie*, possédait avant cette date une Pharmacopée officielle, mais elle ne fut livrée à l'impression qu'en 1640. Dès avant 1573, elle existait à l'état de manuscrit. Un ban du Magistrat de la ville, daté du 25 juin de cette année, fournit une preuve certaine de ce fait, car il y est parlé de « la forme et de la composition de la médecine prescrite en leur compositionnaire et dispensaire ». Les magistrats promulguèrent encore la défense absolue « de vendre ne débiter en appert ne en couvert, ne dispenser, dissouldre, ny adjouster esdites compositions et formes de médecines aulcunes droghes simples en médicamens aultrès que ceulx qui leur sont par leurs dicts compositionnaire ou dispensaire ...prescripts... ».

Une première revision du manuscrit eut lieu en 1585. Sept médecins et un pharmacien formaient la commission à laquelle ce soin fut confié, et le Magistrat rendit ce nouveau formulaire obligatoire, au même titre que le premier dont il prenait la place. De plus, il enjoignit à tous apothicaires de se munir d'une copie collationnée et authentiquée par un docteur en médecine à ce député.

En 1640, parut, à Lille, la première Pharmacopée lilloise imprimée : *Pharmacopœia Lillensis jussu Senatus edita*. Deux autres éditions, établies et examinées par des commissions spéciales, furent publiées dans la suite :

En 1694, *Pharmacopœia Lillensis galéno-chymica, jussu nobilissimi amplissimique Senatus edita;*

En 1772, *Pharmacopœia jussu Senatus Insulensis tertio edita. Insulis Flandrorum.*

Dans la plupart des grandes villes de France, les maîtres établis devaient, comme à Lille, se conformer obligatoirement à

---

(1) Voir p. XLIX.

(2) Voir p. XLIX.

(3) Voir p. XLI.

(4) GUILLAUME RONDELET, médecin et naturaliste distingué, né en 1507, à Montpellier, mort en 1556, à Réalmont, dans l'Albigeois.

certains antidotaires et plus tard, dans certaines contrées favorisées sous ce rapport, aux Pharmacopées régionales.

La corporation des apothicaires de Rouen, après avoir obéi, jusqu'en 1508, aux statuts et ordonnances successivement octroyés par Philippe le Bel, Jean le Bon et Charles VIII, à toutes les corporations d'apothicaires de France, se dressa, sous Louis XII, des statuts particuliers. Il y est dit « qu'on fera lire au candidat les recéptes de Mésué, Nicolas et autres autheurs ».

Ces statuts devaient servir à élaborer ceux de Dieppe, approuvés le 18 avril 1575 (1). Indépendamment des interrogations en latin et des manipulations, le postulant, pour être admis au sein de la communauté, devait savoir « lire les livres de Sylvius ainsi que les recettes des antidotaires de Nicolas, Mésué, Pharmacopées officielles et autres et aussy celles qui viennent en outre des médecins praticiens... ». « Les apotiquaires tiendront en leur boutique les dispensaires accoutumés de Nicolás ou autre qui sera veu le meilleur et mesme avec le livre de Sylvius et enseigné de préparer les médicaments ».

A Vannes, la possession de certains formulaires était obligatoire ; c'étaient, particulièrement : le *Dispensatorium medicum* de Jean de Renou, le *Novum Lumen chymicum* de Rodolphe Glaubert, les Pharmacopées de Bauderon, de Charas, puis de Lémery.

L'article XII des statuts donnés à la communauté de La Rochelle, le 24 janvier 1601, est ainsi conçu : « En outre, fera lecture, ledict prétendant de quelque passage de Mésué, de Nicolaus Praepositus, Galien et Dioscoride et livres des simples ou autres docteurs appartenant au dict estat d'apotiquairrie. »

C'est de la fin du xvᵉ siècle, ou du commencement du xvıᵉ, nous dit Émile Cheylud, que date le premier règlement des apothicaires de Bordeaux. Le 14 juillet 1542, les Jurats (2), après avoir revu et arrêté les statuts politiques et des communautés des arts et métiers de Bordeaux, décidèrent d'en entreprendre la publication et firent exécuter par leurs scribes, le Livre des statuts. Le règlement est donc antérieur à cette date. Nous y lisons notamment au sujet des examens : « Le dit aspirant sera tenu leur respondre, sur l'esficace des livres nommez Nicolaï, Mésué, Anthidotaire, Pandectes et autres livres appartenant audit art d'apothicaire. » La même prescription se retrouve dans les nouveaux statuts approuvés par les officiers de police,

---

(1) Les ordonnances furent confirmées et ratifiées par arrêt du Conseil donné à Paris en septembre 1575, homologuées le 12 juillet 1576. Le 29 novembre 1583, un arrêt du Parlement de Rouen portait nouvelle confirmation et homologation de l'arrêt de 1575.
(2) Les Jurats représentaient, avec le maire, la municipalité de l'époque.

le 6 avril 1693, et homologués par arrêt du 2 mars 1697, du Parlement de Bordeaux.

Et, tandis qu'en 1637, les professeurs de la Faculté de Médecine de Paris dotaient d'un codex les apothicaires de leur ville, les médecins de Bordeaux invitaient les leurs à rédiger, eux aussi, un formulaire. Ce fut l'origine de la *Pharmacopœa Burdigalensis* (1) de 1643. Une délibération de 1706 nous prouve qu'à la demande du corps médical, une révision de cet ouvrage avait été entreprise.

A Toulouse, un arrêt du Parlement soumettait aux régents de la Faculté de Médecine de cette ville les règlement et dispensaire de médicaments établis par CLÉMENT GUILLERMY, docteur de Castelnaudary, et approuvés, le 19 septembre 1605, par la Faculté de Montpellier. Un autre arrêt de février 1628 nous montre que le second examen, appelé « Acte des Herbes », est suivi d'explications sur l'interprétation « des livres et auteurs latins de la profession : les Canons de Mésué, l'Antidotaire de Jean de Renou ».

Dès 1648, PURPAN, doyen de la Faculté de Médecine, rédigea, après entente avec tous les médecins de la ville, la *Pharmacopœa Tolosana*. Celle-ci renfermait la liste de tous les médicaments et compositions devant se trouver dans les officines et la façon de préparer les différents remèdes. En 1695, une nouvelle édition de ce formulaire parut sous le titre : *Pharmacopœa Tolosana restituta, correcta et aucta*.

Au commencement du xiie siècle, Montpellier était un des principaux foyers intellectuels de l'Europe et rivalisait avec Paris et Bologne. Les Juifs, chassés des bords de l'Euphrate par des califes sanguinaires, y avaient une brillante école ainsi qu'à Béziers, Lunel et Narbonne. Les statuts de l'École de Montpellier, dès le xiiie siècle, parlent de l'antidotaire, toutefois aucun formulaire régional n'y fut édité.

A Nice, dit VAYROLATTI, le « Protomedico » (2), le 4 juillet 1611, recommande particulièrement de n'exécuter les préparations que « selon les bons auteurs : Galien, Mésué, Avicenne, Nicolas ».

---

(1) *Pharmacopœa burdigalensis seu descriptio medicamentorum simplicium et compositarum quæ a pharmacopæis Burdigalensibus confici et in eorum officiniis servari debent pro salute civium. De novo a doctoribus medicii Burdigalensibus recognita et cura Pharmacopœorum secundo et magis accurate per alium typographum typis mandata. Burdigalæ, apud Guillelmum Millangium, typographum Regium. 1643.*

(2) Le « Protomedico », ou Protomédecin, était premier médecin de chambre du duc de Savoie et conseiller ; tous ceux qui exerçaient une branche quelconque de l'art de guérir étaient sous son autorité.

Dans les « ordres » donnés par le « Protomedico général » Carlo Richa, le 22 février 1709, il enjoint aux « signori speciarii » de fabriquer et d'opérer selon les règles des Pharmacopées les plus classiques : « Augustana, Regia, Donzelli, Antidotario Milanese, Zwelfer, Bauderon, Charas, Lémery, etc. ». En 1729, le roi de Sardaigne, dans ses « Constitutions » (¹), prescrit la rédaction d'un antidotaire auquel devront se rapporter tous les apothicaires de l'État. Un manifeste du Protomédicat, du 14 septembre 1751, annonce la publication du « Ricettario » avec obligation de s'y conformer. La Constitution royale de 1772 prescrivait aussi l'observance de la Pharmacopée.

Les maîtres apothicaires d'Avignon, dans leurs règlements de 1242, modifiés en 1372, 1458, puis en 1568, ceux de Nîmes dans leurs statuts de 1574, sanctionnés par lettres patentes du roi HENRI III, en 1576, nous montrent que les mêmes précautions étaient prises pour la préparation des médicaments.

Arles, dans les statuts de sa République, qui remontent à l'an 1150, insiste sur l'obligation de se conformer à l'antidotaire.

Lyon fut, de tous temps, un centre important ou s'éditèrent de nombreux ouvrages se rattachant à l'art de guérir. ARNAUD DE VILLENEUVE, qui l'habita en 1285 et 1311, avait écrit une *Médecine des Pauvres,* sorte de réceptaire fort curieux, pendant longtemps en grand honneur dans les pharmacies lyonnaises. GUY DE CHAULIAC (²), au début du XIVᵉ siècle, rédigea un antidotaire. SYMPHORIEN CHAMPIER (³) est l'auteur d'un formulaire dont la vogue fut de longue durée dans la région ; DAMIOT en 1589 (⁴),

---

(1) Les articles 8 à 25 des « Constitutions de S. M. pour l'Université de Turin », du 20 août 1729 (le duc de Savoie étant devenu roi de Sardaigne en 1718), traitent du « Protomedicato » et de sa composition.

A un seul ou plusieurs « Protomedici », succède le « Magistrato del Protomedicato » (Protomédicat) qui sera uni au Collège des médecins et composé du prieur, celui-ci comme chef, et de deux docteurs.

(2) GUY DE CHAULIAC, né vers la fin du XIIIᵉ siècle au hameau de Chauliac (arrondissement de Marvejols), étudia à Toulouse et à Montpellier. En 1334, il est établi à Dijon ; en 1348, à Avignon, au service du pape Clément IV. Il mourut à Lyon en 1368. On lui doit un *Antidotaire* faisant suite à sa *Chirurgie.*

(3) SYMPHORIEN CHAMPIER, né à Saint-Symphorien-le-Chastel, près de Lyon, en 1471, mort en cette ville, en 1535, médecin du duc de Lorraine, écrivit encore, entre autres ouvrages : *Castigationes seu emendationes Pharmacopolarum sive Apothecariorum* et le *Myrouel des Appothiquaires et Pharmacopoles.*

Ces deux pamphlets étaient dirigés contre les pharmaciens ; le *Miroir des Apothicaires,* imprimé pour la première fois à Lyon, en 1532, eut un certain succès, car il fut réimprimé : à Paris, en 1533 ; à Lyon, en 1581.

(4) En 1589, parut à Lyon un ouvrage de CLAUDE DAMIOT qui eut un grand retentissement : *Les premiers discours sur la préparation des médicaments contenant les raisons pourquoi et comment ils doivent être.*

Boudet en 1610 (1), ainsi que Joubert, Bauderon, dont nous avons parlé plus haut, firent paraître à Lyon des ouvrages estimés. Mais l'*Antidotaire Nicolas* fut, malgré tout, le guide des anciens apothicaires lyonnais. Longtemps ces derniers réclamèrent au Collège des médecins un formulaire légal. Ils n'eurent satisfaction qu'en 1628, époque à laquelle parut la *Pharmacopœa Ludgunensis*, qui fut rééditée en 1640 et en 1674 (2).

A Dijon, dans le projet de règlement proposé par les médecins à la Chambre de Ville, le 29 mai 1579, il était dit : « Lesdictz médicins régleront, entre eulx, ung dispensaire et roolle, tant des simples usuelz que des compositions..., desquelz médicamens les appoticaires seront fourniz en leurs boutiques, afin que rien ne soit inutille, suivant le règlement de Paris (3). Et en tiendront ung tableau ausdictes boutiques, suivant leurs anciennes coustumes. » La mésintelligence entre médecins et apothicaires retarda, jusqu'en 1656, l'apparition d'un formulaire commun; mais l'entente survenue à cette date permit de reprendre le projet. Une décision du 21 juin 1721 nous apprend qu'une Pharmacopée sera donnée aux apothicaires; cette décision fut suivie d'effet en 1725, car c'est alors que fut publiée, par le Collège de médecine, une « Pharmacopœia » des médicaments destinés à être conservés dans les officines. Cette publication dut être refondue après 1760, pour être mise en harmonie avec les besoins nouveaux et aussi avec le Codex parisien.

Les apothicaires de Chalon-sur-Saône, en 1603, supplièrent les médecins de leur dresser un catalogue des compositions les plus nécessaires, avec adjonction du nom de l'auteur; nous en trouvons l'établissement dans les statuts de 1638.

En Lorraine, le bailli Ferry de Haraucourt, tenant compte des justes désirs exprimés « à nouveau » par les maîtres apothicaires de Nancy, rendit, le 16 juillet 1640, une ordonnance établissant les statuts et règlements qui devaient ragir la corpo-

---

(1) En 1610, Boudet édita à Lyon un *Traité du bon choix des médicaments* par Ludovicus Estmuler.

(2) L'ouvrage édité à Lyon en 1778 et intitulé : *Pharmacopée de Lyon ou exposition méthodique des médicaments simples et composés, de leurs caractères, de leurs vertus, de leur préparation et administration et des espèces de maladies où ils sont indiqués*, par M. Vitet, médecin, ancien professeur de chymie et d'anatomie, de la Société royale des médecins de Paris, est tout différent comme d'ailleurs son titre l'indique et sa préface nous l'apprend : « Si l'auteur, y est-il dit, a donné à son livre le titre de *Pharmacopée de Lyon*, ce n'a été que relativement aux indications particulières à la province qu'il a eu soin d'y renfermer, car c'est vraiment ici une Pharmacopée universelle également propre à tous les pays de l'Europe. »

(3) Cet arrêt du Parlement de Paris est du 3 août 1536; les anciens statuts dijonnais datent de 1490.

ration. Après entente avec les médecins, il devait être dressé un dispensaire de tous les remèdes simples et composés ordinairement employés.

Le duc CHARLES IV, dans ses lettres patentes, en date du 4 mai 1665, entérinées le 2 juillet de la même année, fixe définitivement « les statuts et règles inviolables sous lesquels les maîtres apothicaires pourront exercer leur dit art et profession ». Il y est dit qu' « il sera dressé, de l'advis et commun accord de tous les médecins de notre dite ville dudit Nancy, un dispensaire des remèdes, tant simples que composéz, les plus nécessaires et convenables à la guarison des maladies, qui reigneront ordinairement dans nos pays, et desquels tous et chacun les maîtres appotiquaires seront tenus d'avoir....., sans obligation d'en tenir d'autres, sy ce n'est qu'en l'exigence de quelques maladies particulières il leur soit ordonné du consentement de tous les médecins susdits ».

L'ordonnance de LÉOPOLD Ier, du 28 mars 1708, portant règlement sur la médecine et la pharmacie, prescrit aux « apothiquaires » de se conformer au dispensaire qui sera dressé pour leur usage.

En 1785, FRANÇOIS MANDEL publia le *Codex medicamentarius seu Pharmacopœa Nanceiana*, réédité en 1793 et 1795 [1].

Blois, en 1634, Valenciennes, en 1651, Douai, en 1732, eurent aussi leur Pharmacopée. Mais de tous les formulaires régionaux, le plus réputé fut le *Codex medicamentarius seu Pharmacopœa parisiensis* dont nous allons parler.

Nous avons rapporté, ci-dessus, que le roi JEAN LE BON, en 1353, imposa, à tous les apothicaires « de Paris et des suburbes », l'*Antidotaire de Nicolas*. Sous le règne de FRANÇOIS Ier, l'arrêt du Parlement du 3 août 1536 montre l'importance que la corporation attachait au dispensaire : « Aussi les apotiquaires demandent aux médecins une chose qui semble raisonnable ; c'est à sçavoir que parce que lesdits médecins ordonnent souvent des dispensaires et les font de diverses sortes, et néanmoins les nomment du même nom, et toutefois ils ont effet contraire, en quoi les apotiquaires se trouvent étonnez ; à cette cause lesdits médecins soient tenus eux assembler une ou deux fois l'an, et ensemble aviser de la forme de faire lesdits dispensaires. » Le même arrêt ordonne « qu'avant que ceux qui tendront à ladite maistrise puissent parvenir à icelle, seront tenus avoir appris suffisamment la langue latine pour entendre les livres en latin dont on a accoustumé user

______

[1] JADELOT fit paraître à Nancy, en 1784, une Pharmacopée des pauvres.

pour apprendre l'art d'apotiquairerie, comme Mésué et autres semblables ». Cette obligation fut confirmée sous FRANÇOIS II par l'arrêt de la Cour du 29 juillet 1559 : Les aspirants à la maîtrise seront « tenuz estudier le temps et espace d'ung an entier, soubz ung docteur en medicine, les livres de Mésué et Nicolas (¹), qui sont faictz propres pour ledict estat ».

Le dispensaire de NICOLAS fut donc, plus particulièrement en France, l'ouvrage officiel. La confection des médicaments devait être absolument conforme aux formules qui y étaient inscrites. Ce dispensaire fut revisé au commencement du XIV° siècle par la Faculté de Médecine, alors à sa naissance. Mais au milieu du XV° siècle, on s'aperçut enfin de son insuffisance, il n'était plus à la hauteur des connaissances médicales. La Faculté présenta « des cahiers » aux États de Blois de 1577, dans lesquels elle s'engageait à publier une Pharmacopée nouvelle.

Par arrêt de la Cour, du 3 août 1590, la Faculté de Médecine devait s'assembler pour élire dix docteurs chargés « de rédiger par écrit un dispensaire contenant les simples et les composés que les apothicaires de Paris devaient tenir en leurs boutiques ».

Cet arrêté n'ayant pas reçu d'exécution, le Parlement, averti par le procureur du Roi, de la négligence des médecins, nomma par arrêt, le 25 octobre 1597, douze d'entre eux et leur enjoignit de rédiger le dispensaire. Le travail ne marcha pas plus vite, la Cour dut encore intervenir en 1598 et 1599. Le premier Codex parisien ne fut achevé qu'en 1637, il parut l'année suivante, sous le titre : *Codex medicamentarius seü Pharmacopœa Parisiensis ex mandato Facultatis medicinæ Parisiensis in lucem edita. M. Philippo Harduino de Saint-Jacques decano. Lutetiæ Parisiorum.* Diverses éditions se succédèrent, les plus importantes datent de 1645, 1732, 1748 et 1758 (²).

L'arrêt de la Cour de Parlement, du 26 mars 1732, prescrivait aux apothicaires de la ville et de la banlieue de Paris de se conformer pour la vente et la préparation des remèdes, au nouveau formulaire. La même prescription était portée, par arrêt du 23 juillet 1748, dans les éditions suivantes (³). Par la loi du 21 germinal an XI (11 avril 1803), cette disposition fut étendue à

---

(1) En 1559, les livres de MÉSUÉ et de NICOLAS étaient depuis longtemps réunis dans le même volume, réimprimé habituellement sous le titre de *Mesuæ Opera.*

(2) TSCHIRCH cite, en outre, des éditions en 1648, 1651, 1653, 1658, 1676 et 1699 ; celle de 1758 serait, néanmoins, l'*Editio quinta*, qui fut également éditée en allemand à Francfort-sur-le-Mein, en 1760.

(3) Des Pharmacopées des pauvres parurent à Paris en 1753, 1757, 1800, etc., ainsi que des formulaires à l'usage des hôpitaux, hospices, cliniques, prisons, etc., comme d'ailleurs à Lyon et dans beaucoup d'autres villes.

touté la France; cependant, le Codex qui devait être établi d'après cette loi et l'ordonnance royale de 1816 ne parut qu'en 1818.

Dans la suite, le Codex ayant dû subir des remaniements pour être mis en rapport avec les progrès de la science, le Gouvernement nomma des commissions spéciales à cet effet, et nous eûmes ainsi successivement les éditions ci-dessous mentionnées :

1re éd. Codex Medicamentarius sive Pharmacopœa gallica.   Paris. 1818.
2e éd. Codex Medicamentarius. Pharmacopée Française.   Paris. 1837.
3e éd. Codex Medicamentarius. Pharmacopée Française.   Paris. 1866.
4e éd. Codex Medicamentarius. Pharmacopée Française.   Paris. 1884.
                                             Supplément. Paris. 1895.
5e éd. Codex Medicamentarius gallicus. Pharmacopée Française. Paris. 1908 ([1]).

ALLEMAGNE

Au xve siècle, ORTLOFF, médecin de Würzbourg, écrivit le premier livre intitulé *Arzneibuch*. Ce formulaire, toutefois, ne possédait aucune valeur officielle, et le *Dispensatorium de Cordus* ([2]) peut être considéré, à juste titre, comme le premier ouvrage allemand ayant ce caractère. Compilation d'écrits anciens, plus particulièrement de ceux de Mésué, de Nicolas et de Myrepsus, ce dispensaire fut doté par le Sénat de Nüremberg d'une valeur légale pour cette cité. Il y fut publié pour la première fois en 1546; il devait d'ailleurs être remanié bien souvent dans la suite et paraître en différentes villes de l'Europe ([3]).

---

(1) Par décret du 26 octobre 1910, le nouveau Codex pharmaceutique était rendu obligatoire dans les colonies françaises à partir du 1er décembre suivant.

A la déclaration de guerre, un supplément à la cinquième édition du Codex français était sur le point d'être édité. M. le Professeur Guignard a bien voulu nous donner les renseignements suivants intéressant les drogues d'origine végétale.

Dans ce supplément doivent figurer :

1° Les additions suivantes : Huile de Cade ; *Strophantus Kombe* Oliver (dont on peut employer la graine concurremment avec celle du *Strophantus hispidus* D. C.); *Viola sudetica* Willd. (dont on peut employer la fleur au même titre que celle de *Viola odorata* L.); Amidous de maïs, de riz, etc. (qu'on peut employer pour les préparations non officinales, pourvu qu'ils soient délivrés sous leur dénomination intégrale); Semences d'espèces ou variétés diverses de Cola (autres que *Cola [acuminata* Pal. Beauv.), sous la réserve qu'elles titrent au moins 1,25 °/₀ de caféine.

2° Les suppressions suivantes : Apiol; Bdellium d'Afrique.

(2) Ce dispensaire était l'œuvre de VALERIUS CORDUS (Voir p. XXI).

(3) A Nuremberg, en 1551, 1592, 1598, 1612, 1666, 1686; à Anvers, en 1561, 1568, 1580 et jusqu'en 1662, onze éditions; à Leyde, en 1551, 1553, 1559, 1579, 1590, 1599, 1627, 1637, 1651, 1652; à Venise, en 1556, 1563; à Lyon, en 1550, 1552, 1559, 1575, 1599; à Paris, en 1548, et de 1561 à 1580, huit éditions.

Il en fut bientôt ainsi dans les diverses parties de l'Empire actuel. De semblables formulaires régionaux ne tardèrent pas à faire leur apparition ; leur nombre, relativement restreint au xvᵉ siècle, augmenta rapidement au cours des siècles suivants. La nomenclature ci-dessous permet de le constater :

Pharmacopœia seu Medicamentarius pro Republica Augustana. Augsbourg, 25 éditions parues de 1564 à 1743 ;

Dispensatorium usuale pro pharmacopœis inclytæ Reipublicæ Coloniensis. Cologne. 1565 ;

Pharmacopœa sive Dispensatorium Coloniense. Cologne. 1627 ;

Actuarius Pharmacop. Stralsundensis. Stralsund. 1645, 1785 (*Stralsundische Pharmazie*) ;

Quellinburgensis officina pharmac. Quedlinbourg. 1665, 1701 (*Officina Pharmac. Quellinburgica*) ;

Dispensatorium Borusso-Brandenburgicum. Berlin. 1698, 1713 (1726), 1731 (1732, 1734, 1736), 1747 (1758), 1781 ;

Pharmacopœa Hannoverana. Hanovre. 1706 (*Dispensatorium*), 1819, 1833, 1861 ;

Dispensatorium Hamburgensis. Hambourg. 1716, 1724, 1726 ;

Codex medicamentarius Hamburgensis. Hambourg. 1835, 1845, 1852 ;

Pharmacopœa Argentoratensis. Strasbourg. 1722, 1725, 1729, 1757, 1777 ;

Pharmacopœa nosocomiorum civilium argentinensium. Strasbourg. 1830, 1840 ;

Lubecensium officinarum catalogus medicamentorum. Lübeck. 1725, 1770 ;

Dispensatorium pharmaceuticum Ratisbonnense. Ratisbonne. 1727 ;

Dispensatorium Monasteriense. Munster. 1739 ;

Pharmacopœa Wirtembergica. Stuttgart. 1741, 1750, 1754, 1760, 1771 (1785), 1798, 1845 ;

Dispensatorium medico-pharmaceuticum Palatinatus. Mannheim. 1764, 1767, 1771, 1802 (*Pharmacopea Palatina.*) ;

Dispensatorium pharmaceuticum Brunsvicense. Brunswick. 1777 ;

Pharmacopœa Herbipolitana. Wurzbourg. 1778, 1782, 1796 ;

Pharmacopœa rationalis. Cassel. 1779, 1780, 1782, 1791, 1797, 1806 ;

Dispensatorium Fuldense. Francfort-sur-le-Mein. 1786, 1787, 1791 ;

Dispensatorium Lippiacum. Lippe. 1792, 1794 ;

Pharmacopœa in usum officinarum Reipublicæ Bremensis.
Brême. 1792;

Pharmacopœa Borussica. Berlin. 1799, 1801 (1804), 1813,
1827, 1829, 1847, 1862;

Pharmacopœa Oldenburgica. Oldenbourg. 1801 ;

Dispensatorium (Pharmacopœa) Hassiæ electoralis. Cassel.
1806, 1816, 1827, 1860;

Dispensatorium für die Königl. Sächs. Lande. Leipzig. 1807;

Dispensatorium Westphalicum. Cassel. 1808;

Neue Pharmakopöe. Erfürt. 1808, 1811 ;

Pharmacopœa Saxonica. Dresde. 1820, 1837;

Pharmacopœa Bavarica. Munich. 1822, 1856, 1859;

Pharmacopœa Slesvico-Holsatica. Kiel. 1831 ;

Pharmacopœa Badensis. Heidelberg. 1841 ;

Pharmacopœa Germaniæ. Magdebourg. 1865.

Tous ces dispensaires (¹) étaient des formulaires régionaux.
En 1865, deux des sociétés de pharmaciens en exercice, l'une de
l'Allemagne du Nord, l'autre de l'Allemagne du Sud, préparèrent
une Pharmacopée nationale qui parut, en 1867, dans une édition
améliorée, sous le titre de *Pharmacopea Germaniæ.* Cette édition fut soumise aux autorités supérieures avec prière de vouloir
bien l'examiner et, si bon était, lui reconnaître une valeur légale.
En 1868, il fut décidé qu'une commission de médecins et de
pharmaciens serait nommée pour s'occuper de cette question. Le
28 mai 1869, la Commission se réunissait pour commencer les
travaux qui, interrompus par la guerre, furent repris après la
fondation de l'Empire allemand. En 1872, paraissait le premier
Deutsches Arzneibuch. Les éditions successives de la Pharmacopée furent les suivantes :

1ʳᵉ éd. **Deutsches Arzneibuch. Pharmacopœa Germanica.** Berlin. **1872.**
2ᵉ éd. **Deutsches Arzneibuch. Pharmacopœa Germanica.** Berlin. **1882.**

---

(1) Indépendamment de ces ouvrages établis pour des villes ou des régions, parais-
saient sous les titres de *Pharmacopœa, Thesaurus,* etc., des traités plus généraux. .
Œuvres de MELICH, SCHWENCKFELD, MYNSICHT, GLAUBER, ZIEGLER, ZWELFER, REUSS,
SPIELMANN, WEDEL, HORST, TRILLER, GEIGER, MOHR et de tant d'autres, ils furent édités
en Allemagne et dans les États limitrophes. De tous, l'un des plus importants fut, sans
contredit, la *Pharmacopœa medico-chymica* de J. SCHRODER (1600-1664), médecin de
Francfort, qui, publiée pour la première fois à Ulm, en 1641, devait avoir dans la suite
de nombreuses éditions; revue et augmentée après la mort de l'auteur par HOFFMANN,
HORST, WITZEL, MANGET, etc.; éditée à Ulm, Francfort, Halle, Hambourg, Leipzig,
Lyon, Genève, Leyde, Nuremberg, elle paraissait, en 1698, à Paris et à Lyon sous le
titre : *Pharmacopée raisonnée de Schroder commentée par Michel Etmüller.*
Nous passons sous silence les nombreuses *Pharmacopœa militaris, Pharmacopœa
pauperum* et les formulaires à l'usage des hôpitaux, cliniques, etc.

3ᵉ éd. **Deutsches Arzneibuch. Pharmacopœa Germanica. Berlin. 1890.**
Supplément. Berlin. 1895.
4ᵉ éd. **Deutsches Arzneibuch. Pharmacopœa Germanica. Berlin. 1900.**
5ᵉ éd. **Deutsches Arzneibuch. Pharmacopœa Germanica. Berlin. 1910.**

ARGENTINE

Autrefois, avant la proclamation de son indépendance, l'Argentine suivait les règles de la Pharmacopée espagnole. Dans la suite, les codex français et nord-américain eurent sa préférence.

En 1892, le « Département d'Hygiène » nomma une commission chargée de la rédaction d'une Pharmacopée nationale. Un an après, le travail était terminé. Un décret du 27 novembre 1893 déclara la *Farmacopea Nacional Argentina* obligatoire pour tous les pharmaciens établis sur le territoire de la nation. Certaines formalités retardèrent l'impression de l'ouvrage, qui parut seulement en 1898.

La seule édition de la Pharmacopée de la République Argentine est la suivante :

Iʳᵉ édition. **Farmacopea Nacional Argentina. Buenos-Aires. 1898.**

AUTRICHE

Dès la première moitié du xvᵉ siècle, des tentatives avaient été faites en Autriche pour régulariser la manière de formuler les ordonnances, ce ne fut pas sans succès grâce aux bons rapports qui existaient entre les médecins et les apothicaires.

En 1405, une ordonnance prescrivit aux praticiens de suivre les indications contenues dans les ouvrages de Mésué et de Nicolas. Un *Registrum receptarum pro apothecis* figure dans l'inventaire, datant de 1458, des pièces appartenant à la Faculté de Médecine de Vienne. La publication d'un dispensaire faisant loi se heurta cependant longtemps à de grandes difficultés provenant, d'une part, du manque d'organisation des apothicaires entre eux et, d'autre part, des tiraillements incessants entre les autorités municipales et la Faculté qui se querellaient au sujet du droit de les assermenter.

Pourtant, déjà en 1570, le doyen de la Faculté, Dʳ Ch. Wildman, avait annoncé qu'un formulaire manuscrit existait. Il était intitulé : *Dispensatorium pro pharmacopœis viennensibus in*

*Austria ex mandato sac. caes. mtatis a collegio medicorum vien-
nensium collectum et revisum.*

En 1618, on décida d'imposer légalement un des dispensaires
existants aux apothicaires viennois. Le choix désigna celui
d'Augsbourg.

Ensuite parurent à Vienne :

Dispensatorium Pharmaceutico-Viennense, en 1729, 1737,
1744 ;

Dispensatorium Pharmaceuticum Austriaco-Viennense, en
1747, 1751, 1765, 1770 ;

Pharmacopœa austriaco-provincialis, en 1774, 1775, 1778,
1780, 1794 (1).

Depuis 1812, furent éditées les Pharmacopées suivantes :

1re édition. **Pharmacopœa Austriaca. Vienne. 1812.**
2e édition. **Pharmacopœa Austriaca. Vienne. 1814.**
3e édition. **Pharmacopœa Austriaca. Vienne. 1820.**
4e édition. **Pharmacopœa Austriaca. Vienne. 1834.**
5e édition. **Pharmacopœa Austriaca. Vienne. 1855.**
6e édition. **Pharmacopœa Austriaca. Vienne. 1869.**
Supplément. Vienne. 1884.
7e édition. **Pharmacopœa Austriaca. Vienne. 1889.**
Supplément. Vienne. 1900.
8e édition. **Pharmacopœa Austriaca. Vienne. 1906.**

BELGIQUE

Parmi les anciens antidotaires parus en Belgique, nous mentionnerons :

Antwerpener Pharmacopœa. Anvers. 1560 ;

Pharmacopœa Bruxellensis. Bruxelles. 1641, 1671, 1702,
1739, 1759, 1802 ;

Antidotarium (Dispensatorium) Gandavense. Gand. 1652, 1656,
1663 ;

Pharmacia Antwerpiensis. Anvers. 1660, 1665 ;

Pharmacopœa Brugensis. Bruges. 1698 ;

Pharmacopœa Leodiensis. Liége. 1741 ;

Pharmacopœa Gandavensis. Gand. 1756, 1786.

A la promulgation de la loi de Germinal, la Belgique était
française. Annexée en 1795, elle devait, en 1814, être séparée de

---

(1) Citons également le *Dispensatorium medico pharmaceuticum Pragense,* paru à
Prague, en 1739, 1750 et 1783.

la France, pour faire partie du royaume des Pays-Bas. Après avoir été réglementée par notre législation, la pharmacie fut régie par la loi du 12 mars 1818, réglant tout ce qui est relatif à l'exercice des différentes branches de l'art de guérir dans l'ancien royaume des Pays-Bas.

Avant 1830, la *Pharmacopœa Belgica*, publiée à La Haye en 1823, était usitée en Belgique comme dans le royaume actuel des Pays-Bas.

C'est de la Révolution de 1830 que date l'indépendance nationale de la Belgique et son érection en royaume. La Pharmacopée de 1854, publiée à la demande du Gouvernement, est considérée comme étant véritablement la première Pharmacopée officielle; c'est pourquoi les éditions de 1885 et de 1906 portent respectivement en sous-titre : *Editio secunda* et *Editio tertia*.

Aussi les éditions de la Pharmacopée belge sont :

1re édition. **Pharmacopœa Belgica. Bruxelles. 1854.**
2e édition. **Pharmacopœa Belgica. Bruxelles. 1885.**
  Supplément. Bruxelles. 1892.
  Supplément. Bruxelles. 1896.
3e édition. **Pharmacopœa Belgica. Bruxelles. 1906.**
  Supplément. Bruxelles. 1912.

BOLIVIE

La Bolivie ne possède pas de formulaire officiel. Les médecins et pharmaciens se conforment généralement aux prescriptions du *Codex français* et de *l'Officine de Dorvault*. Comme dans les autres républiques hispano-américaines, nombre de praticiens possèdent également la Pharmacopée espagnole.

BRÉSIL

Le Brésil, quoique le plus vaste État de l'Amérique du Sud, ne possède pas encore de Pharmacopée.

Autrefois, on suivait au Brésil, la *Pharmacopœa Portugueza*, lorsque ce pays était sous la domination portugaise et même quand il fut constitué en empire. Aujourd'hui, le *Codex français* est le formulaire officiel.

Un ouvrage très consulté également par les praticiens brésiliens est le *Formulario e guia medico* de CHERNOVIZ [1]. Cet

(1) Librairie Roger et Chernoviz, 7, rue des Grands-Augustins, Paris.

ouvrage, écrit en portugais, est spécialement adapté aux besoins et ressources du pays, comme d'ailleurs son titre l'indique : *Formulario e guia medico, contendo a descripção dos medicamentes, as doses, as molestias em que são empregados, as plantas medicinaes, indigenas do Brazil, por Pedro Luiz-Napoleao Chernoviz, Doctor en medecina.* Il est divisé en deux parties : un recueil de formules et un guide médical, et présente ainsi de grandes ressemblances avec l'*Officine de Dorvault.*

BULGARIE

La Pharmacopée russe est le formulaire officiel du Royaume de Bulgarie.

Depuis nombre d'années cependant, un ouvrage national est en préparation. En 1906, le ministre de l'Intérieur en confia la rédaction à une commission composée de quatre pharmaciens, deux médecins, un chimiste et un professeur de botanique.

L'État bulgare cherche donc, même au point de vue pharmaceutique, à se libérer de l'influence russe.

CANADA

Comme dans toutes les colonies anglaises, la *British Pharmacopoeia* est en vigueur au Canada.

Il existe bien un formulaire canadien, mais son titre même : *The Canadian Formulary of unofficial preparations,* indique clairement qu'il n'a aucun caractère officiel. Approuvé et adopté par l'Association des Pharmaciens du Dominion, il est publié, à Toronto, par le Collège de Pharmacie de la province d'Ontario, dans le but d'établir des formules nettement définies pour certaines préparations spéciales fréquemment prescrites. La quatrième édition de ce formulaire date de 1915.

CHILI

En 1882, le Dr Ad. MURILLO et le pharmacien CARLOS MIDDLETON, s'étant rendu compte des nombreux avantages que présenterait un formulaire national, soumirent au jugement de la Faculté de Médecine et de Pharmacie de l'Université du Chili, un projet de Pharmacopée qu'ils avaient rédigé. Leur ouvrage, ayant été approuvé, fut adopté comme code officiel des médicaments, par décret du Président de la République, en date du 18 août 1882. La *Farmacopea Chilena* parut en 1886. Les manuels et codex européens et nord-américains les plus récents servirent à l'élaboration de cette première édition. En 1905, le Dr FEDERICO PUGA BORNE, et le pharmacien Dr JUAN BAUTISTA MIRANDA (1) soumirent l'ouvrage remanié à l'approbation de la Faculté.

Un décret présidentiel, du 20 janvier 1905, le consacrait formulaire officiel et chargeait de sa revision, une commission composée du doyen de la Faculté de Médecine, du professeur de botanique, du professeur de chimie et du pharmacien attaché au service de l'inspection de la « Comision Visitadora de Boticas ». L'ouvrage fut édité la même année, à Santiago de Chili.

Les deux éditions de la Pharmacopée chilienne sont :

    1re édition. **Farmacopea Chilena.**   Leipzig. **1886.**
    2e édition. **Farmacopea Chilena.** Santiago de Chili. **1905.**

CHINE

La Chine n'a pas encore réglementé l'exercice de la pharmacie.

Est pharmacien qui veut. Pour ouvrir une officine, il suffit de posséder la fortune nécessaire, de savoir lire et écrire la langue officielle et de subir un examen de peu d'importance.

Il existe en Chine toute une série de traités de matière médicale, portant le nom commun de *Pen-tsao* (2). D'après la tradition, ils auraient tous pour point de départ, les recherches faites ou ordonnées vers l'an 3215 avant J.-C., par l'Empereur CHIN-NONG (3), qui écrivit un ouvrage renfermant une nomenclature historique détaillée de toutes les plantes du Céleste Empire.

Mais il faut arriver en l'an 2637 avant J.-C., jusqu'à HOUANG-TY, pour trouver un recueil d'ordre plus scientifique, le *Nuei-King*.

---

(1) Le Dr J.-B. MIRANDA, professeur de pharmacie à l'Université de Santiago, est l'auteur d'un important *Traité de Pharmacie théorique et pratique, appliquée à la médecine et à la pharmacie.*

Le Dr F. PUGA BORNE a écrit de nombreux ouvrages, entre autres : *Éléments d'hygiène ; Compendium de médecine légale ; Code médical chilien,* etc.

(2) *Pen-tsao,* ou *Pan-Tsaou,* ou *Pen-t-sao,* veut dire herbier.
BRETSCHNEIDER, dans son *Botanicon Sinicum,* paru à Shanghai, en 1895, donne la liste de ces traités, renouvelés d'âge en âge dans les diverses dynasties. Le Père jésuite DU HALDE, qui étudia la question, en compte quarante jusqu'au milieu du xviiie siècle.

(3) CHIN-NONG, ou SHENNUNG, ou CHINNOUNG, est vénéré en Chine comme l'inventeur de l'agriculture et de la médecine. Successeur de FOU-HI, il aurait inventé la charrue, son nom veut dire : laboureur divin.

Pendant la Ve dynastie (3oo ans environ avant notre ère), apparut l'ouvrage de matière médicale de LUH-PIEN, traitant surtout de l'histoire naturelle. Un peu plus tard, vers l'an 8o avant J.-C., LI-TANG-CHI écrivit un traité sensiblement identique.

Dans la suite, nombre d'auteurs firent paraître de nouveaux herbiers dont les plus importants furent, au début du XIIe siècle, le *Shen-hwo-pen-tsao* et le *Ta-kwan*. Tous, ou à peu près, sont tombés dans l'oubli, par suite de la publication, en 1596, d'un livre très important et très connu par sa réelle valeur scientifique et sa grande utilité : le *Pen-tsao-Kang-muh*. Son auteur, LE-SHE-CHIN (1), en commença la rédaction vers 1550, sous le règne et sous les ordres de l'empereur KIA-TSING, mais, la mort l'ayant surpris avant qu'il eût terminé son ouvrage, son fils le compléta et le présenta à l'empereur WAN-LEIH (VAN LIE) qui, sur sa requête, donna l'ordre au tribunal des rites de le publier. Vaste compilation, pour laquelle l'auteur se servit, dit-on, de plus de huit cents ouvrages traitant de cette matière et eut de nombreux collaborateurs, le *Pen-tsao* eut quatre éditions successives, et la dernière ne date que de 1826. Cet important livre d'herbes est divisé en cinquante-deux volumes et mentionne mille quatre-vingt seize plantes usuelles, mille huit cent quatrevingt douze substances diverses. Une traduction française en a été donnée au XVIIe siècle par le Père DU HALDE, dans le troisième volume de ses œuvres, sous le titre : « Extrait du *Pen-tsao-Kangmuh*, c'est-à-dire : de l'herbier chinois pour l'usage de la médecine ».

En 1657, sous l'empereur SHUN-CHI, parut un supplément et, depuis, aucun ouvrage n'a cherché à détrôner ce *Pen-tsao* classique auquel se rapportent tous les commentateurs, si ce n'est, en 1804, le *Hon-zo-ko-moku-kei-mo*, du célèbre naturaliste japonais ONO-RANJAN, dont la seconde édition parut en 1867.

Le *Pen-tsao-Kang-muh* est resté l'ouvrage consulté par les pharmaciens célestes pour la confection des médicaments. Aucune obligation de se conformer à ce formulaire n'existe ; on peut donc dire qu'il n'y a pas de Pharmacopée officielle en Chine. Dans ce pays, la matière médicale y est très compliquée, elle est restée celle des anciens temps. Les médecins chinois ont admis, comme base de leur thérapeutique, ce principe que tout a été créé pour servir les besoins de l'homme ; aussi prescrivent-

---

(1) LE-SHE-CHIN, ou LI-SHI-CHEN, né dans le premier quart du XVIe siècle, n'était pas médecin, mais fonctionnaire public.

ils encore les griffes d'ours, les os de tigre, les scorpions desséchés, les excréments de chauve-souris, les nids de guêpe, les gâteaux de mucus de crapaud, etc...

COLOMBIE

La République de Colombie n'a pas de formulaire national. Le *Codex français* y est adopté au même titre que la *Pharmacopée des États-Unis d'Amérique.*

La *Flora Colombiana* du Dr SANTIAGO CORTÈS se trouve, en outre, entre les mains de la plupart des praticiens. Cet ouvrage est un traité de botanique renfermant beaucoup de renseignements concernant les plantes médicinales indigènes usitées dans le pays.

COSTA-RICA

Le formulaire officiel de la République de Costa-Rica est la *Pharmacopée des États-Unis d'Amérique.* Toutefois, les préparations des Pharmacopées française, anglaise, allemande et espagnole sont quelquefois impérativement prescrites par les médecins.

La plupart des pharmaciens possèdent, en outre, l'ouvrage publié en 1908, à Washington, par M. PITTIER, ex-directeur de l'Institut physico-géographique national de Costa-Rica : *Ensayo sobre las plantas usuales de Costa-Rica.* Ce traité cite les plantes usuelles du pays et nous montre combien serait intéressant un codex costa-ricien mentionnant la valeur médicinale de grand nombre d'entre elles.

CROATIE-SLAVONIE

La Croatie-Slavonie, division politique de l'Empire austrohongrois, quoique réunie vingt ans auparavant au Royaume de Hongrie, possède, depuis 1888, un formulaire écrit dans la langue du pays.

Cet ouvrage présente les plus grandes analogies avec les Pharmacopées autrichienne et surtout hongroise, qui, du reste, ont servi à l'établir.

Les deux éditions de la Pharmacopée croate sont :

1re édition. Pharmacopœa Croatico-Slavonica. Agram. 1888.
2e édition. Pharmacopœa Croatico-Slavonica. Agram. 1901.

CUBA

Cuba n'a jamais possédé de Pharmacopée nationale. Vraisemblablement, on employait à Cuba la *Pharmacopœa hispana*, quand ce pays faisait partie de l'empire colonial espagnol. De nos jours, la *Pharmacopée des États-Unis d'Amérique* y est officiellement utilisée.

Actuellement, un *Formulario Nacional* est à l'étude.

DANEMARK

En 1555, parut, à Copenhague, un traité des médicaments de H. Smid, citoyen de Malmoë, intitulé *Medicina Danica;* Christian Morsianus, premier président du Collège des médecins, en avait rédigé l'introduction.

En 1658, parut le *Dispensatorium Hafniense* de Th. Bartolinus (¹), en 1670, le *De lingua Pharmacopoearum* d'Ol. Borrichius (²).

En 1772, fut publiée la première Pharmacopée officielle pour tout le Royaume de Danemark, elle avait pour titre :

Pharmacopœa Danica regia autoritate a collegio medico Havniensi conscripta.

Les différentes éditions de la Pharmacopée danoise sont les suivantes :

1ʳᵉ édition. **Pharmacopœa Danica**. Copenhague. 1772.
2ᵉ édition. **Pharmacopœa Danica**. Copenhague. 1805.
3ᵉ édition. **Pharmacopœa Danica**. Copenhague. 1840.
4ᵉ édition. **Pharmacopœa Danica**. Copenhague. 1850.
          Supplément. Copenhague. 1857.
5ᵉ édition. **Pharmacopœa Danica**. Copenhague. 1868 (³).
          Supplément. Copenhague. 1874.
          Supplément. Copenhague. 1876.
6ᵉ édition. **Pharmacopœa Danica**. Copenhague. 1893.
          Supplément. Copenhague. 1898.
7ᵉ édition. **Pharmacopœa Danica**. Copenhague. 1907.

----

(1) Thomas Bartolinus (Berthelsen), né en 1616 à Copenhague, fut, en 1645, professeur dans cette ville. Il mourut en 1680.

(2) Olaus Borrichius (Ole Borch), né en 1626 dans le Jutland, mort en 1690 à Copenhague.

(3) En 1869 parut à Copenhague une *editio secunda* de cette Pharmacopée.

ÉGYPTE

L'Égypte apporte à l'histoire des médicaments des données très anciennes. En dehors des inscriptions et des trouvailles des tombeaux, les papyrus médicaux découverts dans la seconde moitié du siècle dernier en font foi.

Parmi ceux-ci, nous mentionnerons :

Le papyrus PRISSE ([1]), de la première moitié du troisième millénaire avant J.-C. ;

Le papyrus HEARST, qui daterait approximativement de la XIIe dynastie ;

Le papyrus EBERS ([2]), du deuxième millénaire avant J.-C. ;

Le papyrus BIRCH ([3]), qui daterait approximativement de la XVIIIe dynastie ;

Le papyrus de Berlin ou papyrus BRUGSCH MAJOR ([4]), de l'an 1350 avant J.-C. ;

Le papyrus de Leyde ([5]), du premier millénaire avant J.-C.

L'Égypte fut le berceau de la pharmacie. Les Arabes, de l'époque des califes, écrivirent de nombreux traités de médecine et de pharmacie et dressèrent un code pharmaceutique sanctionné par le Gouvernement.

Ce rôle important devait bien changer dans la suite, et, lors de l'expédition de NAPOLÉON, l'Égypte, au point de vue pharmaceutique, ne se soumettait plus à aucune discipline. MÉHÉMET ALI, aidé par la France, parvint à y rétablir et à y régler, sur des bases modernes, l'exercice de la pharmacie. De nos jours, l'Égypte, véritable protectorat de l'Angleterre, suit les prescriptions de la *British Pharmacopoeia*. Depuis une vingtaine d'années environ, le Gouvernement égyptien considère cette Pharmacopée et ses suppléments comme officiels dans ses services d'enseignement, hôpitaux de l'État, etc... En dehors de la Pharma-

---

(1) Les papyrus sont nommés par le nom de leurs possesseurs ou de ceux qui les ont trouvés.

(2) Ce papyrus a été découvert, en 1872, par l'égyptologue allemand EBERS, dans la nécropole de Thèbes. Ce compendium médical a 20^{m}23 de long et compterait huit cents remèdes. Certains auteurs le font remonter à l'an 1730 av. J.-C. Il est déposé dans la bibliothèque universitaire de Leipzig.

(3) Ce papyrus se trouve au British Museum.

(4) BRUGSCH, égyptologue allemand, né en 1726 à Berlin, séjourna à diverses reprises en Égypte.

(5) C'est le plus ancien manuscrit connu relativement à l'alchimie. Trouvé à Thèbes dans un tombeau, il fit partie d'une collection d'antiquités égyptiennes réunies par D'ANASTASI, vice-consul de Suède à Alexandrie, et vendue par lui, en 1828, au Gouvernement des Pays-Bas.

copée britannique, la plus généralement suivie et dont l'usage s'accroît de jour en jour, les pharmaciens égyptiens ont souvent recours au Codex français; ils utilisent aussi quelquefois les Pharmacopées allemande, autrichienne, italienne et suisse (¹).

ÉQUATEUR

Un règlement général sur l'exercice de la pharmacie, imposé par décret du Président de la République de l'Équateur, reconnaît le *Codex français* et le consacre formulaire légal.

ESPAGNE

Dès la fin du xvᵉ siècle, les pharmaciens espagnols s'étaient affranchis de la tutelle des médecins, au sujet des formulaires pour la préparation des médicaments.

PEDRO BENEDICTO MATHEO, pharmacien du Collège de Barcelone, rédigea un ouvrage : l'*Examen apothecariorum*, qu'il termina le 12 octobre 1497 (²).

En 1521, Frère BERNARDINO LAREDO (³) écrivit à Séville, un traité médico-pharmaceutique intitulé : *Modus faciendi*.

En 1535, parut la Pharmacopée du Collège des pharmaciens de Barcelone. Elle avait pour titre : *Concordia pharmacopolarum Barcinonensium : in medicinis compositis a Narcisso Solano segundo Barcinonensi, integre antiquorum majestati restitute. Faventie Gottholanorum* (⁴). La première édition, écrite par NARCISSUS SOLANUS, pharmacologiste distingué du xvⁱᵉ siècle, fut imprimée à Barcelone par PEDRO DE MONTPEZAT. Elle constitue en fait la

---

(1) L'emploi de ces diverses Pharmacopées est dû à ce que, s'il existe au Caire une École de Médecine et de Pharmacie, dite École de Kasr-el-Aini, beaucoup de médecins et de pharmaciens exerçant en Égypte ont fait leurs études à l'étranger, principalement à la Faculté française de Médecine et de Pharmacie de Beyrouth, au Collège médical américain de cette même ville, appelé maintenant École américaine de Médecine du Collège protestant syrien, à l'Université d'Athènes, en France, en Allemagne, en Autriche, en Italie et en Suisse.

(2) Cet ouvrage fut édité par son fils, vingt-quatre ans plus tard.

(3) Frère BERNARDINO LAREDO appartenait au couvent de Saint-François de Valverde, près Séville. Il naquit dans le dernier tiers du xvᵉ siècle à Séville et mourut en 1545. Son ouvrage fut imprimé, dans la suite, à Madrid en 1527, à Séville en 1534 et 1542, à Alcala en 1617.

(4) Cet ouvrage fut intitulé *Concordia* parce qu'il était le fruit de la collaboration des deux collèges : celui des médecins et celui des pharmaciens de la même ville.

première Pharmacopée officielle parue en Espagne. Rédigée par une commission mixte de médecins et de pharmaciens, elle eut force de loi dans la région catalane. Elle est d'ailleurs, après le *Ricettario del Collegio Fiorentino*, le plus ancien ouvrage de ce genre. Elle fut réimprimée à différentes reprises, l'édition de 1587 mérite notamment une mention particulière en raison des corrections et additions qui y furent introduites.

Des Pharmacopées furent publiées dans les principales villes du royaume.[1] :

Concordia aromatorium civitates Cesar augustae. Saragosse. 1546, 1553 ;

Farmacopoea Caesar. Augustina. Saragosse. 1553 ;

Officina medicamentorum et methodus recta eodem componendi cum variis scholis… Authores eorumdem colegio. Valence. 1601. (*Farmacopea Valenciana*, réimprimée à Saragosse en 1698) ;

Pharmacopœa Almeriana, Pharmacopœa Almeloviana. Alméria. 1723, 1724, 1726 ;

Officina medicamentorum Collegii pharmacolarum Valentini. Saragosse. 1739 ;

Pharmacopea Matritensis Rigii ac supremis hispaniarum protomedicatus. Madrid. 1739, 1756.

En 1762, le Collège pharmaceutique de Madrid fit paraître une deuxième édition de la dernière Pharmacopée citée. L'usage de cet ouvrage fut à peu près général jusqu'au jour où le « Real Protomedicato » [2], chargé officiellement de l'élaboration d'un formulaire destiné à l'ensemble du royaume, rédigea la première *Pharmacopœa Hispana.*

Celle-ci devint obligatoire par décret du 17 novembre 1794. Sa revision confiée pour les deux éditions suivantes, à ce même Protomédicat, le fut dans la suite, à la « Real Junta superior Gubernativa de la Facultad de Pharmacia », puis à la « Real Academia de Medicina » qui, depuis, fut toujours chargée de ce soin. La dernière édition est l'œuvre d'une « Commission perma-

---

(1) Nous pouvons citer également, quoique d'un caractère plus général :
Antidotarium cum vera chirurgia, de Bartholomaeus Hidalgo de Agnero. Madrid, 1584;
Pharmacopea catalana sive antidotarium barcinonense restitutum et reformatum, par D. Juan Mos. Barcelone, 1686 ;
Palestra pharmaceutica chimico-galenica, de D. Felix Palacios. Madrid, 1737;
Tyrocinium pharmaceuticum, teorico-practicum Galeno-chymicum, de Juan de Loeches. Madrid, 1719 ;
Farmacopea de la Armada, par D. Leandro de la Vega. Cadix, 1760 ;

(2) Pour la rédaction de cet ouvrage, le « Real Protomedicato » nomma un comité pris parmi ses membres. Ce comité avait à sa tête, le président du Protomédicat et comprenait trois médecins, trois chirurgiens et quatre pharmaciens.

nente de la Pharmacopée », instituée au sein même de l'Académie royale de Médecine.

Les éditions successives de la Pharmacopée espagnole sont :

1ʳᵉ édition. Pharmacopœa Hispana.	Madrid.	1794.
2ᵉ édition. Pharmacopœa Hispana.	Madrid.	1797.
3ᵉ édition. Pharmacopœa Hispana.	Madrid.	1803.
4ᵉ édition. Pharmacopœa Hispana.	Madrid.	1847.
5ᵉ édition. Farmacopea Espanola.	Madrid.	1865.
6ᵉ édition. Farmacopea oficial Espanola.	Madrid.	1884.
7ᵉ édition. Farmacopea oficial Espanola.	Madrid.	1905 (¹).

ÉTATS-UNIS

La première Pharmacopée des États-Unis parut, en 1778, à Philadelphie. Destinée à l'hôpital militaire de Lititz, dans le comté de Lancaster, en Pensylvanie, elle avait pour titre : *Pharmacopoeia simpliciorum et efficaciorum, in usum nosocomii militaris, ad exercitum foederatarum Americae civitatum pertinentis; hodiernae nostrae inopiae rerumque augustiis, feroci hostium saevitiae, belloque crudeli ex inopinato patriae notrae illato debitis, maxime accommodata.* Une seconde édition fut imprimée en 1781.

Dès 1805, dans le Massachusetts, la Société de Médecine nomma un comité chargé d'élaborer une pharmacopée. Dans l'intention de faire un ouvrage national, ce comité chercha à obtenir la coopération d'institutions médicales des autres États. Malgré de nombreuses démarches, il n'y réussit pas. En 1808, parut à Boston un formulaire intitulé : *The Pharmacopoeia of the Massachusetts Medical Society.*

En 1816, sur la demande des médecins et chirurgiens de l'hôpital de New-York, fut publié un manuel spécialement destiné à cet établissement.

Tous ces ouvrages n'avaient rien d'officiel, rien de national, pas plus que l'*American New Dispensatory*, édité à Philadelphie en 1806 et 1810, et l'*American New Dispensatory*, à Boston en 1810 et 1813.

En janvier 1817, le Dʳ LYMAN SPALDING, de New-York, soumit à la Société médicale de ce comté, un projet pour la rédaction d'une Pharmacopée nationale. Il avait divisé les États-Unis en quatre districts : Nord, Sud, Centre et Ouest. Dans chaque

---

(1) Cette septième édition parut à nouveau en 1915.

district, une assemblée, composée de délégués des Sociétés et des Écoles de médecine de la région, devait se constituer à l'effet d'établir une Pharmacopée. Une assemblée générale, tenue ultérieurement à Washington et à laquelle devaient assister des représentants de chaque district, aurait été chargée d'examiner les divers formulaires qui, étudiés, revus, auraient permis de faire un ouvrage véritablement national. Le projet fut adopté par le comité auquel il fut présenté et, par l'intermédiaire de la Société, fut communiqué à toutes les organisations médicales des États-Unis.

Le résultat ne fut pas complet, car si les districts du Nord et du Centre suivirent d'un bout à l'autre le plan indiqué, il n'en fut pas de même pour ceux de l'Ouest et du Sud. L'Assemblée générale se tint à Washington en janvier 1820.

A la fin de cette même année, était publiée, à Boston, la *Pharmacopoeia of the United States of America*, résultat des travaux de la Commission. Écrite en langues latine et anglaise, cette Pharmacopée remplaça les ouvrages similaires européens. Elle fut rééditée en 1828.

Avant de se séparer, l'Assemblée générale de 1820 prévit la première revision de l'ouvrage. Une assemblée générale eut lieu dix ans plus tard, mais cette fois encore l'entente ne put être complète, et, par suite de malentendus, deux Pharmacopées furent publiées en 1831, l'une à New-York, l'autre à Philadelphie. Mais de nouvelles dispositions furent prises pour l'avenir. Il fut décidé que les revisions se feraient décennalement. Les Collèges et Écoles de Médecine et de Pharmacie, les associations médicales et pharmaceutiques devaient nommer des délégués à la « General Convention » de Washington à laquelle prendraient part également des représentants des services de santé de l'armée et de la marine. Un comité de revision serait élu au sein de l'Assemblée. Ainsi, à la suite des réunions de 1840, 1850, 1860, 1870, 1880, 1890, 1900 et 1910 parurent les deuxième, troisième, quatrième, cinquième, sixième, septième, huitième et neuvième revisions, en 1842, 1851, 1863, 1873, 1882, 1893, 1905 et 1916. La langue anglaise seule était adoptée.

Des soins de plus en plus attentifs furent apportés à la rédaction de ces ouvrages. Tous les dix ans régulièrement, l'Assemblée pour la revision se réunit à Washington. Formée de délégués de toutes les sociétés médicales et pharmaceutiques régulièrement organisées depuis au moins cinq ans, elle ne s'occupe pas directement des détails de la revision, mais confie ce travail à un Comité spécial « Committee of Revision » auquel elle donne les indications générales concernant les principales modifications à effectuer. Ce Comité est nommé pour dix ans, c'est-à-dire jusqu'à l'Assemblée suivante, laquelle désigne, à son tour, le nouveau Comité de revision. En outre de la rédaction, il doit s'occuper de l'impression, de la publication et de la vente de la nouvelle Pharmacopée. Depuis 1900, cependant, on lui a adjoint un Conseil des administrateurs « Board of Trustees » chargé spécialement de la publication et de la partie financière. Les bénéfices qui résultent de la vente de l'ouvrage sont utilisés pour l'amélioration de celui-ci et notamment pour pourvoir aux dépenses nécessitées par les recherches bibliographiques et les travaux de laboratoire. Quand la nouvelle édition est publiée, le travail du Comité n'est point terminé. Il continue à accumuler des documents pour préparer la revision suivante.

Depuis l'avant-dernière réunion, l'Assemblée a subi une modification intéressante, tout au moins au point de vue légal. Elle s'est, en effet, constituée en Association, conformément aux lois du district de Columbia, sous le nom collectif de « The United States Pharmacopoeial Convention ». Des améliorations ont été constatées, particulièrement dans la dernière édition (officielle à partir du 1ᵉʳ septembre 1916). La Commission, qui, autrefois, se réunissait généralement à Philadelphie, a été divisée en sous-commissions fonctionnant en différents points des États-Unis et il a été créé un comité exécutif, « Executive Committee », de quinze membres dont chacun est, lui-même, président d'un sous-comité. Rien n'a donc été négligé pour mettre la dernière revision au courant des découvertes de la science et des progrès de la thérapeutique.

A la première édition de la Pharmacopée des États-Unis succéda une série de revisions :

1ʳᵉ éd. **The Pharmacopœia of the United States of America.** Boston. **1820.**
1ʳᵉ rev. **The Pharmacopœia of the United States of America.** Philadelphie. **1831.**
2ᵉ rev. **The Pharmacopœia of the United States of America.** Philadelphie. **1842** (¹).
3ᵉ rev. **The Pharmacopœia of the United States of America.** Philadelphie. **1851.**
4ᵉ rev. **The Pharmacopœia of the United States of America.** Philadelphie. **1863.**
5ᵉ rev. **The Pharmacopœia of the United States of America.** Philadelphie. **1873.**
6ᵉ rev. **The Pharmacopœia of the United States of America.** Philadelphie. **1882.**
7ᵉ rev. **The Pharmacopœia of the United States of America.** Philadelphie. **1893.**
8ᵉ rev. **The Pharmacopœia of the United States of America.** Philadelphie. **1905** (²).
9ᵉ rev. **The Pharmacopœia of the United States of America.** Philadelphie. **1916** (³).

(¹) Une traduction allemande de cette Pharmacopée parut à Leipzig en 1844.

(²) De légères corrections furent faites dans la réimpression de 1907. En 1909, fut publiée une traduction espagnole de cette revision.

(³) Une édition, en espagnol, de cette revision est sur le point de paraître.

FINLANDE

Les éditions de la Pharmacopée finlandaise sont :

1re édition. Pharmacopœa Fennica.   Abo. 1819.
2e édition. Pharmacopœa Fennica. Helsingfors. 1850.
3e édition. Pharmacopœa Fennica. Helsingfors. 1863.
4e édition. Pharmacopœa Fennica. Helsingfors. 1885.
5e édition. Pharmacopœa Fennica. Helsingfors. 1914.

GRÈCE

En 1837, sous le règne d'OTHON 1er, parut à Athènes la première Pharmacopée grecque. Elle fut rédigée par JEAN BOURO, XAVIER LANDERER et JOSEPH SARTORI, membres du Conseil sanitaire. Elle eut force de loi durant de longues années.

La Pharmacopée de Bavière, jusqu'alors suivie par la plupart des pharmaciens du pays, lui avait servi de base. En 1868, parut, annexé à l'ouvrage primitif, un supplément assez important de quatre-vingt-quatre pages, avec préface de LANDERER.

Ce formulaire, néanmoins, étant donnés les progrès de la science, commençait à devenir suranné. Peu à peu, les pharmaciens le délaissaient pour suivre les manuels étrangers, particulièrement le *Deutsches Arzneibuch,* traduit en grec.

M. DAMBERGIS, professeur de chimie pharmaceutique à l'Université d'Athènes et membre du Conseil sanitaire, mit fin à cet état de choses par la rédaction d'une Pharmacopée. En 1900, par décrets royal et ministériel, cette Pharmacopée fut reconnue officielle et obligatoire pour la Grèce et la Crète.

Dix ans plus tard, parut une seconde édition plus importante que la première. Elle est enrichie de toutes les préparations nouvellement adoptées à l'étranger. Il y est tenu compte de tous les vœux et décisions formulés dans différents congrès internationaux.

Les Pharmacopées officielles de la Grèce sont :

1° **Pharmacopée grecque,** de BOURO, LANDERER et SARTORI. Athènes. 1837.
Supplément. Athènes. 1868.
2° **Pharmacopée** de DAMBERGIS.   Athènes. 1899.
3° **Pharmacopée** de DAMBERGIS (2e édition).   Athènes. 1909.

GUATEMALA

Le Guatemala ne possède pas de Pharmacopée nationale.

La loi sur l'exercice de la pharmacie, actuellement en vigueur, prescrit l'emploi du *Codex français,* en attendant l'apparition de la *Farmacopea guatemalteca.*

HAITI

La délivrance des médicaments est régie par les règlements français. Notre *Codex* y a force de loi.

HONDURAS

Le *Codex français* est également officiel dans la République hondurienne.

HONGRIE

Avant 1871, la *Pharmacopœa Austriaca* était seule usitée en Hongrie.

Depuis cette époque, les éditions de la Pharmacopée hongroise sont les suivantes :

1re édition. **Pharmacopœa Hungarica. Budapest. 1871.**
2e édition. **Pharmacopœa Hungarica. Budapest. 1888.**
3e édition. **Pharmacopœa Hungarica. Budapest. 1909.**

INDE ANGLAISE

C'est dans le *Véda* ([1]), et plus particulièrement, dans l'*Ayour-Véda* de Charaka et celui de Susruta ([2]), que se trouvent les documents les plus anciens, concernant l'emploi des médicaments dans l'Inde.

---

(1) Le *Véda* (mot sanscrit, signifiant science, révélation) est le livre sacré des Hindous. C'est l'ensemble des écritures sacrées qui constituent la base de leur religion, de leurs usages, de leur morale et même de leurs institutions sociales, représentées par les quatre livres appelés : *Rig-Véda, Ayour-Véda, Sâma-Véda* et *Atharva-Véda.*

La date de leur composition est très discutée, certains les font remonter au troisième, d'autres au deuxième ou même au premier millénaire av. J.-C.

(2) L'*Ayour-Véda* de Charaka fut édité, sous le titre de *Samhita de Charaka,* à Calcutta, en 1868, puis réédité en 1878, 1896, 1897. Une traduction anglaise parut en 1891.

L'*Ayour-Véda* de Susruta fut publié à Calcutta, en 1835, traduit en latin : *Susruta Ayurveda,* par Hessler, en 1844, 1847, 1850, et en anglais : *The Susruta Samhita,* en 1883, 1891 et 1897.

Les Brahmanes exerçaient, à la fois, la médecine et la pharmacie, en ajoutant à l'action des remèdes, l'intervention de procédés magiques. Un fait, rendu évident par la lecture de ces œuvres, est le nombre considérable de médicaments employés par les anciens médecins hindous (¹).

En 1841, O'SHAUGHNESSY rédigea à Calcutta : *The Bengal dispensatory and Pharmacopoeia* qui, imprimé à Londres, l'année suivante, sous le titre : *The Bengal dispensatory and companion to the Pharmacopoeia, by W. B. O' Shaughnessy, published by order of the Bengal Government*, fut remplacé, vingt-six ans plus tard, par la *Pharmacopoeia of India, prepared, by E. J. Waring, assisted by a commission, appointed for this purpose* (²).

Le Secrétaire d'État de S. M. B. pour les Indes, à la suite de la publication de la dernière Pharmacopée britannique, avait pensé qu'il y avait urgence à préparer un nouvel ouvrage qui, d'une part, tout en suivant les prescriptions, désormais officielles, du nouveau codex anglais, contiendrait les principaux résultats des expériences faites en Angleterre, sur divers médicaments hindous entrés aujourd'hui dans la pratique européenne, et, d'autre part, réunirait tous les documents utiles sur les produits médicamenteux indigènes. Pour accomplir cette tâche, le Secrétaire d'État nomma une commission, composée des hommes les plus experts en médecine et en matière médicale. Le Dʳ Edw. J. WARING, déjà connu par d'importantes publications sur la matière médicale de l'Inde, fut chargé de la rédaction de cet important travail.

Non seulement, la *Pharmacopée de l'Inde* mentionne tous les corps insérés dans la *British Pharmacopoeia* et dont plusieurs ne peuvent être utilisés dans l'Inde, par suite de l'obligation de les employer à l'état frais, mais encore un certain nombre de produits indigènes susceptibles soit de leur être substitués, soit d'être appliqués dans certains cas particuliers (³).

---

(1) La médecine était considérée comme un « upa-veda », ou révélation complémentaire. Elle a eu une période de vif éclat, elle prit un grand développement du iiᵉ siècle av. J.-C. au viiiᵉ siècle ap. J.-C., mais son déclin commença avec le bouddhisme, et peu à peu, elle finit par tomber entre les mains du « kabiraj » de village. Depuis l'occupation anglaise et la fondation des collèges de médecine, les Hindous semblent revenir à l'étude de cette science.

(2) India office, London, 1868.

(3) Dans le but de compléter la liste des plantes et des drogues d'origine végétale qui figurent dans la seconde partie, nous croyons utile d'énumérer les substances végétales particulières à la *Pharmacopée de l'Inde* :

Aconitum ferox Wahl. (racine), *Aconitum heterophyllum* Wall. (racine), *Coptis recta* Wall. (racine), *Tinospora cordifolia* Miers (racine), *Berberis asiatica* D. C. (éc. de la racine), *Berberis aristata* D. C. (éc. de la racine), *Berberis lycium* Royle (éc. de la racine), *Sinapis juncea* L. (graine), *Gynocardia odorata* R. Br. (graine), *Garci-*

En 1900, parut un addendum à la Pharmacopée britannique, spécialement destiné à l'Inde et aux colonies, et, en 1901, la *Government of India Edition*.

La *British Pharmacopoeia* de 1914 est destinée à toutes les possessions britanniques.

ITALIE

Parmi les anciens traités concernant la préparation des médicaments, parus en Italie, nous mentionnerons :

Antidotarium de Bartholomaeus Montagnana. Padoue. 1487 [1];

Compendium aromatariorum de Saladin d'Asculo [2]. Bologne. 1488;

Lumen apothecartorum de Quiricus de Augustis de Tortona. Turin. 1492 [3];

Luminare majus de Manlius de Boscho d'Alexandrie. Venise. 1496 [4];

Thesaurus aromatariorum. medicis et aromatariis utilis ad mediolanenses medicae de P. Suardus [5]. Milan. 1496.

En 1498, le Collège des médecins de Florence publia l'Anti-

---

nia pictoria Roxb. (gomme-résine), *Garcinia purpurea* Roxb. (huile de la graine), *Dipterocarpus lævis* Ham. (baume), *Hibiscus esculentus* L. (capsule), *Citrus bergamia* Risso (suc du fruit), *Toddalia aculeata* Pers. (racine), *Boswelia floribunda* Endl. (gomme-résine), *Azadirachta indica* Juss. (écorce, feuille), *Soymida febrifuga* Juss. (écorce), *Mucuna pruriens* D. C. (gousse), *Acacia catechu* Wild. (cachou), *Cæsalpinia Bonducella* L. (graine), *Butea frondosa* Roxb. (suc), *Abrus precatorius* L. (racine), *Arachis hypogæa* L. (huile de la graine), *Carum ajowan* D. C. (fruit), *Hydrocotyle asiatica* L. (feuille), *Diospyros Embryopteris* Pers. (fruit), *Punica granatum* L. (écorce du fruit), *Alstonia scholaris* R. Br. (écorce), *Calotropis gigantea* R. Br. (éc. de la racine), *Calotropis procera* R. Br. (éc. de la racine), *Tylophora asthmatica* W. et A. (fruit), *Andrographis paniculata* Nees. (racine), *Datura alba* L. (feuille, graine), *Plantago Ispaghula* Roxb. (graine), *Oryza sativa* L. (graine), *Andropogon citratus* D. C. (essence), *Andropogon Nardus* L. (essence), *Gracilaria lichenoides* Grév. (plante), *Crinum asiaticum* Herb. var. *toxicarium* (bulbe), *Pharbitis nil.* Chois. (graine).

(1) Cet ouvrage parut ensuite à Venise, en 1565, et à Francfort, en 1605.

(2) Saladin fut très célèbre à Salerne, il vivait au milieu du XVᵉ siècle et fut médecin du prince de Tarente.

Son *Compendium* a été inséré à la suite des œuvres de Mésué dans l'édition de Venise 1489-1491 et dans toutes les éditions suivantes.

(3) Hain indique sept éditions antérieures à 1500. Cet ouvrage parut ensuite à Venise en 1549, 1556, 1566 et à Lyon en 1503, 1528.

(4) Cet ouvrage eut ensuite de nombreuses éditions : Venise, 1501, 1503, 1513, 1517, 1520, 1549, etc.

(5) Paulus Suardus était pharmacien Bergame. Son *Thesaurus* (Trésor des aromates) fut réédité à Milan en 1507, 1512, 1528, etc.; à Lyon en 1525, 1528 et à Venise en 1561.

dotaire florentin ([1]), sous le titre : *Ricettario di dottori dell'arte e di medicina del Collegio Fiorentino all instantia delli Signori Consoli della universita delle speciali Firenze.* Cet ouvrage est, à juste raison, considéré comme une des premières Pharmacopées officielles. Il fut réédité d'abord en 1567 et souvent dans la suite : 1571, 1574, 1597, 1623, 1670, 1696, 1789.

Dès 1565, les apothicaires de Venise manifestèrent le besoin d'un réceptaire dans le but d'uniformiser la composition des médicaments. Après bien des pourparlers, en l'an 1584, le Collège des médecins fut chargé de sa compilation, mais trente ans plus tard seulement, le 16 juin 1614, une commission spéciale fut chargée de l'établir. Cet ouvrage, dont le Dr MARINELLO fut l'auteur principal, parut en 1617, sous le titre : *Farmacopea sive de vera Pharmacia conficiendi et praeparandi methodo a praestantis et excellentis medicorum venetorum collegio comprobata, libri duo, Curtio Marinello veneto, medico atque philosopho ex hoc collegio uno.*

D'autres ricettari de ce genre parurent à Venise en 1667, 1730, 1781. En 1790, fut publié le *Codice farmaceutico per le stato della serenissima republica di Venezia.*

Différentes villes du royaume actuel éditèrent également des antidotaires, nous citerons :

Antidotarium Mantuanum. Mantoue. 1559;

Antidotarium Bononiense. Bologne. 1574, 1606, 1615, 1641, 1674, 1750, 1766, 1770, 1783. — Venise. 1766, 1783, 1800;

Pharmacopœa Bergamensis. Bergame. 1580, 1628, 1680;

Antidotarium Romanum. Rome. 1583, 1585, 1590, 1638;

Antidotarium Messanense. Messine. 1629;

Antidotarium Napolitanum. Naples. 1642, 1649;

Pharmacopœa Taurinensis. Turin. 1736, 1833;

Pharmacopœa Sardoa. Turin. 1773;

Farmacopea ferrarese, du Dr Antoine CAMPANA, dont la première édition date de 1798;

Codex medicamentarius Parmensis. Parme. 1823;

Farmacopea per gli stati Estensi. Modène. 1839;

Farmacopea per gli stati Sardi. Turin. 1853;

Codice farmaceutico romano per ordine di sua Santita Papa Pie IX. Rome. 1868 ([2]).

---

(1) Cet ouvrage servit de base, avec le Dispensaire de Cordus, à la Pharmacopée d'Anvers de 1560 et à celle de Cologne de 1565.

(2) Indépendamment des ouvrages cités plus haut, CECCARELLI, à Rome, en 1624, BRUGNATELLI, à Pavie, en 1802 et 1807, TADDEI, à Florence, en 1826, SEMDENINI, à Venise, en 1831, avaient fait paraître des Pharmacopées très estimées.

Milan, Gênes, Plaisance, eurent aussi leur formulaire.

Les éditions successives de la Pharmacopée italienne sont :

1re édition. **Farmacopea ufficiale del regno d'Italia**. Rome. **1892**.
2e édition. **Farmacopea ufficiale del regno d'Italia**. Rome. **1902**.
3e édition. **Farmacopea ufficiale del regno d'Italia**. Rome. **1909**.

JAPON

La vieille médecine japonaise présente de nombreux points de ressemblance avec celle de la Chine, mais toutefois, c'est seulement à partir du vi^e siècle de notre ère que le Japon commença à subir l'influence de ce pays.

Vers l'an 1554, deux pharmaciens coréens, établis au Japon, enseignèrent, d'après les *Pen-tsao*, la matière médicale chinoise.

En 1709, parut le *Yamato Honzo* de Kai-Bara, qui est plutôt un traité d'histoire naturelle et des drogues japonaises qu'un livre de médicaments ; en 1714, *l'Honzo-Ko-moku*, traduction du célèbre *Pen-tsao-Kang-Muh* de Le-She-Chin, et enfin, en 1804, le célèbre naturaliste japonais Ono-Ranjan, commentant ce dernier ouvrage, publia *l'Honzo-Ko-moku-keïmo*, dont une seconde édition date de 1867.

Mais tandis que la Chine restait attachée à ses vieilles formules, le Japon s'émancipa peu à peu. Vers 1850 environ, la médecine européenne y fut introduite ; actuellement, la médecine japonaise est complètement modernisée.

En octobre 1880, Masayoshi Matsukata, ministre de l'Intérieur, institua un comité pour l'établissement de la première Pharmacopée japonaise. Celle-ci fut publiée en 1886, puis revisée en 1891 et en 1907.

La première et la deuxième édition furent accompagnées chacune d'une traduction latine publiée par le Gouvernement ; il n'en fut pas de même pour la troisième, aussi la Société de Pharmacie du Japon prit-elle l'initiative de la faire paraître en langue anglaise, la plus généralement employée dans les rapports internationaux du pays.

Les éditions de la Pharmacopée japonaise sont :

1re édition. **Pharmacopœa Japonica**.   Tokio. **1886**.
2e édition. **Pharmacopœa Japonica**.   Tokio. **1891**.
3e édition. **The Pharmacopœia of Japan**. Tokio. **1907**.

LUXEMBOURG

Un décret du 12 octobre 1841 avait rendu obligatoire l'emploi de la *Pharmacopœa Borussica* dans le Grand-Duché de Luxembourg. Depuis 1872, ce formulaire a été remplacé par le *Deutsches Arzneibuch*.

MEXIQUE

Avant 1874, année de l'apparition du premier formulaire national, le *Codex français* était officiel au Mexique. Notre Codex servit particulièrement, avec le *Guia medica* de CHERNOVIZ (1), à l'élaboration de la Pharmacopée mexicaine.

La *Farmacopea Mexicana* a été rédigée, sans aucune ingérence ni officielle ni médicale, par une Commission de la Société de Pharmacie de Mexico. Par décret gouvernemental de 1874, son emploi a été rendu obligatoire pour toute l'étendue du territoire de la République « Distrito federale y territorios ».

Cet ouvrage est très important. Il mentionne un grand nombre de plantes du Nouveau Monde, inusitées dans nos régions, ce qui lui donne un caractère nettement particulier.

La première partie constitue un véritable traité de matière médicale donnant le nom des drogues, la synonymie en latin, en français et en anglais, les impuretés, les falsifications, la provenance et l'usage.

Beaucoup de plantes indigènes citées, mieux étudiées, recevront à coup sûr, dans l'avenir, des applications plus étendues. Jusqu'ici, en effet, la plupart de ces substances ne sont utilisées que dans la médecine populaire ; les médecins du pays ne prescrivent guère que les médicaments de la thérapeutique européenne.

Les éditions de la Pharmacopée mexicaine sont :

1re édition. Farmacopea Mexicana. Mexico. 1874.
2e édition. Farmacopea Mexicana. Mexico. 1884.
              Supplément. Mexico. 1890.
3e édition. Farmacopea Mexicana. Mexico. 1896.
4e édition. Farmacopea Mexicana. Mexico. 1904.

MONACO

Le formulaire légal de la principauté de Monaco est le *Codex français*.

---

(1) Cet ouvrage est écrit en langue espagnole et présente beaucoup de ressemblances avec l'*Officine de Dorvault*. Il est édité par la librairie Roger et Chernoviz, rue des Grands-Augustins, à Paris.

MONTÉNÉGRO

Le royaume de Monténégro ne possède pas de Pharmacopée nationale. On utilise les Pharmacopées serbe et autrichienne.

NICARAGUA

Au Nicaragua, ce sont les Pharmacopées française et nord-américaine qui servent de guide dans la préparation des médicaments.

NORVÈGE

C'est seulement le 7 avril 1842 qu'une commission de médecins et de pharmaciens fut nommée pour rédiger le premier codex norvégien.

Jusqu'à cette époque, en vertu des décrets (1) du 20 mars 1799, du 14 juin 1805 et du 1er juin 1812, les Pharmacopées du Danemark avaient eu force de loi en Norvège ; aussi le comité de rédaction s'inspira-t-il plus particulièrement de celles-ci, tout en tenant compte cependant des éditions récentes parues dans les pays voisins : Suède, Autriche, Sleswig-Holstein, Wurtemberg, Prusse, Irlande.

Les éditions de la Pharmacopée norvégienne sont :

1re édition. **Pharmacopœa Norvegica**. Christiana. **1854**.
2e édition. **Pharmacopœa Norvegica**. Christiana. **1870**.
3e édition. **Pharmacopœa Norvegica**. Christiana. **1895**.
           Supplément. Christiana. **1901**.
4e édition. **Pharmacopœa Norvegica**. Christiana. **1913**.

PANAMA

Dans la République de Panama, le *Codex français* est adopté au même titre que la *Pharmacopée des États-Unis d'Amérique*.

PARAGUAY

L'*Officine de Dorvault* est le code pharmaceutique officiel de la République du Paraguay.

---

(1) Ces décrets visaient la *Pharmacopœa pauperum danica* de 1799, la *Pharmaco-pœa Danica* de 1805 (la précédente datait de 1772), la *Pharmacopœa militaris danica* dont la première édition parut en 1808 et la deuxième, en 1813.

PAYS-BAS

Au début du xve siècle, l'*Antidotaire de Nicolas* était le « Canon » de l'art pharmaceutique d'Amsterdam.

En 1636, les médecins élaborèrent à Amsterdam, un *Dispensatorium* auquel succéda bientôt la *Pharmacopœa Amstelodamensis renovata* de 1639. De nouvelles éditions de cette pharmacopée parurent en 1647, 1650, 1651, 1660, 1668, 1682, 1686, 1698, 1701, 1714, 1726, 1736, 1792.

D'autres villes éditèrent des Pharmacopées :

Pharmacopoeia Leidensis. Leyde. 1638 (1674, 1702, 1718), 1732, 1751, 1770 ;

Pharmacopoeia Hagana. La Haye. 1652, 1659, 1702, 1735, 1738, 1758 ;

Pharmacopœa Ultrajectina. Utrecht. 1656, 1664, 1749 ;

Pharmacopœa Leovardiensis. Leeuwarden. 1687, 1698, 1731 ;

Pharmacopœa Harlemensis. Haarlem. 1693, 1714, 1741, 1790 ;

Pharmacopœa Dordracena. Dordrecht. 1708, 1766 ;

Pharmacopœa Roterodamensis. Rotterdam. 1709, 1728, 1735 ;

Pharmacopœa Groningana. Groningue. 1729.

En 1805, alors que les Pays-Bas actuels étaient organisés sous le nom de République Batave, fut publiée à Amsterdam la *Pharmacopœa Batava* ([1]). Elle était, avec la *Pharmacopœa Belgica* ([2]) parue à La Haye, en 1823 ([3]), l'ouvrage le plus habituellement suivi quand le décret du mois d'août 1842 confia à une commission spéciale la rédaction de la première Pharmacopée néerlandaise. Refondue à diverses reprises, celle-ci prenait une importance de plus en plus grande. La dernière édition, obligatoire dans toute l'étendue des possessions du royaume, présente un caractère particulier par suite de la mention d'un grand nombre de plantes en usage dans les colonies néerlandaises.

Les éditions de la Pharmacopée des Pays-Bas sont :

1re édition. **Pharmacopœa Neerlandica.** La Haye. **1851.**
2e édition. **Pharmacopœa Neerlandica.** La Haye. **1871.**

---

(1) Cet ouvrage servit d'ailleurs à Niemann pour établir une sorte de Pharmacopée universelle : *Pharmacopœa Batava avec notes et additions de Niemann*, qui fut publiée à Leipzig en 1811. Cette œuvre très importante inspira beaucoup les auteurs du premier Codex français. Elle fut rééditée en 1824.

(2) Une *Pharmacopœa Belgica* parut également à Dordrecht en 1840.

(3) Réunis à cette époque avec la Belgique, après les événements de 1814, les Pays-Bas devaient en être séparés par la Révolution de 1830.

3e édition. Pharmacopœa Nederlandica.   La Haye. 1889 ([1]).
4e édition. Pharmacopœa Nederlandica. Amsterdam. 1905 ([2]).
Supplément. Amsterdam. 1910.
Supplément. Amsterdam. 1914.

PÉROU

Le Pérou n'est pas encore doté d'une Pharmacopée officielle. Les médecins et les pharmaciens utilisent généralement le *Codex français* et l'*Officine de Dorvault*.

PERSE

C'est dans l'*Avesta* ([3]) de ZOROASTRE (800 avant J.-C.), et particulièrement dans la partie intitulée « Vendidad » consacrée à la médecine, que se trouvent les plus anciens documents concernant l'utilisation des médicaments en Perse. Ici, les idées religieuses dominent la thérapeutique, l'essentiel était de se rendre favorable le dieu du Bien « Ozmazd » pour détourner les mauvais esprits.

De nos jours encore, la pharmacie est peu avancée en Perse.

La médecine européenne n'a pas encore eu le temps d'y pénétrer suffisamment, quoique depuis le milieu du xixe siècle, elle y ait fait de réels progrès, par suite de l'arrivée des médecins français à la cour de Téhéran ([4]).

En 1669, MIR MUHAMMED-ZEMAN-TUNKABUNI écrivit, sous le titre : *Tohfat ul Mowmin,* une pharmacopée persane qui, en 1681, fut traduite en latin par le Père ANGE DE LA BROSSE DE SAINT-JOSEPH ([5]).

Ce dispensaire, intitulé : *Pharmacopœa persica ex idiomate*

---

(1) Deux suppléments pour le département de Rotterdam parurent en 1891 et 1902.

(2) Cette édition fut réimprimée en 1915, avec insertion des articles des suppléments. En outre, un supplément pour le département de Rotterdam fut édité en 1914.

(3) L'*Avesta* est le nom sous lequel on désigne l'ensemble des textes mazdéens, autrement dits les « livres sacrés des anciens Perses », attribués à ZOROASTRE.

(4) Il y a environ soixante ans que des médecins français sont attachés à la Cour de Perse. Jusqu'à cette époque, les médecins persans, à part quelques très rares jeunes gens ayant servi d'interprètes et d'élèves aux médecins des légations ou ayant fait leurs études en Europe, ne connaissaient encore que la médecine antique : grecque et arabe, et mettaient surtout en pratique les préceptes d'HIPPOCRATE, de GALIEN, de RHAZÈS et d'AVICENNE.

(5) Le Père ANGE DE LA BROSSE, carme déchaussé et missionnaire apostolique en Orient, naquit en 1636 à Toulouse. Il vécut longtemps à Ispahan et mourut en 1697.

persico in latinum conversa, contient onze cents préparations (1). Il montre que les Persans font un grand usage des drogues « chaudes » telles que le gingembre, le macis, le myrobolan, le poivre, le cardamome, le safran, la cannelle, et d'une quantité de produits d'origine animale, comme le crottin de souris, la graisse de bosse de chameau, les fiels de grue, de perdrix, de loup, de bouc, d'épervier, de pigeon, d'onagre, de cigogne, de cochon, de renard, de lièvre, de chevreau, de poisson.

En 1771, Mir Muhammed Husain, rédigea le *Makhzan-el-Adwiya* (Trésor de la médecine) et une sorte de formulaire de médicaments.

Il n'y a pas encore, en Perse, de codex officiel ; les pharmaciens persans (atars) font ce qu'ils veulent et comme ils l'entendent. Les rares pharmaciens européens (allemands, français et russes), établis en Perse, suivent en principe, les règles de la Pharmacopée de leur pays d'origine.

PHILIPPINES

La *Pharmacopée des États-Unis* est employée officiellement aux îles Philippines.

PORTO-RICO

Le formulaire légal de Porto-Rico est la *Pharmacopée des États-Unis.*

PORTUGAL

Les anciennes Pharmacopées : la *Pharmacopœa Lusitana* parue à Lisbonne, en 1711, et la *Farmacopea Lisbonense* de 1785 n'étaient, ni l'une ni l'autre, des formulaires officiels. En 1788, la reine Marie Iʳᵉ (2) prescrivit la rédaction d'un ouvrage véritablement national, celui-ci fut publié en 1794, sous le titre : *Pharmacopeia geral para o reino e dominios de Portugal.*

Sous le règne de Marie II (3), un décret en date du 6 octobre

---

(1) Certains croient difficilement que le texte latin correspond au texte persan. Ils pensent que le missionnaire a, de son propre chef, introduit beaucoup de remèdes composés qu'il désirait faire adopter. S'il en était autrement, comment expliquer que les médecins persans, si peu habiles, aient pu établir un formulaire aussi étendu, aussi compliqué et mentionnant beaucoup de préparations européennes.

(2) Marie ou Maria Iʳᵉ, née en 1734 à Lisbonne, reine de Portugal en 1777, morte à Rio-Janeiro en 1816.

(3) Marie II ou Maria II da Gloria, reine de Portugal, née à Rio-Janeiro en 1819, morte à Lisbonne en 1853.

1835 remplaça légalement cette Pharmacopée, par le *Codigo
pharmaceutico lusitano* (¹), du Dʳ Augustin Albano de Silveira
Pinto. Ce codex fut maintenu par un nouveau décret du 14 février 1861. Mais il fut jugé bientôt peu en rapport avec les exigences de l'époque. Une ordonnance du 15 novembre 1871 en
prescrivit le remaniement en entier par une commission composée
de professeurs des Écoles de Médecine, de Pharmacie, de Poly-
technique de Lisbonne et de pharmaciens praticiens. La *Pharmacopea Portugueza* fut éditée et rendue officielle le 14 septembre
1876. Vieille de quarante ans, cette Pharmacopée est toujours
en vigueur.

Le 21 janvier 1903, le ministre a nommé une commission,
composée de professeurs de médecine, de pharmacie, de chimie
et de pharmaciens en exercice, pour la revision de cet ouvrage
Celle-ci avait presque terminé ses travaux quand la monarchie
tomba (²). Le Gouvernement de la République nomma une autre
commission, qui n'est jamais parvenue à se constituer.

---

(1) *Codigo pharmaceutico lusitano, o tratado de pharmaconomia*. Porto. 1836. —
Pharmacographia. Coïmbre, 1836. Une édition parut à Coïmbre en 1841 et plusieurs
autres dans la suite.

(2) Des renseignements de source certaine nous ont permis de connaître la liste des
drogues et médicaments à retrancher et à ajouter à la future édition. Nous citerons ici
les plantes officinales et les drogues d'origine végétale qui devaient être supprimées
ou ajoutées :

A supprimer : *Artemisia abrotanum; Fungus igniarius; Spilanthes oleracea;
Agrimonia Eupatoria; Lactuca sativa; Trigonella fœnum græcum; Allium sativum;
Cichorium Intybus; Prunus domestica; Rhamnus Frangula; Galipea officinalis* et
Casparia; Vaccinum Myrtillus; Pistacia Lentiscus (fruit); *Ruta graveolens; Artemisia vulgaris et mollis; Cyclamen europæum; Hura crepitans;* Barbatimao; *Arctium Lappa; Solanum tuberosum;* Bdellium; *Nectandra Rodiei;* Beccabunga; *Ægle
marmelos; Polygonum Bistorta; Fucus vesiculosus; Bryonia alba;* Buccu; *Anchusa
officinalis; Buxus;* Cainca; *Anacardium occidentale; Lycium europæum; Hæmatoxylon campechianum; Chamædrys; Cassia fistula; Canella alba; Carduus benedictus; Croton Elateria; Bertholletia excelsa; Æsculus hippocastanum; Allium
cepa; Daucus carota; Secale cerenle; Scandix cerefolium; Prunus avium; Hordeum commune; Sabadilla officinarum; Thea viridis; Cichorium Endivia; Ophelia
chirata; Cuminum Cyminum;* Colombo; *Symphytum officinale; Delphinium Consolida; Dorstenia brasiliensis; Cascuta; Cupressus sempervirens; Dolichos pruriens et
urens; Anethum graveolens; Erysimum officinale; Scabiosa succisa; Spigelia marilandica;* Essences de Cajeput, de Sabine, de Sassafras, de Valériane; *Aristolochia
longa; Ficus Carica; Rubus idæus; Alpinia chinensis; Cytisus scoparius; Panax
quinquefolium; Cheiranthus Cheiri; Gratiola officinalis; Panicum Dactylon; Rubia
tinctorum; Plantago coronopifolia; Mentha rotundifolia et viridis; Piptostegias;
Rhamnus zizyphus;* Kamala; Ladanum; *Lepidium latifolium; Liquidambar styraciflua; Humulus Lupulus; Marrubium vulgare;* Maté; *Cucurbita citrullus; Cucumis
Melo; Mercurialis annua; Achillea Millefolium; Hypericum perforatum; Zea Mays;*
Beurre de coco; Huiles de lin, de noix; *Olea europæa; Ulmus campestris;* Opoponax;
*Urtica lusitanica; Origanum vulgare; Delphinium Staphisagria; Peltodon radicans;
Amygdalus persica; Cucumis sativus; Momordica Elaterium; Pyrus Malus; Xeran-
themum annuum; Piper nigrum; Myrtus pimenta; Piper longum; Pinus maritima;
Pistacia vera; Mentha Pulegium;* Pulpe de Casse; *Lichen pulmonarius; Drosera*

Les Pharmacopées officielles du Portugal sont les suivantes :

1° Pharmacopeia geral.   Lisbonne. 1794.
2° Codigo Pharmaceutico lusitano. Porto—Coïmbre. 1836.
3° Pharmacopea Portugueza.   Lisbonne. 1876.

ROUMANIE

Les éditions de la Pharmacopée roumaine sont :

1re édition. **Pharmacopea Romana**. Bucarest. 1862.
2e édition. **Pharmacopea Romana**. Bucarest. 1874.
3e édition. **Farmacopea Romana**. Bucarest. 1893.

En 1915, une quatrième édition a été mise au point par le comité de la Société des Pharmaciens ; les travaux étaient terminés lorsque la guerre éclata, empêchant la reconnaissance officielle et l'impression de la Pharmacopée.

ROYAUME-UNI

Le premier dispensaire officiel fut édité à Londres, en 1618, sous le titre : *Pharmacopœa collegii regalis medicorum Londinensis*. Il fut réédité à maintes reprises soit dans le Royaume-Uni, soit à l'étranger (1).

En 1722, parut à Édimbourg, la *Pharmacopœa collegii regalis medicorum Edinburgensis* (2), et en 1794, à Dublin, la *Pharma-*

---

rotundifolia ; *Rosa canina* ; Sagapenum ; Sagou ; *Salix alba* ; *Smilax aspera* ; Sumbul ; *Geum urbanum* ; *Pterocarpus indicus* ; Sang-dragon ; *Lithospermum fructicosum* ; *Thymus serpyllum* ; *Smilax china* ; *Rhus coriara et toxicodendron* ; *Phœnix dactylifera* ; *Tanacetum vulgare* ; Baume de Judée ; *Triticum div.* ; *Spiræa Ulmaria* ; Passulæ ; *Verbascum Thapsus* ; *Veronica officinalis* ; *Viola tricolor*.

A ajouter : *Adonis vernalis* ; Boldo ; Cascara sagrada ; Condurango ; *Convallaria malalis* ; Coca ; Essence de Winter-green ; *Strophantus* ; Gelsemium ; *Grindelia* ; *Hamamelis* ; *Hydrastis* ; *Jequirity* ; *Kola* ; Menthol ; *Psyllium* ; *Quillaja Saponaria* ; Thymol.

(1) La *Pharmacopée de Londres* eut de nombreuses éditions soit dans le Royaume-Uni, soit à l'étranger : 1618 (1619), 1627, 1630, 1632, 1639, 1650, 1659, 1662, 1675, 1677 (1678), 1680 (1681, 1682), 1688, 1699, 1701, 1707 (1711, 1714), 1721 (1722, 1724), 1736 (1738, 1744), 1746 (1748), 1751, 1757, 1761 (1762, 1763, 1771), 1787 (1788), 1791, 1809, 1815, 1821 (1823, 1824), 1836, 1851.

Il y eut, en outre, de nombreuses traductions anglaises par SALMON, CULPEPER, STAPHORST, PEMBERTON, HEALDE, LATHAM, MONRO, POWEL, WHITE, DUNCAN, BROOKES, GRAVES, LEWIS, etc.

(2) Éditée à Édimbourg, cette Pharmacopée le fut aussi à Londres, Rotterdam, Genève, Hanovre, Leipzig, Brême, etc. : 1722 (1730), 1735 (1742), 1744 (1747, 1752,

copœa collegii medicorum in Hibernia (¹). Ces deux ouvrages furent réédités souvent dans la suite.

Des décrets de 1858 et de 1862 imposèrent aux pharmaciens d'Angleterre, d'Écosse et d'Irlande, la *British Pharmacopeia*, publiée sous la direction du « General Council of Medical education and registration of the united Kingdom ».

Le premier Codex britannique parut en 1864, les éditions suivantes datent de 1867, 1885 et 1898. Pour l'élaboration de cette dernière Pharmacopée, non seulement les comités de Londres, d'Édimbourg et de Dublin avaient été consultés, mais aussi les sociétés médicales et pharmaceutiques des colonies et pays de protectorat britanniques. En 1900, parut un addendum pour l'Inde et les colonies; en 1901, cet addendum légèrement modifié fut publié comme édition du Gouvernement de l'Inde et, enfin, la *British Pharmacopœia* de 1914, comme l'indique la préface, est une « complete Imperial Pharmacopœia, suitable for the whole Empire » (²).

A côté du formulaire officiel, les pharmaciens du Royaume-Uni font usage du *British Pharmaceutical Codex*. Cet ouvrage, publié par la Société britannique de Pharmacie, a été édité en 1907 et 1911, il renferme des renseignements sur les plantes médicinales et les médicaments communément employés dans tout l'Empire, ainsi que des indications sur les drogues et les

---

1754), 1756 (1758, 1760, 1761, 1763, 1771), 1774 (1775, 1776, 1778), 1783 (1784), 1788, 1792, 1803 (1805, 1807), 1813 (1816), 1822, 1839, 1841.

Comme la précédente, elle eut, sous des titres divers, de nombreux traducteurs anglais : LEWIS, BROOKES, GRAVES, DUNCAN, IRVING, THOMSON, etc.

(1) Les principales éditions datent de 1794, 1807, 1818, 1824, 1826, 1850.

(2) D'après la dernière édition de la Pharmacopée britannique, l'emploi de cet ouvrage est obligatoire dans les possessions suivantes :

Inde : Ajmere, Andaman (îles), Assam, Bengale, Bihar et Orissa, Bombay, Béloutchistan, Birmanie, les Provinces centrales et Bérar, Kourg, Delhi, Madras, la Province frontière du Nord-Ouest, Pendjab, Provinces unies d'Agra et Oude (Aoudh);

Afrique : Basoutoland, Protectorat de Bechouanaland, Gambie, Côte de l'Or, Nigéria, Rhodésia du Nord, Rhodésia du Sud, Sainte-Hélène, Sierra-Leone, Souaziland, l'Union de l'Afrique du Sud (colonie du Cap, Natal, État libre d'Orange, Transvaal);

Océanie : Nouvelle-Galles du Sud, Queensland, Australie méridionale, Tasmanie, Victoria, Australie occidentale, Australie septentrionale, Territoire du Nord, formant la Fédération australienne; Nouvelle-Zélande, Iles Fidji, Nouvelle-Guinée britannique;

Est : Ceylan, Hong-Kong, Labouan, Maurice, Seychelles, Détroits, Weï-Haï-Weï;

Méditerranée : Chypre, Gibraltar, Malte;

Amérique du Nord : Alberta, Colombie britannique, Manitoba, Nouveau-Brunswick, Territoires du Nord-Ouest, Nouvelle-Écosse, Ontario, Ile du Prince-Édouard, Québec, Saskatchewan, Yukon, formant le Dominion du Canada; Terre-Neuve;

Amérique Centrale : Iles Bahama, Barbades, Bermudes, Guyane anglaise, Honduras anglais, Jamaïque, Iles Turques et Caïques, Iles du Vent (Antigua, Dominique, Montserrat, Saint-Christophe et Nevis, Iles Vierges), Trinité et Tabago, Iles du côté du Vent (Grenade, Sainte-Lucie, Saint-Vincent);

Amérique du Sud : Iles Falkland.

principales préparations des codex français, allemand et nord-américain.

Un autre manuel : *The Extra Pharmacopœia* de Martindale et Westcott, se trouve dans toutes les pharmacies anglaises et est consulté par tous les médecins insulaires. Comme l'*Officine* de Dorvault, c'est un répertoire général de pharmacie pratique renfermant des explications nécessaires et des renseignements utiles non seulement sur les drogues et préparations de la nouvelle Pharmacopée britannique, mais sur tous les médicaments usités de nos jours. La première édition remonte à 1883, la seizième parut en 1915 ([1]).

Les éditions de la Pharmacopée britannique sont :

1re éd. **The British Pharmacopœia.**	Londres. **1864.**
2e éd. **The British Pharmacopœia.**	Londres. **1867.**
Addendum.	Londres. **1874.**
3e éd. **The British Pharmacopœia.**	Londres. **1885.**
Addendum.	Londres. **1890.**
4e éd. **The British Pharmacopœia.**	Londres. **1898.**
Addendum pour l'Inde et les colonies.	Londres. **1900.**
Addendum modifié (Government of India Édition).	Londres. **1901.**
5e éd. **The British Pharmacopœia.**	Londres. **1914.**

RUSSIE

Avant 1866, époque à laquelle fut publiée la première *Rossiyskaya Farmakopeya*, avaient paru en Russie :

Pharmacopoea Rossica. Petrograd. 1778, 1782, 1798, 1803 ;
Pharmacopœa regni Poloniæ. Varsovie. 1817.

Les éditions de la Pharmacopée russe sont :

1re édition. **Rossiyskaya Farmacopeya. Petrograd. 1866.**

---

(1) Nombreux furent aussi dans le Royaume-Uni, les Pharmacopées privées ou les dispensaires à l'usage des hôpitaux, hospices, cliniques, etc. ; mentionnons toutefois parmi les premières :

Pharmacopœa Bateana, éditée pour la première fois en 1688 à Londres, et rééditée, soit dans cette ville, soit à Paris, Lyon, Amsterdam, Lisbonne, Francfort. (Georges Bate, médecin et historien anglais, né à Maid's Morton en 1608, fut médecin de Charles Ier, de Cromwell et de Charles II ; il mourut à Londres en 1669. Un pharmacien londonien, J. Skipton, forma un recueil de tous les médicaments dont Bate fit usage pendant vingt ans de pratique, ce fut l'origine de cet ouvrage) ;

Pharmacopœia extemporanea, par Thomas Füller, publiée à Londres en 1701, puis à maintes reprises durant ce siècle ; elle fut traduite en anglais, français, allemand et fut éditée aussi à Paris, Amsterdam, Lausanne, Rotterdam, Bâle ;

Pharmacopœia officinalis et extemporanea, de J. Quincy, médecin de Londres, qui, parue dans cette ville en 1717, eut de nombreuses éditions.

2ᵉ édition. Rossiyskaya Farmakopeya. Pétrograd. 1871.
3ᵉ édition. Rossiyskaya Farmakopeya. Pétrograd. 1880.
4ᵉ édition. Rossiyskaya Farmakopeya. Pétrograd. 1891.
5ᵉ édition. Rossiyskaya Farmakopeya. Pétrograd. 1902.
Supplément. Pétrograd. 1906.
6ᵉ édition. Rossiyskaya Farmakopeya. Pétrograd. 1910.

SALVADOR

Le *Codex français* est officiel dans la République de Salvador.

SERBIE

Avant 1880, la *Pharmacopœa Austriaca* était seule usitée en Serbie.

Depuis cette époque, les éditions de la Pharmacopée serbe sont :

1ʳᵉ édition. Pharmacopœa Serbica. Belgrade. 1880.
2ᵉ édition. Pharmacopœa Serbica. Belgrade. 1908.

SIAM

Escaisch rapporte que « jusqu'en ces dernières années, aucun enseignement officiel de la médecine n'était organisé au Siam. Tel, qui avait lu un ou deux livres, assisté un praticien durant à peine quelques semaines, se hasardait à traiter un malade ; s'il s'en tirait convenablement, il était supposé choisi par les anges, tout disposés à l'aider désormais ».

La création de l'École de Médecine date de 1895, mais nombreux sont encore les médecins indigènes, peu au courant des progrès de la science, qui exercent dans ce pays. Aucune loi ne sépare les professions médicale et pharmaceutique, le médecin fournit lui-même et prépare les médicaments, à moins qu'il ne soit d'un rang assez élevé pour confier cette opération à un aide.

Les médecins et pharmaciens européens établis là-bas utilisent la Pharmacopée de leur pays d'origine. Le Siam ne possède pas de codex officiel.

SUÈDE

Après la *Pharmacopœa Holmiensis* de 1686 et la *Pharmacopœa Suecica* de 1705, apparut, en 1775, le premier formulaire officiel pour tout le royaume de Suède. Élaboré par le

Collège royal des médecins et édité à Stockholm sous le titre : *Pharmacopœa Suecica cum gratia et privilegio S. R. Majestatis*, ce formulaire fut souvent revisé dans la suite par le « Collège royal de Santé ». Il présente de nombreux points de ressemblance avec les ouvrages similaires du Danemark et de la Norvège. Sa rédaction est maintenant confiée à une « Commission permanente de la Pharmacopée ».

Les éditions de la Pharmacopée suédoise sont :

1re édition.	Pharmacopœa Suecica.	Stockholm.	1775.
2e édition.	Pharmacopœa Suecica.	Stockholm.	1779.
3e édition.	Pharmacopœa Suecica.	Stockholm.	1784.
4e édition.	Pharmacopœa Suecica.	Stockholm.	1790.
5e édition.	Pharmacopœa Suecica.	Stockholm.	1817.
	Supplément (Editio V₂).	Stockholm.	1826.
6e édition.	Pharmacopœa Suecica.	Stockholm.	1846.
7e édition.	Pharmacopœa Suecica.	Stockholm.	1869.
	Supplément (Editio VII₂).	Stockholm.	1871.
	Supplément (Editio VII₃).	Stockholm.	1879.
	Supplément (Editio VII₄).	Stockholm.	1888.
8e édition.	Pharmacopœa Suecica.	Stockholm.	1901.
9e édition.	Pharmacopœa Suecica.	Stockholm.	1908.
	Supplément.	Stockholm.	1909.
	Supplément.	Stockholm.	1912.

SUISSE

Des périodes très nettement distinctes se remarquent dans l'histoire de la Pharmacopée suisse.

Les premières œuvres, dues entièrement à l'initiative privée, n'avaient aucun caractère officiel ; tels furent :

Antidotarium geminum generale et speciale (¹) du professeur bâlois JEAN-JACQUES WECKER. Bâle. 1595 ;

Pharmacopœa spagyrica du pharmacien ADRIEN ZIEGLER. Zurich. 1616 ;

Pharmacopœa Helvetiorum de CONSTANT DE REBECQUE. Genève. 1677.

Postérieurement, certaines villes utilisèrent des Pharmacopées rédigées sous le contrôle des Facultés de Médecine, ces ouvrages avaient un caractère semi-officiel pour un district ; c'étaient : pour Bâle, la *Pharmacopœa Helvetica*, de 1771, dont la préface fut

---

(1) Cet ouvrage était une refonte de l'*Antidotarium speciale* et de l'*Antidotarium generale* parus à Bâle en 1561 et 1585.

écrite par ALBERT DE HALLER et qui porte déjà l'annotation « scitu et consensu gratiosi collegii medici Basiliensis digesta »; pour Genève, la *Pharmacopœa genevensis ad usum nosocomiorum*, de 1780 (¹), dont les auteurs, les médecins DANIEL DE LA ROCHE, LOUIS ODIER et CHARLES-GUILLAUME DUNANT, avaient eu pour but de remplacer le Codex parisien auparavant en usage dans cette région (²).

Au début du XIXᵉ siècle, la Suisse se servait de préférence des formulaires étrangers : français, italien ou allemand, suivant l'idiome régional. Les cantons publièrent alors des Pharmacopées, la première fut la *Pharmacopœa Ticinese*, parue à Lugano en 1844. Élaborée par la Commission cantonale de Santé, cette Pharmacopée était officielle dans le canton du Tessin et fut établie d'après les ouvrages de source italienne auparavant suivis dans cette contrée.

La même année, le canton de Saint-Gall fut doté de la *Pharmacopœa Sangallensis*, dont le décret de promulgation porte date du 31 mai 1843. Elle n'était toutefois qu'une reproduction corrigée de la cinquième édition de la *Pharmacopœa Borussica*.

En 1852, année où parut le remarquable *Pharmacopeæ bernensis Tentamen*, du pharmacien FÜETER, le canton de Schaffhouse qui, depuis longtemps déjà, avait adopté le formulaire prussien, vit paraître en supplément à ce dernier, la *Schaffausensche Pharmakopöe*.

Déjà, en 1846, des tentatives avaient été faites en vue de pourvoir la Suisse d'une Pharmacopée ayant force de loi dans toute l'étendue de son territoire. Mais une telle Pharmacopée parut seulement en 1865. Rédigée en latin, elle était l'œuvre de la Commission de la Pharmacopée nommée en 1859 par la Société suisse de Pharmacie. La Confédération l'adopta en 1867. Quant aux cantons, quelques-uns l'avaient déjà admise en 1866, ceux de Berne, de Bâle-ville, de Soleure, de Saint-Gall, de Fribourg et de Glaris, mais, comme elle ne donnait pas les « Simplicia » et que ses formules n'étaient pas à l'abri de toute critique, on revint beaucoup à la *Pharmacopœa Borussica*.

La deuxième édition date de 1872. Rédigée en latin par une commission de dix membres, elle était officielle à la fin de 1873, dans tous les cantons, sauf ceux de Genève, du Tessin et de Nidwalden. Un important supplément parut en 1876.

---

(1) Rééditée en 1783 et 1798.

(2) Les Pharmacopées du Wurtemberg, de Londres et d'Édimbourg servaient également de guide pour la préparation de certains médicaments.

Les cantons réfractaires ayant déclaré qu'une troisième édition serait officiellement adoptée par eux, le Conseil fédéral décida en 1888, avec l'assentiment des Chambres fédérales, de la faire établir par une commission composée de douze pharmaciens, huit médecins, neuf chimistes et deux vétérinaires. Cette édition fut publiée en 1893, dans les trois langues nationales : française, italienne, allemande. Elle fut promulguée, par un décret de la même année, comme devant avoir force de loi sur tout le territoire de la Confédération. Seul le canton de Glaris ne donna pas son assentiment. En 1902, l'adhésion étant générale, le Conseil fédéral nomma une commission officielle composée de dix-sept membres et treize suppléants dans la section pharmaceutique, de dix membres et neuf suppléants dans la section médicale. La *Pharmacopœa Helvetica, Editio quarta* parut en 1907, dans les trois langues nationales.

Les éditions de la Pharmacopée suisse sont :

1re édition. Pharmacopœa Helvetica. Schaffhouse. **1865.**
2e édition. Pharmacopœa Helvetica. Schaffhouse. **1872.**
                       Supplément. Schaffhouse. **1876.**
3e édition. Pharmacopœa Helvetica.   Zurich. **1893.**
4e édition. Pharmacopœa Helvetica.| Berne. **1907.**

TURQUIE

En 1838, le Grand Turc créait dans la capitale de son empire une Faculté de Médecine à l'instar de celle de Paris. Elle devait donner, en langue française (¹) et d'après nos auteurs les plus accrédités, l'enseignement spécial de la pharmacie.

Avant cette date, ce n'est guère que par tradition chez les médecins, dans les bibliothèques et dans les livres arabes presque tous manuscrits d'AVICENNE, d'AVENZOAR, de RHAZÈS, de MÉSUÉ et de SÉRAPION que les Turcs s'instruisaient de la science des médicaments.

De nos jours, la grande majorité des pharmaciens exerçant en Turquie possède un diplôme des Facultés de Constantinople ou de Beyrouth.

Quant au formulaire auquel les praticiens doivent se conformer, le titre III du règlement sur l'exercice de la pharmacie, élaboré par l'École impériale de Médecine de Constantinople et sanctionné par décret impérial du 7 djezami ul'Ahir 1279 (17-29 novembre

---

(1) Depuis 1876, l'enseignement se fait en turc.

1862), prescrit l'usage du *Codex français* adopté par ladite École.

Indépendamment de ce formulaire, on utilise encore en Turquie, la *British Pharmacopœia* et la Pharmacopée grecque de DAMBERGIS.

URUGUAY

Autrefois, l'Uruguay annexé à la vice-royauté de Buenos-Ayres, sous la domination de l'Espagne, puis plus tard à l'Empire du Brésil, sous celle du Portugal, se conforma successivement aux Pharmacopées de ces deux royaumes. Après la proclamation de son indépendance, il devait bientôt les abandonner peu à peu et, aujourd'hui, le Conseil national d'Hygiène a accepté le *Codex français* et l'a déclaré officiel dans la République Orientale de l'Uruguay.

Toutefois, indépendamment de ce dernier, mais sans présenter le moindre caractère légal, la *British Pharmacopœia* et la *Pharmacopœia of the United States of America* sont souvent suivies comme guide. De plus, de nombreuses plantes indigènes sont fréquemment prescrites à titre médicamenteux.

Au cours du premier congrès médico-pharmaceutique de l'Uruguay, tenu à Montevideo en avril 1916, la question d'une Pharmacopée nationale fut envisagée. Il fut décidé de mettre à l'étude la rédaction de la *Farmacopea Uruguaya*.

VÉNÉZUÉLA

Avant 1898, époque à laquelle parut la *Farmacopea Venezolana*, le *Codex français* était, d'après le règlement du Conseil des Médecins, utilisé pour la rédaction et la préparation des ordonnances.

Le Dr FRANÇOIS A. RISQUEZ, professeur de pathologie à l'Université centrale du Vénézuéla, entreprit la rédaction d'un formulaire national.

En 1897, il présenta son manuscrit au Conseil des Médecins, qui nomma, pour l'examiner, une commission composée du président et du trésorier du Conseil des Médecins, d'un professeur de chimie, d'un professeur d'histoire naturelle et d'un professeur de thérapeutique de l'Université centrale du Vénézuéla et de trois pharmaciens.

Après revision en commun, il fut présenté au Gouvernement qui, à son tour, le soumit au jugement d'une commission mixte comprenant un chimiste, un naturaliste et deux pharmaciens. Par décret présidentiel du 4 juin 1897, la *Farmacopea Venezolana* était déclarée code pharmaceutique national.

Cet ouvrage a été composé d'après les codex français, anglais, américain, allemand, espagnol, suisse et les traités de Dorvault, de Chernoviz, de Dujardin-Beaumetz. Il présente cette caractéristique, si particulière áux Pharmacopées américaines, de mentionner un grand nombre de plantes indigènes, inusitées en Europe.

Dix ans plus tard, le Dr Risquez entreprenait la revision de son livre avec la collaboration de Victor-M. Ovalles, pharmacien de l'Université centrale du Vénézuéla, secrétaire « del Centro pharmaceutico venezolano » et directeur d'une importante revue scientifique.

Pour mener à bien cette revision qui fut imprimée en 1910, il organisa des commissions composées de médecins, de pharmaciens et de professeurs spéciaux, qui tinrent compte particulièrement des renseignements fournis par le dernier Codex français et la Pharmacopée des États-Unis, récemment traduite en espagnol pour l'usage des pays hispano-américains.

Les éditions de la Pharmacopée du Vénézuéla sont :

1re édition. Farmacopea Venezolana.   Caracas. 1898.
2e édition. Farmacopea Venezolana. Barcelone. 1910.

NOMENCLATURE MÉTHODIQUE DES PLANTES OFFICINALES ET A DROGUES MÉDICAMENTEUSES

Dressée d'après toutes les Éditions des Pharmacopées

PHÉOPHYCÉES

PHÉOSPORÉES

LAMINARIACÉES

Laminaria Cloustonii (Edmonston) Le Joly.
PSEUDO-PÉTIOLE DU THALLE (*Tige*) : All. (1, 2); Esp. (6, 7); Finl. (4); Gr. (2, 3); It. (1, 2); Russ. (3).

Laminaria digitata (L.) Lmx., Laminaire digitée.
PSEUDO-PÉTIOLE DU THALLE (*Tige*) : Esp. (7); It. (1, 2); Port. (3); Russ. (1-3); Suèd. (7); Vén. (1, 2).

CYCLOSPORÉES

FUCACÉES

Fucus serratus L., Fucus denté en scie.
THALLE : Fr. (3, 4).

Fucus vesiculosus L., Fucus vésiculeux.
THALLE : Fr. (1, 3, 4); Dan. (1); Esp. (6); Mex. (1-4); Port. (3).

Halidrys siliquosa Lyngb. (*Fucus siliquosus* L.), Fucus à siliques.
THALLE : Fr. (3, 4).

RHODOPHYCÉES

FLORIDÉES

NÉMALIONALES

GÉLIDIACÉES

Gelidium corneum (Hudson) Lmx.
> PRODUIT DE PRÉPARATION (*Agar-Agar*) : Fr. (5) [1]; Russ.
> (5, 6).

GIGARTINALES

GIGARTINACÉES

Chondrus crispus (L.) Stackhouse (*Sphærococcus crispus* Agardh), Carragaheen, Mousse perlée, Mousse d'Irlande.
> THALLE : Fr. (3-5); All. (1-5); Arg. (1); Autr. (5-8); Belg.
> (1-3); Ch. (1, 2); Cr. (1); Dan. (3-7); Esp. (5-7); É.-U.
> (2-10); Finl. (2-4); Gr. (1s-3); Hongr. (1, 2); It. (1, 2);
> Jap. (3); Mex. (1-4); Norv. (1, 2); P.-B. (1-4); Port.
> (3); Roum. (1-3); Russ. (1-4); Serb. (1); Suèd. (6, 7);
> Suiss. (2-4).

Gigartina mamillosa (Good. et Woodw.) Agardh, Gigartina mamelonnée.
> THALLE : All. (2-5); Arg. (1); Autr. (6-8); Belg. (3); Ch. (2);
> Dan. (5-7); Esp. (7); É.-U. (10); Finl. (4); Hongr.
> (1, 2); It. (1, 2); Jap. (1, 3); Norv. (2); P.-B. (1-4);
> Russ. (1-4); Suèd. (7); Suiss. (3, 4).

RHODYMÉNIALES

SPHÉROCOCCACÉES

Gracilaria lichenoides Grév.
> PRODUIT DE PRÉPARATION (*Agar-Agar*) : Fr. (5) [2]; É.-U.
> (10); Mex. (1-4).

---

[1] Le codex Fr. (5) ne mentionne pas les espèces de *Gelidium*.
[2] Le codex Fr. (5) ne mentionne pas les espèces de *Gracilaria*.

RHODOMÉLACÉES

Alsidium Helminthochorton Kütz., Coralline de Corse.
Thalle : Fr. (1-5); Autr. (4, 5); Belg. (1, 2); Dan. (2);
Esp. (5-7); Gr. (1-3); Mex. (1, 2); Port. (3); Roum.
(1, 2); Vén. (1, 2).

CRYPTONÉMIALES

CORALLINACÉES

Corallina officinalis L., Coralline blanche.
Thalle : Esp. (3-6); Mex. (1, 2).

EUMYCÈTES

ASCOMYCÈTES

EUASCALES

HYPOCRÉACÉES

Claviceps purpurea Tulasne.
Sclérote (*Ergot de seigle*) : Fr. (1-5); All. (1-5); Arg.
(1); Autr. (4-8); Belg. (1-3); Ch. (1, 2); Cr. (1, 2); Dan.
(3-7); Esp. (5-7); É.-U. (1-10); Finl. (1-5); Gr. (1-3);
Hongr. (1-3); It. (1-3); Jap. (1-3); Mex. (1-4); Norv.
(1-4); P.-B. (1-4); Port. (1-3); Roum. (1-3); R.-U.
(1-5); Russ. (1-6); Serb. (1, 2); Suèd. (6-9); Suiss. (1-4);
Vén. (1, 2).

SACCHAROMYCÉTACÉES [1]

Saccharomyces cerevisiæ Meyen, Levure de bière.
Champignon : Esp. (5, 6); R.-U. (1-3); Suiss. (4).

---

[1] Les pharmacopées suivantes : Fr. (1); Esp. (4-6) mentionnent le Ferment ou Levure (*Fermentum*) ensemble des espèces qui cultivent dans le suc exprimé de « quelques fruits ».

Saccharomyces Kefir Beyrienck.
CHAMPIGNON : Russ. (5, 6).

BASIDIOMYCÈTES

HÉMIBASIDIALES

USTILAGINACÉES

Ustilago Zeæ Maydis D. C., Charbon du Maïs.
CHAMPIGNON : É.-U. (7); Mex. (1-4).

PROTOBASIDIOMYCÈTES

AURICULARIACÉES

Auricularia Auricula Judæ Quel., Auriculaire Oreille
de Judas.
CHAMPIGNON : Fr. (1).

AUTOBASIDIOMYCÈTES

POLYPORACÉES

Fomes igniarius Fr. (*Polyporus igniarius* L.), Amadouvier allume-feu, Polypore amadouvier.
PRODUIT DE PRÉPARATION (*Amadou*) : Fr. (1-4); Autr.
(1-4); Belg. (1, 2); Roum. (1, 2); Serb. (1).

Fomes fomentarius Fr. (*Polyporus fomentarius* L.),
Amadouvier commun, Polypore ongulé.
PRODUIT DE PRÉPARATION (*Amadou*) : Fr. (1-5); All.
(1-4); Autr. (3-8); Belg. (1); Ch. (1); Cr. (1); Dan.
(1-6); Esp. (5, 6); Gr. (2, 3); Hongr. (1, 2); Mex. (1-4);
Norv. (2); Port. (3); Roum. (1, 2); Russ. (1-4); Serb.
(1); Suèd. (1-7); Vén. (1, 2).

Polyporus officinalis (Vill.) Fr. (*Boletus Laricis* Bull.),
Polypore du Mélèze, Agaric blanc.
CHAMPIGNON : Fr. (1-5); All. (1); Arg. (1); Autr. (1, 5,
8); Belg. (1, 2); Ch. (1, 2); Dan. (1-4); Esp. (2-7); Gr.
(1-3); It. (1-3); Mex. (1-4); Port. (3); Roum. (1, 2);
Russ. (1-4); Serb. (1); Suèd. (1, 4-6); Suiss. (1-4); Vén.
(1, 2).

Trametes suaveolens Fr. (*Boletus suaveolens* Bull.),
Tramète à odeur suave.
CHAMPIGNON : Fr. (1).

LYCOPERDACÉES

Bovista gigantea Batch (*Lycoperdon Bovista* Bull.),
Vesse de loup géante.
CHAMPIGNON : Fr. (1); Dan. (1, 2); Suèd. (1-3).

LICHENS

ASCOLICHENS

GYMNOCARPÉES

ROCCELLACÉES

Roccella tinctoria (Ach.) D. C. (*Lichen Roccella* L.),
Orseille tinctoriale.
PRODUITS DE PRÉPARATION (*Orseille et Tournesol*) : Fr.
(1); Autr. (3, 4); Belg. (1); Gr. (1); Roum. (1).

CLADONIACÉES

Cladonia coccifera (L.) Willd., Cladonie coccinée.
THALLE : Fr. (1).

Cladonia pyxidata (L.) Fr., Cladonie pyxidée.
THALLE : Fr. (1).

STICTACÉES

Lobaria pulmonaria (L.) Hoffm. (*Sticta pulmonaria*
Ach.), Lichen pulmonaire.
Thalle : Fr. (1, 3, 4); Port (3).

PELTIGÉRACÉES

Peltigera canina (L.), Hoffm., Peltigère canine.
Thalle : Fr. (1); Dan. (1).

Peltigera aphthosa Hoffm.
Thalle : Dan. (1).

LÉCANORACÉES

Lecanora tartarea Ach., Lichen tartareux.
Produit de préparation (*Tournesol*) : Esp. (5, 6).

PARMÉLIACÉES

Parmelia saxatilis Ach. (*Lichen saxatilis* L.), Parmélie
des rochers.
Thalle : Fr. (1).

Cetraria islandica (L.) Ach., Lichen d'Islande.
Thalle : Fr. (1-5); All. (1-5); Arg. (1); Autr. (1-8);
Belg. (1-3); Ch. (1, 2); Cr. (1, 2); Dan. (1-6); Esp. (2-7);
É.-U. (1-8); Finl. (1-4); Gr. (1-3); Hongr. (1-3); It.
(1-3); Jap. (1-3); Mex. (1-4); Norv. (1, 2); P.-B. (1-4);
Port. (1-3); Roum. (1-3); R.-U. (1-3); Russ. (1-4);
Serb. (1, 2); Suèd. (1-7); Suiss. (1-4); Vén. (1, 2).

USNÉACÉES

Usnea plicata (Ach.) Hoffm. (*Lichen plicatus* L.),
Usnée pliée.
Thalle : Fr. (1); Dan. (1); Esp. (2, 4).

PHYSCIACÉES

Physcia parietina Koerb. (*Parmelia parietina* Ach.),
Lichen des murailles.
THALLE : Autr. (2, 3).

EMBRYOPHYTES ASIPHONOGAMES

BRYOPHYTES

HÉPATIQUES

MARCHANTIALES

MARCHANTIACÉES

Marchantia polymorpha L., Hépatique des fontaines.
THALLE : Fr. (1).

MOUSSES

BRYALES

ACROCARPES

POLYTRICHACÉES

Polytrichum commune L., Polytric commun.
HERBE : Fr. (1).

PTÉRIDOPHYTES

FILICALES

FILICALES LEPTOSPORANGIATÉES

CYATHÉACÉES

Cibotium Barometz J. Smith.
POILS DE LA BASE DES FRONDES (*Penghawar-Djambi*) :
Autr. (7, 8); Russ. (1-4).

Cyathea mexicana Schlecht., Cyathée du Mexique.
Poils de la base des frondes : Mex. (2s-4).

POLYPODIACÉES

Dryopteris Filix mas Schott (*Nephrodium Filix mas*
Rich., *Aspidium Filix mas* Swartz, *Polypodium
Filix mas* L.), Fougère mâle.
Rhizome : Fr. (1-5); All. (1-5); Arg. (1); Autr. (1-8);
Belg. (1-3); Ch. (1, 2); Cr. (1, 2); Dan. (1-7); Esp.
(2-7); É.-U. (1-10); Finl. (1-5); Gr. (1-3); Hongr. (1-3);
It. (1-3); Jap. (1-3); Mex. (1-4); Norv. (1-4); P.-B.
(1-4); Port. (3); Roum. (1-3); R.-U. (1-5); Russ. (1-6);
Serb. (1, 2); Suèd. (1-9); Suiss. (1-4); Vén. (1, 2).

Dryopteris marginalis (L.) Asa Gray.
Rhizome : É.-U. (9, 10).

Polystichum coriaceum Schott (*Aspidium coriaceum*
Sw.).
Rhizome (*Faux Calaguala*) : Fr. (1); Esp. (6); Vén. (1, 2).

Asplenium Adiantum nigrum L., Capillaire noir.
Feuille : Fr. (1).

Asplenium Ceterach L. (*Ceterach officinarum* Willd.),
Doradille.
Feuille : Fr. (1, 3); Dan. (1); Esp. (2-6).

Asplenium Ruta muraria L., Rue des murailles.
Feuille : Fr. (1).

Asplenium Trichomanes L., Capillaire rouge.
Feuille : Fr. (1).

Scolopendrium vulgare Sm. (*Scolopendrium officinale*
L.), Scolopendre officinale.
Feuille : Fr. (1-5); Autr. (5); Dan. (1); Esp. (2-4);
Roum. (1).

Cheilanthes myriophylla Desv., var. ***Cheilanthes elegans*** Desv., Cheilante élégante.
Herbe : Mex. (3).

Adiantum Capillus Veneris L., Capillaire de Montpellier.
Feuille : Fr. (1-4); Autr. (1, 5-7); Belg. (1-3); Cr. (1); Dan. (1, 3); Esp. (1-7); Gr. (1-3); Hongr. (1, 2); Port. (2, 3); Roum. (1-3); Russ. (1, 2); Serb. (1); Suèd. (1); Suiss. (1-4).

Adiantum pedatum L., Capillaire du Canada.
Feuille : Fr. (1-5); Suiss. (3).

Adiantum tenerum Sw.
Feuille : Mex. (2-4).

Adiantum trapeziforme L.
Feuille : Mex. (1).

Pteridium aquilinum Kuhn (***Pteris aquilina*** L.), Fougère aigle.
Rhizome : Fr. (1).

Polypodium aureum L.
Rhizome : Mex. (1-4).

Polypodium Calaguala Ruiz.
Rhizome (*Calaguala*) : Esp. (5, 6); Vén. (1, 2).

Polypodium lanceolatum L.
Feuille : Mex. (1-4).

Polypodium Phillitidis L.
Rhizome (*Faux Calaguala*) : Esp. (3, 4).

Polypodium vulgare L., Polypode commun.
Rhizome : Fr. (1-3); Autr. (1-5); Belg. (1); Dan. (1, 2); Esp. (1-6); Roum. (1); Suèd. (1-6); Suiss. (1, 2); Vén. (1, 2).

OSMONDACÉES

Osmunda regalis L., Osmonde royale.
Feuille : Fr. (1); Esp. (3).

OPHIOGLOSSALES

OPHIOGLOSSACÉES

Ophioglossum vulgatum L., Ophioglosse, Langue de serpent.
Feuille : Fr. (1).

ÉQUISÉTALES

EUÉQUISÉTALES

ÉQUISÉTACÉES

Equisetum arvense L., Prêle des champs.
Tige (*Herbe*) : Fr. (1); Autr. (5, 8); Dan. (1); Esp. (2-4); Hongr. (3); Mex. (2); Serb. (1).

Equisetum giganteum L.
Tige : Mex. (3, 4).

Equisetum hiemale L., Prêle d'hiver.
Tige : Fr. (1, 3).

Equisetum limosum L. (*Equisetum fluviatile* L.).
Tige : Fr. (1, 3) [1].

LYCOPODIALES

LYCOPODIALES ÉLIGULATÉES

LYCOPODIACÉES

Lycopodium annotinum L.
Spore : Norv. (1, 2).

---

[1] Le codex Fr. (1) mentionne *Equisetum limosum* L. et *Equisetum fluviatile* L.; le codex Fr. (3) cite seulement *Equisetum fluviatile* L. D'après de nombreux auteurs, *Equisetum fluviatile* L. est une forme très ramifiée d'*Equisetum limosum* L.

Lycopodium clavatum L., Lycopode en massue.
SPORE : Fr. (1-5); All. (1-5); Arg. (1); Autr. (3-8); Belg. (1-3); Ch. (1); Cr. (1, 2); Dan. (1-7); Esp. (5-7); É.-U. (5-10); Finl. (1-5); Gr. (1-3); Hongr. (1-3); It. (1-3); Jap. (1-3); Mex. (1-4); Norv. (1-4); P.-B. (1-4); Port. (3); Roum. (1-3); Russ. (1-6); Serb. (1, 2); Suèd. (1-9); Suiss. (1-4); Vén. (1, 2).

Lycopodium complanatum L.
SPORE : Norv. (1, 2).

Lycopodium nidiforme L.
PLANTE : Mex. (1-4).

Lycopodium Selago L.
PLANTE : Suèd. (1-4).

LYCOPODIALES LIGULATÉES

SÉLAGINELLACÉES

Selaginella rupestris (Spring) Underw.
PLANTE : Mex. (1-4).

EMBRYOPHYTES SIPHONOGAMES

GYMNOSPERMES

CYCADALES

CYCADACÉES

Cycas circinnalis L.
FÉCULE (*Sagou*) : Dan. (1); Esp. (2-4); É.-U. (1); Suèd. (1).

CONIFÈRES

TAXACÉES

Taxus baccata L., If.
FEUILLE : Autr. (5).

PINACÉES

Agathis australis Salisb. (***Dammara australis*** Don),
Dammar d'Australie.
RÉSINE (*Dammar kauri*) : Fr. (5); Dan. (6); Esp. (7);
Mex. (2); Russ. (5, 6).

Agathis loranthifolia Salisb. (***Dammara alba*** Lamk.,
Dammara orientalis Lamb., ***Agathis Dammara***
Rich.), Dammar oriental.
RÉSINE (*Dammar des Indes orientales*) : All. (2, 3); Autr.
(7); Dan. (6); Esp. (7); Finl. (4); Mex. (2); Russ. (1-6).

Picea excelsa Link (***Pinus Abies*** L., ***Pinus excelsa***
Lamk., ***Abies excelsa*** Poir., ***Picea vulgaris*** Link),
Épicéa.
TÉRÉBENTHINE SOLIDE (*Poix de Bourgogne*) : Fr. (1, 3-5);
Arg. (1); Belg. (1-3); Ch. (1, 2); Cr. (1, 2); Esp. (2-7);
É.-U. (1, 8); Gr. (1); It. (1-3); Mex. (1-4); Port. (1-3);
Roum. (1-3); R.-U. (1-4); Suèd. (1-4); Suiss. (1-4);
Vén. (1, 2).

Tsuga canadensis Carr. (***Abies canadensis*** Michx.,
Pinus canadensis L.), Sapin du Canada.
TÉRÉBENTHINE (*Poix du Canada*) : Fr. (1); É.-U. (3-7).

Abies balsamea Mill. (***Pinus balsamea*** L.), Baumier du
Canada.
TÉRÉBENTHINE (*Baume du Canada*) : Fr. (1, 3, 4); Dan.
(1, 2); É.-U. (1-9); R.-U. (1-5); Suèd. (6).

Abies pectinata D. C. (***Abies alba*** Mill., ***Pinus picea***
L.), Sapin argenté.
BOURGEON : Fr. (2, 3); Esp. (5); It. (1-3).
TÉRÉBENTHINE (*Térébenthine de Strasbourg, Térében-
thine d'Alsace*) : Fr. (1-4); Esp. (2-7); Vén. (1, 2).

Abies religiosa Lindl. (***Pinus religiosa*** H. B. K.).
TÉRÉBENTHINE : Mex. (1-4).

Abies sibirica Ledeb., Sapin de Sibérie.
ESSENCE DES FEUILLES : R.-U. (5).

Larix europæa D. C. (*Larix decidua* Mill., *Pinus Larix*
L.), Mélèze.
ÉCORCE : R.-U. (2s, 3).
BOURGEON : It. (1-3).
TÉRÉBENTHINE (*Térébenthine de Venise, Térébenthine
du Mélèze*) : Fr. (1-5); All. (1); Arg. (1); Autr. (1-5, 7);
Belg. (1-3); Ch. (1, 2); Cr. (1, 2); Dan. (1-7); Esp.
(2-7); Finl. (1-3, 5); Gr. (1-3); Hongr. (2, 3); It. (1-3);
Norv. (1-4); P.-B. (1-4); Port. (1-3); Roum. (1-3); Russ.
(1-6); Serb. (1); Suèd. (1-9); Suiss. (2-4); Vén. (1,2).

Pinus Cembra L., Pin Cembro.
RÉSINE (*Baume carpathien*) : Fr. (1).

Pinus Laricio Poiret, Pin Laricio.
TÉRÉBENTHINE (*Térébenthine commune,. Térébenthine de
Bordeaux*) : All. (2, 3); Cr. (1, 2); Hongr. (3); It. (1-3);
Suèd. (6-9).
COLOPHANE : Autr. (5, 7, 8); Cr. (1, 2).

Pinus palustris Mill. (*Pinus australis* Michx.), Pin d'A-
mérique, Pin de Boston.
TÉRÉBENTHINE (*Térébenthine d'Amérique, Térébenthine
de Boston*) : Fr. (3); É.-U. (1-9); Hongr. (3); It. (1-3);
R.-U. (1-4).
ESSENCE DE TÉRÉBENTHINE : Fr. (3); Ch. (1, 2); Cr.
(1, 2); R.-U. (1-5); Suiss. (3).
COLOPHANE : Fr. (3); All. (2, 3); Ch. (1, 2); Cr. (1, 2);
É.-U. (1-10); Hongr. (2); Suiss. (1-4).
GOUDRON VÉGÉTAL : É.-U. (1-10); HUILE VOLATILE DE
GOUDRON : É.-U. (7-10).

Pinus pinaster Sol. (*Pinus maritima* Lamk.), Pin mari-
time.
BOURGEON : Esp. (7); It. (1-3); Port. (3).
SÈVE DU BOIS : Port. (3).

TÉRÉBENTHINE (*Térébenthine commune, Térébenthine de* *Bordeaux*) : Fr. (2-5); All. (1-3); Dan. (7); Esp. (7); Hongr. (3); It. (1-3); Port. (3); Suèd. (5-9); Suiss. (4); Vén. (1, 2).

ESSENCE DE TÉRÉBENTHINE [1] : Fr. (2-5); Ch. (1, 2); Cr. (1, 2); Port. (3); R.-U. (1-3); Suiss. (3, 4).

COLOPHANE : Fr. (2, 3); Ch. (1, 2); Dan. (1-7); Suiss. (3)

GALIPOT : Fr. (2-4); Belg. (1-3); Dan. (7); Suiss. (3).

RÉSINE : Fr. (2, 3); Ch. (1, 2); Cr. (1, 2); Hongr. (1-3); Suiss. (2-4).

POIX NOIRE : Fr. (2).

GOUDRON VÉGÉTAL : Fr. (2-4).

Pinus pinea L., Pin pinier, Pin à pignons.

GRAINE (*Pignon doux*) : Fr. (1, 3); Esp. (3).

Pinus Pumilio Hænke (**Pinus Mughus** Scop.; **Pinus montana** Mill.).

ESSENCE DES FEUILLES ET DES JEUNES RAMEAUX : Fr. (1); Autr. (7, 8); Cr. (2); É.-U. (10); R.-U. (4); Serb. (2); Suiss. (2s-4).

Pinus sylvestris L., Pin sauvage.

BOURGEON : Fr. (1, 4, 5); All. (1); Arg. (1); Autr. (1, 2); Belg. (1, 2); Dan. (1, 2); Esp. (6, 7); Finl. (1); Gr. (2); It. (1-3); Roum. (1, 2); Russ. (1 6); Suèd. (1-7); Suiss. (1-4).

TÉRÉBENTHINE (*Térébenthine commune, Térébenthine de* *Bordeaux*) : Fr. (1, 3); Cr. (1, 2); Dan. (1-6); Esp. (1-7); Gr. (1, 2); Hongr. (1-3); It. (1-3); Russ. (1-6).

ESSENCE DE TÉRÉBENTHINE : Fr. (1, 3); R.-U. (3, 4).

COLOPHANE : Fr. (1, 3); Autr. (5, 7, 8); Cr. (1, 2); Dan. (1-7); Gr. (1, 2).

GALIPOT : Fr. (1, 3).

---

[1] Citée dans toutes les pharmacopées, l'essence de térébenthine est indiquée, en général, comme provenant de la distillation de térébenthines fournies par diverses espèces de Pins.

Essence des feuilles et des jeunes rameaux : Cr.
(1); Hongr. (2, 3); R.-U. (3); Russ. (1-6); Suèd. (1).

Pinus Tæda L., Pin Téda.
    Térébenthine : It. (1-3); R.-U. (1-4).
    Essence de térébenthine : Cr. (1, 2); R.-U. (1, 3);
    Suiss. (3).
    Colophane : All. (2, 3); Cr. (1, 2); Hongr. (2); Suiss.
    (1-3).

Pinus divers non spécifiés.
    Térébenthine commune : All. (1-5); Autr. (1-8); Belg.
    (1); Cr. (1, 2); Dan. (1-7); Esp. (1-7); Finl. (1 5); Hongr.
    (1-3); Jap. (1-3); Mex. (1-4); Norv. (1-4); P.-B. (1, 2);
    Port. (2, 3); Roum. (1-3); Russ. (1-6); Serb. (1, 2);
    Suèd. (1-9); Suiss. (1, 2, 4).
    Colophane : All. (1-5); Belg. (1-3); Esp. (1-7); É.-U.
    (1-10); Finl. (1-5); Hongr. (3); Jap. (3); Mex. (1-4);
    Norv. (1-4); P.-B. (1-4); Port. (2, 3); Roum. (1-3);
    R.-U. (1-5); Russ. (1-6); Serb. (1, 2); Suèd. (1-9); Vén.
    (1, 2).
    Huile résineuse obtenue par distillation de la
    colophane : Autr. (7s, 8); Dan (7); Jap. (3); Suèd. (9).
    Résine : Fr. (3, 4); All. (1); Autr. (1-6); Dan. (3-5); Esp.
    (1-6); Hongr. (1-3); Jap. (1-3); Norv. (1, 2); P.-B.
    (1, 2); Port. (2, 3); Russ. (1-6); Serb. (1); Suèd. (5-7);
    Vén. (1, 2).
    Poix noire : Fr. (3-5); All. (1); Autr. (5); Belg. (1, 2);
    Dan. (1-6); Esp. (1-6); Finl. (1-3); Gr. (1-3); Norv.
    (1-4); P.-B. (1-4); Port. (2, 3); Roum. (1, 2); Russ.
    (1-6); Serb. (1); Suèd. (1-9); Suiss. (1, 2).
    Goudron végétal : Fr. (1, 5); All. (1-5); Arg. (1); Belg.
    (1-3); Ch. (1, 2); Dan. (1-7); Esp. (5-7); Finl. (1-5);
    Gr. (2, 3); It. (1-3); Jap. (1-3); Mex. (1-4); Norv.
    (1-4); P.-B. (1-4); Roum. (1-3); R.-U. (1-5); Russ.
    (1-6); Serb. (1, 2); Suèd. (1-9); Suiss. (1-4); Vén. (1, 2).

Pinites succinifera Goepp.

RÉSINE FOSSILE (*Succin, Ambre jaune*) [1] : Fr. (1-3); Autr.
(1-5); Belg. (1, 2); Dan. (1-5); Esp. (1-6); É.-U. (1-4);
Finl. (1); Gr. (1-3); Mex. (1-4); P.-B. (1-4); Port. (1-3);
Roum. (1-3); Russ. (1-3); Suèd. (1-8); Vén. (1, 2).
HUILE PYROGÉNÉE DE SUCCIN : Fr. (1-3); Autr. (1, 5);
Belg. (1, 2); Cr. (1); Dan. (1-6); Esp. (1-6); É.-U. (1-7);
Finl. (1-3); Hongr. (2); Norv. (1-3); Port. (1-3); Roum.
(1, 2); Russ. (1-3); Suèd. (1-7); Suiss. (1, 2); Vén.
(1, 2).

Taxodium mucronatum Tenore (*Taxodium distichum*
H. B. K.), Sabine du Mexique.

ÉCORCE, FEUILLE : Mex. (1-4).

Callitris quadrivalvis Vent. (*Thuya articulata* Vahl),
Thuya articulé.

RÉSINE (*Sandaraque*) : Fr. (1, 3-5); All. (1); Autr. (5,
7ˢ, 8); Dan. (2, 7); Gr. (2, 3); Jap. (3); Mex. (1, 2);
Serb. (1); Suèd. (9); Suiss. (2); Vén. (1, 2).

Thuya occidentalis L., Arbre de vie, Cèdre blanc.

RAMEAUX : Autr. (5); É.-U. (7); Hongr. (1); Mex. (3, 4);
Port. (3); Roum. (1).

Cupressus Benthami Endl.

FEUILLE, FRUIT : Mex. (1-4).

Cupressus sempervirens L., Cyprès.

FEUILLE : Mex. (1-4).
FRUIT (*Noix de Cyprès*) : Fr. (1, 3); Esp. (1-7); Mex.
(1-4); Port. (3).

Juniperus communis L., Genévrier commun.

RACINE (*Bois*) : Fr. (1); Autr. (1-8); Dan. (1-3); Esp.
(1-5); Finl. (1-3); Gr. (1); Serb. (1); Suèd. (1-7); Suiss.
(1-3).

---

[1] Seules, les éditions récentes des pharmacopées considèrent cette résine comme
provenant du *P. succinifera* ; les plus anciennes en faisaient une substance bitumi-
neuse ou n'en spécifiaient pas l'origine.

Fruit (*Baie de Genièvre*)   Fr. (1-5); All. (1-5); Arut.
(1-8); Belg. (1-3); Ch. (1, 2); Cr. (1, 2); Dan. (1-7);
Esp. (1-7); É.-U. (1-7); Finl. (1-5); Gr. (1-3); Hongr.
(1-3); It. (1-3); Jap. (1, 3); Mex. (2-4); Norv. (1-4);
P.-B. (1-4); Port. (1-3); Roum. (1-3); Russ. (1-6); Serb.
(1, 2); Suèd. (1-9); Suiss. (1-4); Vén. (1, 2).

Résine (*Sandaraque*) : Autr. (1); Dan. (1, 2); Esp. (1-7);
Vén, (1).

Essence des baies : Fr. (1-5); All. (1-5); Autr. (1-8);
Belg. (1, 2); Cr. (1, 2); Dan. (1-6); Esp. (1-4, 6); É.-U.
(1-10); Finl. (1-3); Gr. (1, 2); Hongr. (1-3); It. (1-3);
Jap. (1-3); Norv. (1-4); P.-B. (1, 2); Port. (1-3); Roum.
(1-3); R.-U. (1-5); Russ. (1-4); Serb. (1, 2); Suèd. (1-7);
Suiss. (1-4); Vén. (1, 2).

Goudron (*Huile de Genévrier*) : Arg. (1); Dan. (1, 2);
Port. (3).

Juniperus Oxycedrus L. (*Juniperus rufescens* Link),
Genévrier oxycèdre, Genévrier Cade.

Goudron (*Huile de Cade*) : Fr. (1, 3, 4); All. (1); Arg. (1);
Autr. (6-8); Belg. (2); Cr. (1, 2); Dan. (4s-7); Esp. (5-7);
É.-U. (8-10); Finl. (4, 5); Gr. (1s-3); Hongr. (1-3); It.
(2, 3); Jap. (3); Mex. (1, 2); Norv. (2-4); P.-B. (4);
Port. (3); Roum. (2, 3); R.-U. (3-5); Russ. (1-3, 5, 6);
Serb. (1, 2); Suèd. (7-9); Suiss. (1-4); Vén. (1, 2).

Juniperus Sabina L. (*Sabina officinalis* Garcke), Sabine.

Rameaux jeunes : Fr. (1-5); All. (1, 2); Arg. (1); Autr.
(1-8); Belg. (1-3); Ch. (1, 2); Cr. (1, 2); Dan. (1-7);
Esp. (2-5); É.-U. (1-9); Finl. (1-3); Gr. (1-3); Hongr.
(1-3); It. (1-3); Mex. (1-4); Norv. (1, 2); P.-B. (1-4);
Port. (1-3); R.-U. (1-3); Roum. (1-3); Russ. (1-3); Serb.
(1); Suèd. (1-7); Suiss. (1-4); Vén. (1, 2).

Fruit : Esp. (2-5).

Essence des rameaux jeunes : Fr. (1); All. (1); Autr.
(1-3); Belg. (1-3); Ch. (1); Dan. (1, 3, 4); Esp. (5, 6);

É.-U. (3-9); Gr. (1-3); Jap. (3); Norv. (2); P.-B. (1-3);
Port. (2, 3); Roum. (1); R.-U. (1-3); Russ. (1-3); Serb.
(1); Suèd. (6, 7); Suiss. (1); Vén. (1, 2).

Juniperus virginiana L., Cèdre rouge, Genévrier de
Virginie.
Sommités : É.-U. (1-6).

ANGIOSPERMES

MONOCOTYLÉDONES

HÉLOBIÉES

ALISMATACÉES

Sagittaria rhombifolia Cham.
Rhizome : Mex. (2).

Alisma Plantago L., Plantain d'eau.
Tubercule radical : Port. (3).
Feuille : Norv. (1).

GLUMIFLORES

GRAMINÉES

Zea Mays L., Maïs, Blé de Turquie.
Style : Fr. (1, 4, 5); Arg. (1); Belg. (2^s); Esp. (7); É.-U.
(8, 9); Mex. (1-4); Port. (3); Vén. (1, 2).
Amidon : Belg. (3); É.-U. (8-10); R.-U. (3-5).

Andropogon laniger Desf., Schœnanthe officinal.
Touffe paléacée entourant le bas de la tige :
Fr. (2, 3).
Herbe et fleur : Fr. (1, 2); Dan. (1); Esp. (2-4).

Andropogon Schœnanthus L. (*Andropogon citratus*
D.C., *Cymbopogon citratus* Stapf).
Feuille : Mex. (1-4).

Essence du rhizome (*Essence de Verveine des Indes, Essence de Lemon-grass*) : Fr. (3); R.-U. [1] (4s, 5). |

Andropogon Squarrosus L. f. (***Andropogon muricatus*** Retz), Vétiver.
Racine : Fr. (3).

Saccharum officinarum L., Canne à sucre.
Produit cristallisé retiré de la tige (*Sucre*) [2] : Fr. (1-5); Autr. (1-5); Ch. (1, 2); Dan. (1-5); Esp. (1-7); É.-U. (1-10); Finl. (1-3); It. (1-3); Mex. (1-4); Norv. (1); P.-B. (1-4); Port. (1-3); Roum. (1-3); R.-U. (1-4); Russ. (1-3); Suèd. (5, 6); Suiss. (3, 4); Vén. (1, 2).

Panicum miliaceum L., Millet.
Fruit : Fr. (1); Esp. (2-4).

Oryza sativa L., Riz.
Fruit décortiqué : Fr. (1-5); Belg. (1); Dan. (1); Esp. (2-6); Mex. (1-4); Port. (2, 3); Suèd. (1, 3); Vén. (1, 2).
Amidon : Fr. (1-5); All. (5); Autr. (7s, 8); Belg. (3); Ch. (2); Gr. (2, 3); P.-B. (4); Port. (3); R.-U. (3-5); Suiss. (3, 4).

Phalaris canariensis L., Alpiste des Canaries.
Farine du fruit : Mex. (1, 2).

Avena sativa L., Avoine.
Fruit mondé de ses enveloppes : Fr. (1-4); Arg. (1); Belg. (1); Dan. (5, 6); Esp. (2-6); Gr. (1, 2); Mex. (3, 4); Port. (1, 2); Roum. (1); Suèd. (1, 5, 6).
Farine : Arg. (1); É.-U. (1-6); Mex. (3, 4).

Avena strigosa Schreb. (***Avena agraria*** Brot., ***Avena***

---

[1] La pharmacopée R.-U. (5) mentionne que l'essence de Lemon-grass est fournie également par le *Cymbopogon flexuosus* Stapf.

[2] Les pharmacopées : All. (1-5); Arg. (1); Autr. (6-8); Belg. (1-3); Cr. (1, 2); Dan. (6, 7); Finl. (4, 5); Gr. (1-3); Hongr. (1, 2); Jap. (1-3); Russ. (4-6); Serb. (1, 2); Suèd. (1-4, 8, 9), mentionnent également le Sucre, mais n'indiquent pas la plante d'origine.

agraria-mutica Brot., *Avena agraria-sesquialtera* Brot.).
FRUIT, FARINE : Port. (3).

Arundo Donax L., Canne de Provence.
RHIZOME : Fr. (1-4); Esp. (1-7); Mex. (2).

Phragmites communis Trin. (*Phragmites vulgaris* Trin., *Arundo Phragmites* L.), Roseau à balai.
RACINE : Fr. (1); Esp. (5, 6).

Cynodon Dactylon Pers. (*Panicum Dactylon* L.), Gros chiendent.
RHIZOME : Fr. (1); Esp. (1-7); Mex. (3, 4); Port. (3).

Agropyron (Agropyrum) repens Beauv, (*Triticum repens* L.), Chiendent officinal.
RHIZOME : Fr. (1-5); All. (1, 2); Arg. (1); Autr. (1-8); Belg. (1-3); Ch. (2); Dan. (1-5); É.-U. (7-10); Finl. (1-3); Gr. (1-3); Hongr. (1-3); Mex. (1, 2); Norv. (1); P.-B. (1-3); Port. (1, 2); Roum. (1-3); R.-U. (4^8, 5); Russ. (1-3); Serb. (1); Suèd. (1-6); Suiss. (1-4); Vén. (1, 2).

Secale cereale L., Seigle.
FRUIT : Fr. (1-4); Esp. (2-6); Port. (3).
FARINE : Autr. (1, 5); Gr. (1); Port. (3); Serb. (1); Suèd. (5, 6).

Triticum vulgare Vill. (*Triticum sativum* Lamk., *Triticum turgidum* L., *Triticum æstivum* L., *Triticum hybernum* L., *Triticum durum* Desf.), Blé.
FRUIT : Esp. (1-6); Port. (1-3).
FARINE : Fr. (1-5); Esp. (1-4); Port. (2); R.-U. (1-3); Suèd. (5, 6).
AMIDON : Fr. (1-5); All. (1-5); Arg. (1); Autr. (1-8); Belg. (1-3); Ch. (2); Cr. (1, 2); Dan. (2-7); Esp. (1-7); É.-U. (3-7); Finl. (1-5); Gr. (1-3); Hongr. (1-3); It. (1-3); Mex. (1-4); Norv. (1-4); P.-B. (2, 4); Port. (1-3); Roum.

(1-3); R.-U. (1-5); Russ. (1-6); Serb. (1, 2); Suèd. (1-9); Suiss. (1-4).

HUILE EMPYREUMATIQUE DE BLÉ : Port. (3).

Hordeum vulgare L. (*Hordeum distichon* L., *Hordeum nudum* Ard., *Hordeum hexastichon* L., *Hordeum sativum* Pers.), Orge [1].

FRUIT DÉBARRASSÉ DE SES GLUMELLES (*Orge mondé*) : Fr. (1-4); Autr. (1-5); Belg. (1, 2); Dan. (1, 3); É.-U. (1-6); Esp. (1-6); Gr. (1-3); It. (1); Jap. (1); Mex. (1-4); Port. (1-3); Roum. (1, 2); Serb. (1); Suèd. (1-6); Vén. (1-2).

FRUIT DÉBARRASSÉ EN OUTRE DE SON PÉRICARPE ET DE L'ENVELOPPE DE LA GRAINE (*Orge perlé*) : Fr. (1-5); Autr. (1-5); Belg. (1, 2); Ch. (1); Dan. (1, 3); Esp. (5-7); Gr. (1-3); It. (1); Jap. (1); Mex. (1-4); P.-B. (1-4); Port. (1-3); Roum. (1, 2); R.-U. (1-3); Serb. (1); Suèd. (1-6); Suiss. (1, 2); Vén. (1, 2).

FARINE : Dan. (3-5); Port. (3); Russ. (3); Suèd. (5-7).

MALT : Autr. (4-6); Dan. (2, 3); É.-U. (7, 9, 10); Port. (3); Serb. (1); Suèd. (3-6); Vén. (2).

CYPÉRACÉES

Cyperus longus L., Souchet long.
RHIZOME : Fr. (1); Esp. (1-6).

Cyperus rotundus L., Souchet rond.
RHIZOME : Fr. (1); Dan. (1); Mex. (1-4).

Carex arenaria L., Laiche des sables, Salsepareille d'Allemagne.
RHIZOME : Fr. (1); All. (1); Autr. (5); Dan. (2, 3); Finl. (1-3); Gr. (1); Norv. (1); Port. (2); Roum. (1); Russ. (1-3); Suèd. (5, 6); Suiss. (2).

---

[1] *Hordeum distichon* est cité par les pharmacopées suivantes : Autr. (1-4), avec *H. vulg.*; É.-U. (1-6); It. (1), avec *H. vulg.*; Mex. (1-4), avec *H. vulg.*; Port. (1, 2), avec *H. vulg.*; R.-U. (1-3); Suèd. (1-7) avec *H. vulg.* (5-7); Vén. (1, 2). *Hordeum hexastichon* par Belg. (1, 2), avec *H. vulg.*; It. (1), avec *H. vulg.* et *dist.*; Mex. (1-4), avec *H. vulg.* et *dist.*; Port. (3); Roum (1, 2), avec *H. vulg.* et *Hordeum nudum*, par Port. (3). Les autres pharmacopées mentionnent *Hordeum vulgare*.

PRINCIPES

PALMIERS

Phœnix dactylifera L. (***Phœnix excelsior*** Cav.), Palmier dattier.
FRUIT (*Datte*) : Fr. (1-4); Esp. (2-6); Gr. (1); Mex. (1-4); Port. (3); Vén. (1-2).

Chamærops humilis L. Palmier nain.
FRUIT : Mex. (1).

Serenoa serrulata Hook f. Sabal.
FRUIT : É.-U. (9, 10).

Copernicia cerifera Mart., Palmier Carnauba.
CIRÉ DE CARNAUBA (*recueillie sur les feuilles*) : P.-B. (4).

Raphia pedunculata Beauv. (***Sagus farinifera*** Gaertn.).
FÉCULE FOURNIE PAR LA MOELLE (*Sagou*) : Fr. (3, 4); Autr. (5); Belg. (1); Mex. (1-4); Roum. (1); Vén. (1, 2).

Metroxylon Sagu Rottb. (***Sagus Rumphii*** Willd., ***Sagus lævis*** (Jack) Blume).
FÉCULE FOURNIE PAR LA MOELLE (*Sagou*) : Fr. (1-4); Autr. (5); Belg. (1); Esp. (1-4); É.-U. (2-6); Gr. (1); Mex. (1-4); Port. (1-3); Roum. (1).

Metroxylon Rumphii Mart.
FÉCULE FOURNIE PAR LA MOELLE (*Sagou*) : Esp. (5, 6); Port. (1-3).

Dæmonorops Draco Blume (***Calamus Draco*** Willd., ***Palmijuncus Draco*** Kuntze).
RÉSINE SÉPARÉE DES FRUITS (*Sang-dragon*) : Fr. (1, 3, 4); All. (1); Belg. (1, 2); Dan. (3, 4); Esp. (5-7); Gr. (1); Mex. (1-4); Norv. (1); P.-B. (2); Port. (2, 3); Roum. (1-3); Serb. (1); Suèd. (5, 6); Vén. (1, 2).

Calamus Rotang L.
RÉSINE SÉPARÉE DES FRUITS (*Sang-dragon*) : Autr. (1, 5); Dan. (2-4); Hongr. (1); Roum. (1); Suèd. (2-4).

Areca Catechu L., Aréquier.
GRAINE (*Noix d'Arec*) : Fr. (3); All. (3-5); Gr. (2); R.-U. (2^s); Suiss. (4).
EXTRAIT DU FRUIT (*Cachou*) : Fr. (3); Dan. (1, 2); Suèd. (1).

Elæis guineensis Jacq., Palmier à huile.
HUILE DU FRUIT (*Huile de Palme*) : Fr. (1, 3); Dan. (1); Norv. (1, 2); Port. (3); Suèd. (1-7).

Elæis melanococca Gaertn. (*Alphonsia oleifera* H.B.K.).
HUILE DU FRUIT : Mex. (2-4).

Cocos nucifera L., Cocotier du Brésil.
FRUIT : Mex. (1-4); Vén. (1, 2).
HUILE DES GRAINES (*Huile de Coco*) : All. (1, 2); Esp. (7); Mex. (1-4); P.-B. (4); Port. (3); Russ. (1-3); Vén. (1, 2).

SPATHIFLORES

ARACÉES

Acorus Calamus L. (*Acorus spurius* Schott, *Acorus odoratus* Lamk.), Acore vrai, Calamus aromatique.
RHIZOME : Fr. (1-4); All. (1-5); Arg. (1); Autr. (1-8); Belg. (1, 2); Ch. (1, 2); Cr. (1, 2); Dan. (1-6); Esp. (1-7); É.-U. (1-9); Finl. (1-3, 5); Gr. (1-3); Hongr. (1-3); It. (1-3); Jap. (1); Mex. (1-4); Norv. (1-4); P.-B. (1-4); Port. (1-3); Roum. (1-3); Russ. (1-6); Serb. (1, 2); Suèd. (1-9); Suiss. (1-4).
ESSENCE DU RHIZOME : All. (1-4); Belg. (1); Dan. (1); Roum. (1); Russ. (3, 4); Suiss. (1).

Symplocarpus fœtidus Nutt. (*Dracontium fœtidum* L., *Ictodes fœtidus* Bigel).
RACINE : É.-U. (1-6).

Richardia africana Kunth.
RHIZOME, FEUILLE : Mex. (2-4).

Arum maculatum L. (***Arum vulgare*** Lamk.), Arum,
  Gouet, Pied-de-Veau.
  Rhizome : Fr. (1-4); Autr. (1); Dan. (1-4); Esp. (2-6);
  Mex. (1); Norv. (1); Port. (1, 2); Suèd. (1-7).

Dracunculus vulgaris Schott (***Arum Dracunculus*** L.),
  Arum Serpentaire, Serpentaire commune.
  Rhizome : Fr. (1); Esp. (5, 6).
  Amidon du rhizome : Port. (3).

Arisarum vulgare Targ. (***Arum Arisarum*** L.).
  Racine : Esp. (3, 4).

Arisæma atrorubens Blume (***Arum triphyllum*** L.).
  Tubercule radical : É.-U. (1-5).

FARINOSÉES

BROMÉLIACÉES

Tillandsia usneoides L.
  Plante entière : Mex. (1-4).

Puya chilensis Mol. (***Puya coarctata*** Fisch.).
  Gomme : Ch. (1).

Hechtia glomerata Zucc., et ***Hechtia argentea*** Baker.
  Baume des feuilles (*Baume de Guapilla*) : Mex. (3, 4).

Ananas sativus Schult. (***Bromelia Ananas*** L.), Ananas
  cultivé.
  Fruit : Mex. (1-4).

Bromelia Pinguin L.
  Fruit : Mex. (1-4).

Karatas Plumieri Morr., Ananas bravas.
  Fruit : Mex. (4).

COMMÉLINACÉES

Commelina tuberosa L.
Feuille : Mex. (1-4).

LILIIFLORES

LILIACÉES

Schœnocaulon officinale A. Gray (*Veratrum officinale* Schlecht. et Cham., *Sabadilla officinarum* Brandt, *Asagræa officinalis* Lindl.), Cévadille.
Fruit : Fr. (3); Belg. (1, 2); Esp. (5, 6); Mex. (1-4); Port. (2, 3); É.-U. (1, 2); Russ. (3).
Graine : Fr. (4, 5); All. (1, 5); Autr. (5-8); Belg. (1, 2); Ch. (2); Cr. (1, 2); Dan. (4-6); Esp. (7); É.-U. (8-10) [1]; Gr. (1-3); Hongr. (1, 2); It. (1-3); Norv. (1-4); P.-B. (2, 3); R.-U. (3); Roum. (1-3); Russ. (4); Serb. (1); Suèd. (6); Suiss. (2ᵃ-4); Vén. (1, 2).

Veratrum album L. (*Veratrum Lobelianum* Bernh.), Ellébore blanc.
Rhizome avec les racines : Fr. (1-4); All. (1-5); Autr. (4-6); Belg. (1-3); Ch. (2); Dan. (1-5); Esp. (2-6); É.-U. (1-9); Finl. (2, 3, 5); Gr (1-3); Hongr. (1, 3); Mex. (1-4); Norv. (1); P.-B. (1, 2); Port. (3); Roum. (1, 2); Russ. (1-4); Serb. (1); Suèd. (1-9); Suiss. (1-4); Vén. (1, 2).

Veratrum nigrum L., Vératre noir.
Rhizome avec les racines : Fr. (1).

Veratrum Sabadilla Retz., Véraire Sébadille [2].
Fruit : Fr. (1, 2); Esp. (2-4).
Graine : Fr. (1); Autr. (1, 4); Belg. (1, 2); Dan. (1, 3); Esp. (2, 3); É.-U. (3-6); Finl. (1); Hongr. (1); Mex. (1-4); Suèd. (1-5).

---

[1] Mentionnée seulement pour la préparation de la Vératrine.
[2] La Cévadille des pharmacies a été longtemps rapportée à cette plante.

Veratrum viride Ait., Ellébore blanc d'Amérique.
Rhizome avec les racines : Ch. (1); É.-U. (1-10);
Hongr. (1); Port. (3); R.-U. (2, 3).

Colchicum autumnale L., Colchique d'automne.
Bulbe : Fr. (1-4); Arg. (1); Autr. (1, 2, 4, 5); Belg. (1);
Dan. (1-3); Esp. (2-6); É.-U. (1-10); Gr. (1); It. (1);
Mex. (1-4); Norv. (1); P.-B. (1, 2); Port. (1-3); Roum.
(1-3); R.-U. (1-5); Suèd. (1, 5); Suiss. (1); Vén. (1, 2).
Fleur : Fr. (3, 4).
Graine : Fr. (2-5); All. (1-5); Arg. (1); Autr. (4-8); Belg.
(1-3); Ch. (1, 2); Cr. (1); Dan. (3-7); Esp. (5-7); É.-U.
(2-10); Finl. (1-5); Gr. (1-3); Hongr. (1-3); It. (1-3);
Jap. (1-3); Mex. (1-4); Norv. (1-4); P.-B. (1-4); Port.
(2, 3); Roum. (1-3); R.-U. (1-5); Russ. (1-4); Serb.
(1, 2); Suèd. (6-9); Suiss. (1-4); Vén. (1, 2).

Colchicum variegatum L., Hermodacte officinal.
Bulbe [1] : Fr. (1); Esp. (3, 4).

Asphodelus ramosus L. (*Asphodelus racemosus* Link),
Asphodèle rameux.
Racine : Port. (3).

Aloe africana Mill.
Extrait des feuilles (*Aloès du Cap*) : Fr. (4, 5); All.
(3-5); Mex. (4); Norv. (3, 4); P.-B. (1-4); Russ. (4-6);
Suèd. (5-9); Suiss. (1-3).

Aloe arborescens Mill.
Extrait des feuilles (*Aloès du Cap*) : Autr. (3-6); Esp.
(6); Finl. (1); Hongr. (1); Russ. (1-3); Suèd. (6).

Aloe chinensis Bak.
Extrait des feuilles (*Aloès de Curaçao*) : É.-U. (8-10);
R.-U. (4, 5).

---

[1] D'après la pharmacopée Fr. (1), le bulbe de l'Hermodacte serait fourni par
le *Colchicum illyricum* Mill.; d'après les pharmacopées Esp. (3, 4), par le *Colchicum
illyricum* Berg. L'Index de Kew ne mentionne ni l'une ni l'autre espèce.

Aloe ferox Mill.
  EXTRAIT DES FEUILLES (*Aloès du Cap*) : Fr. (3-5); All.
  (2, 3); Autr. (7); Ch. (1); Gr. (1, 2); Dan. (4-7); Esp.
  (7); É.-U. (10); Hongr. (2); It. (1-3); Mex. (4); Norv.
  (3, 4); Roum. (2, 3); Russ. (4); Serb. (1, 2); Suèd. (7-9);
  Suiss. (1-4); Vén. (1, 2).

Aloe perfoliata L.
  EXTRAIT DES FEUILLES (*Aloès du Cap*) : Fr. (1, 4, 5);
  Arg. (1); Autr. (1, 8); Ch. (1); Dan. (1, 2); Esp. (1-6);
  Gr. (1); Mex. (1, 4); Port. (1-3); Suèd. (1-4).

Aloe Perryi Bak.
  EXTRAIT DES FEUILLES (*Aloès Socotrin*) : É.-U. (8-10);
  R.-U. (1-5).

Aloe plicatilis Mill. (*Aloe linguiformis* L. f.).
  EXTRAIT DES FEUILLES (*Aloès du Cap*) : Fr. (1, 3-5); Esp.
  (7); Mex. (1-4); Russ. (4); Suèd. (6); Suiss. (1, 2).

Aloe purpurascens Haw.
  EXTRAIT DES FEUILLES (*Aloès du Cap*) : Autr. (5, 6);
  Hongr. (1); Port. (3).

Aloe spicata L. f.
  EXTRAIT DES FEUILLES (*Aloès du Cap*) : Fr. (1, 3-5); All.
  (1, 2); Autr. (2-7); Belg. (1-3); Ch. (1, 2); Cr. (1, 2);
  Dan. (2, 3); Esp. (7); É.-U. (1-6); Gr. (1); Hongr. (1, 2);
  It. (1-3); Mex. (1-4); Norv. (1, 2); Port. (3); Roum.
  (1, 2); Russ. (1-3); Serb. (1, 2); Suèd. (6); Suiss. (3);
  Vén. (1, 2).

Aloe succotrina Lamk. (*Aloe succotrina* D. C.).
  EXTRAIT DES FEUILLES (*Aloès Socotrin*) : Fr. (1-4); Autr.
  (2-6); Ch. (2); Dan. (3); É.-U. (5-7); Finl. (1); Gr.
  (1-3); Hongr. (1); Mex. (1-4); Norv. (1, 2); P.-B. (1, 2);
  Port. (3); R.-U. (1-5); Roum. (1-3); Suèd. (5); Vén.
  (1, 2).

Aloe variegata L.
  EXTRAIT DES FEUILLES (*Aloès*) : Dan. (1); Mex. (1-4).

Aloe vera L. (***Aloe vulgaris*** Lamk., ***Aloe barbadensis***
Mill., ***Aloe elongata*** Murr.).
> EXTRAIT DES FEUILLES (*Aloès des Barbades*) : Fr. (1, 3-5);
> All. (2); Autr. (5-7); Ch. (2); Cr. (1, 2); Dan. (3); Esp.
> (7); É.-U. (1-10); Finl. (1-5); Hongr. (1-3); It. (1-3);
> Jap. (1-3); Mex. (1-4); P.-B. (2); Port. (1-3); R.-U.
> (1-4); Roum. (2, 3); Russ. (1-4); Serb. (1, 2); Suèd.
> (5-7); Suiss. (3); Vén. (1, 2).

Gasteria disticha Haw. (***Aloe Lingua*** Thunb.).
> EXTRAIT DES FEUILLES (*Aloès*) : Hongr. (1).

Allium Cepa L., Oignon commun.
> BULBE : Fr. (1-4); Dan. (2); Esp. (2-6); Mex. (1-4); Port.
> (2, 3); Suèd. (1-6).
> FRUIT : Esp. (2-5).

Allium Porrum L., Poireau.
> FRUIT : Esp. (2-4).

Allium sativum L., Ail.
> BULBE : Fr. (1-4); Autr. (1-5); Belg. (1); Dan. (1, 2);
> Esp. (1-6); É.-U. (1-8); Finl. (1); Gr. (1); Mex. (1-4);
> Norv. (1); P.-B. (1); Port. (1-3); Roum. (1); Serb.
> (1); Suèd. (1-7); Vén. (1, 2).
> FRUIT : Esp. (3-5).

Allium Scorodoprasum L., Rocambolle.
> BULBE : Fr. (1); Port. (3).

Allium Victorialis L., Victoriale.
> BULBE : Fr. (1).

Lilium candidum L., Lis blanc.
> BULBE : Fr. (1-4); Belg. (1); Esp. (2-6).
> FLEUR : Fr. (1, 3, 4); Autr. (5); Belg. (1); Dan. (1); Esp.
> (1-6); Port. (2); Suèd. (1-4).

Erythronium americanum Ker-Gawl.
> PLANTE (*Herbe et racine*) : É.-U. (1-4).

Erythronium Dens-canis L., Dent de chien.
Amidon du bulbe : Jap. (1-3).

Urginea indica Kunth.
Écaille du bulbe : É.-U. (4^8, 5).

Urginea Scilla Steinh. (*Urginea maritima* Bak., *Scilla maritima* L., *Ornithogalum maritimum* Lamk.), Scille maritime.
Écaille du bulbe (*Squame de scille*) : Fr. (1-5); All. (1-5); Arg. (1); Autr. (1-8); Belg. (1-3); Ch. (1, 2); Cr. (1, 2); Dan. (1-7); Esp. (1-7); É.-U. (1-10); Finl. (1-4); Gr. (1-3); Hongr. (1-3); It. (1-3); Jap. (1-3); Mex. (1-4); Norv. (1-4); P.-B. (1-4); Port. (1-3); Roum. (1-3); R.-U. (1-5); Russ. (1-6); Serb. (1, 2); Suèd. (1-9); Suiss. (1-4); Vén. (1, 2).

Scilla indica Bak., Scille de l'Inde.
Écaille du bulbe : É.-U. (4^8).

Muscari comosum Mill. (*Hyacinthus comosus* L.).
Bulbe : Autr. (2).

Dracæna Draco L., Dragonier à feuilles d'Yucca.
Résine (*Sand-dragon des Canaries*) : Fr. (1); Dan. (1); Esp. (1-4); P.-B. (2); Suèd. (1).

Asparagus officinalis L., Asperge.
Souche rhizomateuse avec ses racines (*Racine*) : Fr. (1-5); Belg. (1, 2); Dan. (1); Esp. (2-7); It. (1, 2); Mex. (1-4); Port. (2, 3); Roum. (1); Vén. (1, 2).
Jeune pousse (*Turion*) : Fr. (1-4); Belg. (1); Ch. (1); Esp. (5, 6); It. (1, 2); Mex. (1-4); Port. (3); Roum. (1); Suiss. (2^8); Vén. (1, 2).
Graine : Esp. (2-5).

Ruscus aculeatus L., Petit-Houx, Fragon épineux.
Rhizome : Fr. (1-5); Esp. (2-7); It. (1, 2); Mex. (1, 2); Port. (2, 3); Vén. (1, 2).
Feuille : Esp. (2-4).

Ruscus Hypoglossum L., Laurier Alexandrin.
FEUILLE : Fr. (1).

Ruscus Hypophyllum L.
RACINE : Dan. (1).

Polygonatum officinale All. (*Polygonatum vulgare*
Desf.), Sceau de Salomon.
RHIZOME : Fr. (1, 3, 4); Esp. (3, 4).

Convallaria majalis L., Muguet de mai.
PLANTE FLEURIE : Fr. (1, 4, 5); Arg. (1); Autr. (8); Belg.
(1, 2s); Ch. (2); Esp. (6, 7); Gr. (2, 3); It. (1-3); Suiss.
(3, 4); Vén. (1, 2).
RHIZOME : É.-U. (8, 9); Mex. (2s-4).
FLEUR : Fr. (3, 4); Dan. (1, 3); Esp. (2-5); Russ. (4-6);
Suèd. (1-5).

Aletris farinosa L.
RHIZOME : É.-U. (1-5).

Smilax China L. (*Smilax ferox* Wall.), Squine.
SOUCHE : Fr. (1-4); All. (1); Autr. (1-5); Belg. (1, 2);
Dan. (1-4); Esp. (1-7); Finl. (1, 3); Gr. (1); Norv. (1);
P.-B. (1); Port. (2, 3); Roum. (1-3); Suèd. (1-7); Suiss.
(2); Vén. (1, 2).

Smilax aspera L., Salsepareille d'Europe.
RACINE : Esp. (4); Port. (3).

Smilax medica Schlecht. et Cham., Salsepareille de la
Vera-Cruz.
RACINE : Fr. (3-5); All. (1); Belg. (2); Ch. (1); Esp.
(6, 7); É.-U. (7, 10); It. (1-3); Jap. (1); Mex. (1-4);
Port. (3); Russ. (1-6).

Smilax officinalis H.B.K., Salsepareille de l'Amérique
centrale.
RACINE : Arg. (1); Autr. (4); Belg. (1); Dan. (3, 4); Esp.

(6, 7); É.-U. (1-10); It. (1-3); Norv. (1); Port. (3); R.-U. (1-3); Roum. (1-3); Russ. (1-6); Suèd. (6); Vén. (1, 2).

Smilax ornata Lem., Salsepareille de la Jamaïque.
RACINE : É.-U. (7-10); R.-U. (4).

Smilax papyracea Duham., Salsepareille de la Guyane.
RACINE : É.-U. (7-9).

Smilax Pseudo-china L.
RACINE : Mex. (1-4).

Smilax rotundifolia L.
RACINE : Mex. (1-4).

Smilax Sarsaparilla L.
RACINE : Fr. (1, 2); Autr. (1, 4); Belg. (1, 2); Dan. (1-3); Esp. (1-5); É.-U. (1); Norv. (1); Port. (1, 2); Roum. (1-3); Russ. (1, 2); Suèd. (1-4).

Smilax siphilitica Humb. et Bonpl., Salsepareille Caraque.
RACINE : Autr. (3, 4); Belg. (1); Dan. (3); Esp. (6, 7); Finl. (1); Gr. (1); It. (1-3); Norv. (1); Port. (3); Roum. (1); Russ. (1, 2); Suèd. (5, 6).

Smilax divers non spécifiés de l'Amérique centrale, Salsepareille de Honduras.
RACINE : All. (1-5); Autr. (5-8); Belg. (3); Ch. (1, 2); Cr. (1, 2); Dan. (5-7); É.-U. (7-10); Finl. (1-4); Gr. (1-3); Hongr. (1-3); Jap. (1-3); Norv. (1-4); P.-B. (1-4); Serb. (1, 2); Suèd. (7-9); Suiss. (1-4).

AMARYLLIDACÉES

Sprekelia formosissima Herb. App. (*Amaryllis formosissima* L.).
BULBE : Mex. (2-4).

Hymenocallis lacera Salisb. (*Pancratium mexicanum*
  L., *Hymenocallis mexicana* Herb. App., *Hymeno-*
  callis rotata Herb. App.).
  BULBE : Mex. (2-4).

Narcissus Pseudo-Narcissus L., Narcisse des prés.
  FEUILLE : Fr. (1, 2).
  FLEUR : Fr. (1-3).

Pancratium illyricum L.
  BULBE : Mex. (1-4).

Agave americana L.
  FEUILLE : Mex. (1-4).
  RACINE : Esp. (2-4); Vén. (1, 2).

Agave atrovirens Karw. (*Agave Salmiana* Otto).
  FEUILLE : Mex. (1-4).

Agave brachystachys Cav. (*Agave Saponaria* Lindl.).
  FEUILLE : Mex. (1-4).

Agave mexicana Lamk.
  RACINE : Mex. (1-4).

Agave potatorum Zucc.
  FEUILLE : Mex. (1-4).

Agave vivipara L.
  FEUILLE : Mex. (1-4).

Furcræa (Fourcroya) gigantea Vent.
  FEUILLE : Vén. (1, 2).

TACCACÉES

Tacca pinnatifida Forst. (*Tacca pinnatifolia* Gaertn.).
  FÉCULE DU TUBERCULE RADICAL (*Arro-wroot de Taïti*)
  Mex. (1-4).

DIOSCORÉACÉES

Tamus communis L., Tamier, Taminier.
  TUBERCULE : Fr. (1).

Rajania subsamarata Moc. et Sessé.
  ÉCORCE : Mex. (1-3).

IRIDACÉES

Crocus sativus L., Safran.
  STIGMATES : Fr. (1-5); All. (1-5); Arg. (1); Autr. (1-8);
    Belg. (1-3); Ch. (1, 2); Cr. (1, 2); Dan. (1-7); Esp. (1-7);
    É.-U. (1-8); Finl. (1-5); Gr. (1-3); Hongr. (1-3); It.
    (1-3); Jap. (1-3); Mex. (1-4); Norv. (1-4); P.-B. (1-4);
    Port. (1-3); Roum. (1-3); R.-U. (1-4); Russ. (1-6); Serb.
    (1, 2); Suèd. (1-9); Suiss. (1-4); Vén. (1, 2).

Iris florentina L., Iris de Florence.
  RHIZOME : Fr. (1-4); All. (1-5); Arg. (1); Autr. (1-8); Belg.
    (1-3); Ch. (1, 2); Dan. (1-7); Esp. (1-7); É.-U. (1-6);
    Finl. (1-4); Gr. (1-3); Hongr. (1, 3); It. (1-3); Jap.
    (3); Mex. (1-4); Norv. (1, 2); P.-B. (2, 4); Port. (2, 3);
    Roum. (1-3); Russ. (1-6); Serb. (1); Suèd. (1-9); Suiss.
    (1-4); Vén. (1, 2).

Iris fœtidissima L., Iris fétide.
  RHIZOME : Fr. (1, 3).

Iris germanica L., Iris germanique.
  RHIZOME : Fr. (1, 2, 4); All. (2-5); Autr. (7, 8); Belg.
    (3); Dan. (1, 6, 7); Esp. (2-6); Hongr. (3); It. (1-3);
    Jap. (3); P.-B. (4); Port. (2, 3); Russ. (4-6); Suèd.
    (1-4, 8, 9); Suiss. (3, 4).
  FLEUR : Esp. (2-6).

Iris pallida Lamk., Iris de Livourne.
  RHIZOME : Fr. (4); All. (2-5); Autr. (7, 8); Belg. (3); Dan.
    (5-7); Hongr. (1, 3); It. (1-3); Jap. (3); Norv (2); P.-B.

(4); Port. (2, 3); Russ. (1-6); Suèd. (7-9); Suiss. (1-4);
Vén. (1, 2).

Iris Pseudacorus L., Iris des marais.
RHIZOME : Fr. (1); Dan. (1); Suèd. (1).

Iris tuberosa L.
RHIZOME : Dan. (1).

Iris versicolor L.
RHIZOME ET RACINE : É.-U. (1-8).

Tigridia Pavonia Pers., Herbe de la Trinité.
BULBE : Mex. (1-4).

Libertia cærulescens Kunth, Trique.
RHIZOME : Ch. (1).

SCITAMINÉES

MUSACÉES

Musa sapientum L. (*Musa paradisiaca* L.), Bananier
du Paradis.
FRUIT : Mex. (1-4).

Musa coccinea Andr.
FRUIT : Mex. (1-4).

Musa (espèce non déterminée).
CIRE RECUEILLIE SUR LES FEUILLES : P.-B. (4).

ZINGIBÉRACÉES

Curcuma augustifolia Roxb.
FÉCULE DU RHIZOME (*Arrow-root des Indes orientales*) :
Mex. (1-4).

Curcuma longa L. (*Amomum Curcuma* Jacq.), Curcuma.
RHIZOME : Fr. (1-5); All. (1); Autr. (1-5); Belg. (1-3);
Dan. (1-6); Esp. (2-6); É.-U. (1-6); Finl. (1-3); Gr.

(1-3); Mex. (1-4); Norv. (1); P.-B. (4); Roum. (1, 2);
Russ. (1-3); Serb. (1); Suèd. (1-5); Suiss. (1, 2); Vén.
(1, 2).

Curcuma viridiflora Roxb.
RHIZOME : All. (1).

Curcuma Zedoaria Rosc. (*Amomum Zedoaria* Berg.,
Amomum Zerumbet Retz., *Curcuma Zerumbet*
Roxb.), Zédoaire [1].
RHIZOME : Fr. (1-5); All. (1-5); Autr. (5-8); Belg. (1,2);
Ch. (1, 2); Cr. (1, 2); Dan. (3, 4); Esp. (5-7); Finl. (1);
Gr. (1-3); Hongr. (1-3); Jap. (1); Mex. (1, 2); Norv.
(1); Port. (3); Roum. (1-3); Russ. (1-6); Serb. (1, 2);
Suèd. (5, 6); Suiss. (1-4).

Renealmia sylvestris (Sw.) Horan, Conopia.
HUILE DU PÉRICARPE DU FRUIT ET DES GRAINES : Vén.
(1, 2).

Kæmpferia Galanga [2] L., Faux Galanga.
RHIZOME : Fr. (1).

Kæmpferia rotunda L., Zédoaire ronde.
RHIZOME : Fr. (1); Autr. (1); Dan. (1); Esp. (2-4); Suèd.
(1-4); Vén. (1, 2).

Alpinia chinensis Rosc. (*Hellenia chinensis* Willd.),
Galanga de la Chine.
RHIZOME : Fr. (3); Esp. (5); Hongr. (2); Mex. (1, 2);
Port. (3).

Alpinia Galanga Willd. (*Maranta Galanga* L.), Grand
Galanga.

---

[1] La pharmacopée Fr. (2) attribue la Zédoaire au *Kæmpferia Galanga* L.; la
pharmacopée Esp. (7), au *Curcuma aromatica* Rosc. Les pharmacopées Fr. (3, 4)
mentionnent la Zédoaire longue (*Curcuma Zedoaria* Rosc.) et la Zédoaire ronde
(*Curcuma aromatica* Rosc.).

[2] La pharmacopée Fr. (1) attribue la Zédoaire à cette plante.

Rhizome : Fr. (1, 2); Autr. (1, 4, 5); Belg. (1); Dan. (1-4);
Esp. (2-4); Finl. (1-3); Mex. (1, 2); Norv. (1); P.-B.
(1); Roum. (1-3); Suèd. (1-7).

Alpinia officinarum Hance, Galanga officinal, Petit Galanga.
Rhizome : Fr. (4, 5); All. (1-5); Ch. (2); Dan. (5-7); Esp.
(6, 7); Gr. (1-3); Mex. (1, 2); Norv. (2-4); Russ. (1-6);
Serb. (1); Suèd. (8, 9); Suiss. (1-4).

Zingiber officinale Rosc. (*Amomum Zingiber* L.), Gingembre.
Rhizome : Fr. (1-5); All. (1-5); Arg. (1); Autr. (1, 3-8);
Belg. (1-3); Ch. (1, 2); Cr. (1, 2); Dan. (1-7); Esp.
(1-7); É.-U. (1-10); Finl. (1-5); Gr. (1-3); Hongr. (1-3);
It. (1-3); Jap. (1-3); Mex. (1-4); Norv. (1-4); P.-B.
(1-4); Port. (1-3); Roum. (1-3); R.-U. (1-5); Russ.
(1-6); Serb. (1); Suèd. (1-9); Suiss. (1-4); Vén. (1, 2).

Zingiber Zerumbet Rosc. (*Amomum Zerumbet* L.),
Zérumbet.
Rhizome : Fr. (1); Belg. (1); Roum. (1).

Amomum Cardamon [1] L., Amome Cardamome.
Fruit (*Cardamome de Siam, Amome en grappe*) : Fr.
(1-4); Dan. (1, 2); Port. (1); Suèd. (1).
Graine : Esp. (2-4); Gr. (1-3); Suèd. (2, 3).

Amomum Granum-paradisi L. (*Amomum grandiflorum*
Sm.), Maniguette.
Graine (*Graine de paradis*) : Fr. (1, 3); Dan. (1, 3); Esp.
(2-4).

Amomum xanthioides Wall.
Graine : Jap (1).

---

[1] Les pharmacopées Dan. (1, 2); Esp. (2-4); Port. (1); Suéd. (1-3) attribuent
le fruit connu sous le nom de petit Cardamome à l'*Amomum Cardamon* L.
Le premier codex français rapporte, en outre, à l'*Amomum Cardamon* L. les « trois
variétés — petite, moyenne et grande — du fruit appelé Cardamome ».

Elettaria Cardamomum Maton (***Alpinia Cardamomum***
Roxb., ***Amomum repens*** Sonner.).
FRUIT (*Cardamome du Malabar*) : Fr. (2-4) [1]; All. (1-5);
Arg. (1); Autr. (7, 8); Belg. (1, 2); Ch. (1, 2); Cr. (1, 2);
Dan. (3-7); Esp. (5, 6); É.-U. (1-9); Finl. (1-5); Gr.
(2, 3); Hongr. (1-3); Jap. (2, 3); Mex. (1-4); Norv.
(1-4); P.-B. (1-4); Port. (1, 2); Roum. (1-3); Russ.
(1-6); Serb. (1, 2); Suèd. (8, 9); Suiss. (1-4); Vén.
(1, 2).
GRAINE : Autr. (1, 5, 6); É.-U. (10); Gr. (1); Port. (3);
R.-U. (1-5); Serb. (1, 2); Suèd. (4-7).

Costus speciosus Sm. (***Costus arabicus*** L.), Costus d'A-
rabie.
RACINE : Fr. (1, 2); Dan. (1); Esp. (2-4).

MARANTACÉES

Maranta arundinacca L. (***Maranta indica*** Tussac).
FÉCULE DU RHIZOME (*Arrow-root de là Jamaïque*) : Fr.
(2-4); All. (1); Arg. (1); Autr. (5-7); Belg. (1-3); Dan.
(3-7); Esp. (5, 6); É.-U. (1-6); Finl. (2); Gr. (1-3);Mex.
(1-4); Norv. (1, 2); P.-B. (2, 4); Port. (2, 3); Roum.
(1, 2); Russ. (2, 3); Serb. (1); Suèd. (6, 7); Suiss. (2);
Vén. (1, 2).

MICROSPERMÉES

ORCHIDACÉES

Cypripedium parviflorum Salisb.
RHIZOME ET RACINE : É.-U. (6-9).

Cypripedium pubescens Willd.
RHIZOME ET RACINE : Arg. (1); É.-U. (5-9).

---

[1] En outre, le codex Fr. (2) mentionne le Grand Cardamome sans spécifier la
plante dont il provient; les codex français (3, 4) citent le Cardamome de Ceylan
ou Grand Cardamome fourni par l'*Elettaria major* Sm. — L'Index de Kew
renvoie pour cette espèce à *Elettaria Cardamomum* Maton.

Cypripedium spectabile Salisb. (*Cypripedium hirsutum* Mill.).

Rhizome et racine : É.-U. (8, 9).

Orchis latifolia L.

Tubercule (*Salep*) : Gr. (1).

Orchis maculata L. (***Orchis longibracteata*** Schur).

Tubercule (*Salep*) : Gr. (1); It. (1-3).

Orchis mascula L.

Tubercule (*Salep*) : Fr. (1-4); All. (2, 3); Belg. (1-3); Dan. (2, 3); Esp. (5, 6); É.-U. (1); Gr. (1-3); It. (1-3); Mex. (1-4); Norv. (1); P.-B. (1); Roum. (1, 2); Russ. (1-6); Suèd. (1-6); Vén. (1, 2).

Orchis militaris L.

Tubercule (*Salep*) : All. (2, 3); Belg. (1-3); Dan. (2, 3); Esp. (6); P.-B. (1-4); Roum. (1, 2); Russ. (1-6).

Orchis Morio L.

Tubercule (*Salep*) : Fr. (1, 3, 4); All. (1-3); Autr. (1-6); Belg. (1-3); Dan. (1-6); É.-U. (1); It. (1-3); Mex. (1-4); Roum. (1-3); Suèd. (5, 6); Vén. (1, 2).

Orchis pyramidalis L. (***Anacamptis pyramidalis*** Rich.).

Tubercule (*Salep*) : All. (2, 3); Dan. (2, 3); Gr. (1).

Orchis ustulata L.

Tubercule (*Salep*) : All. (2, 3).

Ophrys, Orchis, Gymnadenia, Platanthera divers non spécifiés.

Tubercule (*Salep*) : All. (4, 5); Autr. (7, 8); Ch. (1, 2); Cr. (1, 2); Dan. (4-6); Finl. (1-5); Hongr. (1-3); Jap. (1-3); Norv. (1-4); Port. (1-3); Russ. (1-6); Serb. (1, 2); Suèd. (1-9); Suiss. (1-4).

Habenaria bifolia R. Br. (***Platanthera bifolia*** Rich.; ***Orchis bifolia*** L.).

Tubercule (*Salep*) : All. (2, 3); Dan. (1); Esp. (3, 4)

Vanilla aromatica Sw. (***Epidendrum Vanilla*** L.), Vanil-
lier du Mexique.
    Fruit (*Vanille du Mexique*) : Fr. (1); Belg. (1, 2); Dan.
    (1, 2); Esp. (2-4); Port. (2, 3); Roum. (1-3); Suèd.
    (1-4); Vén. (1, 2).

Vanilla planifolia Andr. (***Vanilla aromatica*** Willd.,
    Vanilla sativa Schiede), Vanillier officinal.
    Fruit (*Vanille officinale*) : Fr. (1-5); All. (1-4); Arg. (1);
    Autr. (5-8); Belg. (3); Ch. (2); Dan. (3, 4); Esp. (5);
    É.-U. (5-9); Finl. (1-4); Gr. (1-3); Jap. (3); Mex. (1-4);
    Port. (2, 3); Roum. (2, 3); Russ. (1-4); Serb. (1);
    Suèd. (5-7); Suiss. (1-4).

Vanilla Pompona Schiede (***Vanilla lutescens*** Moq.),
    Vanillier du Vénézuéla.
    Fruit (*Vanillon*) : Vén. (1, 2).

Bletia campanulata La Llave.
    Tubercule : Mex. (1-4).

Angræcum fragans Dup.-Th., Faham.
    Feuille : Fr. (3, 4).

DICOTYLÉDONES

ARCHICHLAMYDÉES

PIPÉRALES

PIPÉRACÉES

Piper augustifolium R. et P. (***Arthante elongata*** Miq.),
    Matico.
    Feuille : Fr. (3, 4); Arg. (1); Belg. (2); Ch. (1, 2); Esp.
    (5, 6); É.-U. (5-9); Gr. (2, 3); Jap. (1); Mex. (1-4);
    P.-B. (2); Port. (3); Roum. (2, 3); R.-U. (1-3); Russ.
    (3); Suèd. (7); Vén. (1, 2).

Piper Betle L. (***Chavica Betle*** Miq.), Bétel.
FEUILLE : Fr. (1); R.-U. (4[s], 5).

Piper Chaba Hunter (***Piper officinarum*** D..C., ***Chavica officinarum*** Miq.).
FRUIT (*Poivre long*) : Fr. (3-5); Esp. (5, 6); Mex. (1, 2); Port. (3).

Piper Cubeba L. f. (***Cubeba officinalis*** Miq.), Cubébier.
FRUIT (*Cubèbe*) : Fr. (1-5); All. (1-5); Arg. (1); Autr. (1, 4-8); Belg. (1-3); Ch. (1, 2); Cr. (1, 2); Dan. (1-7); Esp. (2-7); É.-U. (1-10); Finl. (1-4); Gr. (1-3); Hongr. (1-3); It. (1-3); Jap. (1-3); Mex. (1-4); Norv. (1-4); P.-B. (1-4); Port. (2, 3); Roum. (1-3); R.-U. (1-5); Russ. (1-6); Serb. (1, 2); Suèd. (1-9); Suiss. (1-4); Vén. (1, 2).
ESSENCE DU FRUIT : Belg. (1); Dan. (1); Esp. (6); É.-U. (3-10); Port. (3); Roum. (1); R.-U. (1-5); Russ. (1-3); Serb. (1).

Piper longum L. (***Chavica Roxburghii*** Miq.).
FRUIT (*Poivre long*) : Fr. (1, 2); Dan. (1); Esp. (2-4); Port. (3).

Piper methysticum Forst., Kawa-Kawa.
RHIZOME : R.-U. (4[s]); Vén. (1, 2).

Piper nigrum L., Poivrier commun.
FRUIT : Fr. (1-4); Autr. (1, 5, 7[s], 8); Belg. (1-3); Dan. (1-4); Esp. (2-6); É.-U. (1-10); Finl. (1-3); Gr. (1-3); Jap. (3); Mex. (1-4); Norv. (1); Port. (1-3); R.-U. (1-4); Suèd. (1-7); Vén. (1, 2).
ESSENCE DU FRUIT : Dan. (1).

Piper peltatum L. (***Pothomorphe peltata*** Miq.).
FLEUR : Vén. (1, 2).

Piper sanctum Schlecht., Yerba santa.
FEUILLE : Mex. (1-4).

Piper umbellatum L. (*Pothomorphe umbellata* Miq.).
FLEUR : Vén. (1, 2).

Peperomia tuberosa Opiz.
RACINE : Mex. (4).

Peperomia umbilicata R. et P.
RACINE : Mex. (4).

SALICALES

SALICACÉES

Populus alba L., Peuplier blanc.
ÉCORCE : Mex. (1-4).

Populus balsamifera [1] L., Peuplier baumier.
BOURGEON : Fr. (1); P.-B. (2); Russ. (1, 2).

Populus monilifera Ait., Peuplier suisse.
BOURGEON : P.-B. (2); Russ. (1, 2).

Populus nigra L. (*Populus pannonica* Kit.), Peuplier
noir.
BOURGEON : Fr. (1-5); All. (1); Autr. (5); Belg. (1, 2);
Ch. (1); Dan (1-3); Esp. (1-7); Gr. (2); It. (1); Mex.
(1-4); P.-B. (1, 2); Port. (3); Roum. (1-3); Russ. (1, 2);
Serb. (1); Suiss. (1, 2).
TIGE (*rameau défeuillé*) : Port. (3).
FEUILLE : Esp. (4, 5).

Populus pyramidalis Salisb., Peuplier d'Italie.
BOURGEON : P.-B. (2).

Populus tremula L., Tremble.
ÉCORCE : Suèd. (2-5).

Salix alba L., Saule blanc.

-----

[1] Les anciennes pharmacopées : Dan. (1); Esp. (3, 4) attribuent à cette espèce
une résine connue sous le nom de Tacamahaque.

Écorce des rameaux : Fr. (1, 3, 4); Autr. (2-4, 6, 7);
Dan. (1-4); Esp. (5, 6); É.-U. (2-7); Gr. (1-3); It. (1);
Norv. (1); P.-B. (1, 2); Port. (3); Russ. (1, 2); Serb. (1);
Suiss. (3); Vén. (2).

Salix Caprea L., Saule Marceau.
Écorce des rameaux : Fr. (1); Autr. (2); Esp. (2).

Salix discolor Muhl. (*Salix eriocephala* Michx.).
Écorce des rameaux : É.-U. (1).

Salix fragilis L., Saule cassant.
Écorce des rameaux : Autr. (5-7); Dan. (2, 4); Finl. (1);
Gr. (1-3); Norv. (1); P.-B. (2); Russ. (1, 2); Suèd.
(2-4); Suiss. (4).

Salix nigra Marsh., Saule noir.
Écorce des rameaux : Mex. (1-4).

Salix pentandra L.
Écorce des rameaux : Autr. (6, 7); Dan. (2-4); It. (1);
Mex. (1-4); Norv. (1); P.-B. (2); Russ. (1, 2); Suèd. (5, 6).

Salix purpurea L. (*Salix Helix* L.), Saule rouge.
Écorce des rameaux : Autr. (6, 7); Belg. (1); It. (1);
P.-B. (2); Roum. (1); Russ. (1, 2).

GARRYALES

GARRYACÉES

Garrya ovata Benth., Zapotillo.
Écorce : Mex. (4).

MYRICALES

MYRICACÉES

Myrica cerifera L.
Écorce de la racine, Cire du fruit : Mex. (1 .

Myrica Gale L., Piment royal.
FEUILLE : Fr. (1); Suèd. (1-4).

Myrica xalapensis H.B.K., Cirier d'Amérique.
ÉCORCE DE LA RACINE, CIRE DU FRUIT : Mex. (2-4).

JUGLANDALES

JUGLANDACÉES

Juglans cinerea L., Noyer cendré.
ÉCORCE INTERNE : É.-U. (1-8); Vén. (1, 2).

Juglans regia L., Noyer commun, Noyer royal.
FEUILLE : Fr. (1-4); All. (1-5); Arg. (1); Autr. (5, 8);
Belg. (1-3); Ch. (2); Dan. (4); Esp. (2-7); Gr. (1-3);
It. (1); Mex. (2-4); P.-B. (1-3); Port. (3); Roum. (1, 2);
Russ. (1-4); Serb. (1); Suiss. (1-4); Vén. (1, 2).
NOIX : Esp. (2-6); Mex. (2-4); Port. (3).
ENVELOPPE VERTE DU FRUIT (*Brou de noix*) : Fr. (1-4);
All. (1); Autr. (1-5); Belg. (1); Dan. (1, 2); Esp. (5);
Finl. (1-3); Gr. (1); Mex. (2-4); Norv. (1); P.-B. (1, 2);
Roum. (1, 2); Russ. (1-3); Serb. (1); Suèd. (1-6); Vén.
(1, 2).
HUILE DE NOIX : Fr. (1-4); Autr. (5); Belg. (1); Dan. (1);
.Esp. (2-6); Finl. (1); P.-B. (1); Port. (2, 3); Roum. (1);
Suèd. (5).

Carya alba Nutt. (*Carya ovata* Koch).
FRUIT : Mex. (2, 3).

Carya olivæformis Nutt, Pacanier.
ÉCORCE DES BRANCHES, FRUIT (*épicarpe*), GRAINE :
Mex. (2s-4).

JULIANIALES

JULIANIACÉES

Juliania adstringens Schlecht. (*Amphipterygium adstringens* Hemsl. et Rose).
ÉCORCE : Mex. (4).

FAGALES

BÉTULACÉES

Corylus Avellana L., Noisetier.
Bois : Esp. (2, 3).
Noisette : Esp. (2-6).
Huile de noisette : Fr. (1-4); Esp. (2-5).

Betula alba L. (*Betula verrucosa* Ehrh., *Betula pubescens* Ehrh.), Bouleau commun.
Écorce : Dan. (2); Esp. (2-5).
Feuille : Esp. (2-5); Suèd. (1-6).
Jeunes pousses : Fr. (1).
Sève : Autr. (2); Dan. (1).
Goudron (*Huile russe, Huile empyreumatique de Bouleau*) : Autr. (8); Dan. (1, 2); Jap. (3); Norv. (1); P.-B. (4); Russ. (4); Suèd. (1-5); Suiss. (2^s-4).

Betula lenta L.
Essence de l'écorce : É.-U. (8-10).

Alnus acuminata H.B.K.
Écorce, Feuille : Mex. (2^s-4).

Alnus glutinosa Willd. (*Betula Alnus* L.), Aune commun.
Écorce, Feuille : Fr. (1).

FAGACÉES

Fagus sylvatica L., Hêtre commun.
Fruit (*Faîne*) : Fr. (1); Dan. (2).
Goudron (*Goudron de hêtre*) : Autr. (5-8); Cr. (1, 2); Dan. (2); Hongr. (1-3); P.-B. (4).

Castanea pumila Mill.
Écorce : É.-U. (1-4).

Castanea sativa Mill. (*Castanea vulgaris* Lamk., *Casta-*

nea vesca Gaertn., **Fagus Castanea** L.), Châtaignier
commun.
FEUILLE : Arg. (1); É.-U. (6-8).
CHATAIGNE : Fr. (1); Esp. (2-5).
ENVELOPPE DU FRUIT : Esp. (3, 4).

Quercus alba L., Chêne blanc.
ÉCORCE DES RAMEAUX : É.-U. (1-9).

Quercus Cortesii Liebm.
ÉCORCE DES RAMEAUX, FRUIT : Mex. (1-4).

Quercus discolor Ait. (**Quercus tinctoria** Michx.), Chêne
Quercitron.
ÉCORCE DES RAMEAUX : É.-U. (1-6).

Quercus Ilex L. (**Quercus Ballota** Desf.), Chêne Yeuse.
ÉCORCE DES RAMEAUX, FRUIT : Fr. (4); Esp. (2-6).

Quercus lusitanica Lamk., var. *infectoria* Oliv. (**Quercus**
infectoria Oliv.), Chêne des teinturiers.
GALLE (*Galle d'Alep*) due à la piqûre du *Cynips Gallæ
tinctoriæ* Oliv. sur les jeunes bourgeons [1] : Fr. (1-5);
All. (1-5); Autr. (7, 8); Belg. (1); Ch. (1, 2); Cr. (1, 2);
Dan. (1-7); Esp. (1-7); É.-U. (1-10); Finl. (1-4); Gr.
(1-3); Hongr. (1-3); It. (1, 2); Mex. (1-4); Norv. (1, 3);
P.-B. (1, 3, 4); Port. (1-3); Roum. (1-3); R.-U. (1-5);
Russ. (1-6); Serb. (1, 2); Suèd. (1-7); Suiss. (2-4); Vén.
(1, 2).

Quercus polymorpha Schlecht.
ÉCORCE DES RAMEAUX, FRUIT : Mex. (1-4).

Quercus Robur L., Chêne rouvre.
ÉCORCE DES RAMEAUX : Fr. (2-5); All. (2-5); Autr. (1-4);
Belg. (1); Dan. (2, 3, 5); Finl. (1-4); Gr. (1-3); Hongr.

---

[1] Les pharmacopées suivantes : Dan. (1, 2); Esp. (1-4); Port. (1); Suéd. (1-3)
indiquent le *Quercus Cerris* L. comme fournissant la Galle.

(4, 2); P.-B. (1, 2); Port. (1, 2); Roum. (1); Russ. (1-6);
Serb. (1); Suèd. (1-6); Suiss. (2-4).
FEUILLE : Autr. (1-3); Dan. (1, 2); Suèd. (1-4).
GLAND : Fr. (2, 3); Autr. (1-4); Belg. (1); Dan. (2, 3, 5);
Finl. (1-3); Gr. (1-3); Hongr. (1); Mex. (1-4); Port.
(2); Roum. (1); Serb. (1); Suèd. (5, 6).
GALLE : Autr. (2-4).

Quercus Robur L., var. *pedunculata* D.C. (*Quercus
pedunculata* Ehrh.), Chêne à longs pédoncules.
ÉCORCE DES RAMEAUX : Fr. (1, 3); All. (1); Autr. (2, 3,
5-8); Belg. (1, 2); Cr. (1, 2); Dan. (3-6); Hongr. (3);
Norv. (1-4); Port. (3); Roum. (1, 2); R.-U. (1-3); Russ.
(1-6); Suèd. (7); Suiss. (2).
FEUILLE : Autr. (2, 3).
GLAND : Autr. (2, 3, 5-8); Belg. (1, 2); Dan. (2-4, 6);
Norv. (1-4); Port. (3); Roum. (1, 2); Russ. (1-4); Suèd.
(7).
GALLE : Autr. (2-4).

Quercus Robur L., var. *sessiliflora* D.C. (*Quercus ses-
siliflora* Salisb.), Chêne à glands sessiles.
ÉCORCE DES RAMEAUX : Fr. (1); All. (1); Autr. (5-8);
Belg. (2); Cr. (1, 2); Dan. (3-6); Hongr. (1-3); It. (1);
Norv. (1-4); Port. (3); Russ. (1-6); Suèd. (7); Suiss.
(2).
GLAND : Autr. (5-8); Belg. (2); Dan. (3-6); Hongr. (1);
It. (1); Norv. (1-4); Port. (3); Russ. (1-4); Suèd (7).

Quercus tomentosa Willd.
ÉCORCE DES RAMEAUX, FRUIT : Mex. (1-4).

URTICALES

ULMACÉES

Ulmus campestris L., Orme champêtre.
ÉCORCE DES RAMEAUX PRIVÉE DU PÉRIDERME : Fr. (1-4);

Autr. (2-4); Dan. (2, 3); Esp. (3); Finl. (1); Gr. (1-3);
Norv. (1); Port. (3); R.-U. (1, 2); Suèd. (1-6).

Ulmus fulva Michx., Orme fauve.
ÉCORCE DES RAMEAUX PRIVÉE DU PÉRIDERME : Fr. (4);
É.-U. (1-10).

MORACÉES

Morus alba L., Mûrier blanc.
FEUILLE : Mex. (1, 2); Suèd. (2, 4).
FRUIT : Jap. (1); Suèd. (5).

Morus nigra L., Mûrier noir.
FEUILLE : Esp. (3-5).
FRUIT (*Mûre*) : Fr. (1-5); Belg. (1, 2); Dan. (1-4); Esp.
(1-7); Gr. (1); Mex. (1-4); P.-B. (1); Port. (1-3); Roum.
(1, 2); Russ. (1, 2); Suèd. (1); Vén. (1, 2).
SUC DU FRUIT : Fr. (1-5); Autr. (1-8); Belg. (1-3); Ch. (1);
Cr. (1); Dan. (1-6); Esp. (1-7); Gr. (1-3); Hongr. (1, 2);
Jap. (1); Roum. (1, 2); R.-U. (1-3); Russ. (1, 2); Serb.
(1); Suèd. (1); Suiss. (1-4); Vén. (1, 2).

Dorstenia brasiliensis Lamk. (**Dorstenia tomentosa**
Fisch.).
RACINE (*Contrayerva*) : Esp. (5-7); Port. (3).

Dorstenia Contrajerva L.
RACINE (*Contrayerva*) : Fr. (1); Belg. (1); Dan. (1); Esp.
(2-4); É.-U. (1-4); Mex. (1-4); Port. (1, 2); Suèd. (1-5).

Castilloa elastica Cerv.
LATEX PRÉPARÉ (*Caoutchouc*) : Fr. (4); Esp. (7); Mex. (1-4).

Brosimum Alicastrum Sw.
FRUIT, LATEX : Mex. (3, 4).

Ficus Carica L., Figuier commun.
FRUIT (*Figue*) : Fr. (1-4); All. (1); Autr. (5); Belg. (1, 2);
Dan. (1-4); Esp. (2-6); É.-U. (1-9); Finl. (1); Gr. (1);

Mex. (1, 2); Port. (2, 3); Roum. (1, 2); R.-U. (1-4);
Serb. (1); Suèd. (1-6); Suiss. (1, 2); Vén. (1, 2).

Ficus complicata H. B. K., Samatito.
Suc laiteux : Mex. (1, 2).

Ficus elastica Roxb., Figuier élastique.
Latex préparé (*Caoutchouc*) : Fr. (3); Esp. (7).

Ficus indica L., Figuier des Indés.
Latex préparé (*Caoutchouc*) : Fr. (3).
Substance résineuse (*Laque*) produite par la piqûre
de la femelle du *Carteria Lacca* Signore, sur les bran-
ches : Fr. (3); Belg. (1); Dan. (1, 2); Gr. (1); Mex. (1-4);
Roum. (1); Suèd. (1-6); Vén. (1, 2).

Ficus nymphæææfolia Mill.
Résine de l'écorce : Mex. (1-4).

Ficus religiosa L., Figuier des Pagodes.
Latex préparé (*Caoutchouc*) : Esp. (7).
Substance résineuse (*Laque*) produite par la piqûre
de la femelle du *Carteria Lacca* Signore, sur les branches : Fr. (3); Belg. (1); Dan. (1, 2); Esp. (5, 6); Gr.
(1); Mex. (1-4); Roum. (1); Suèd. (3-6); Vén. (1, 2).

Cecropia mexicana Hemsl., Guaruma.
Suc : Mex. (2s-4).

Cecropia peltata L., Figuier de Surinam.
Écorce interne, Bourgeon, Feuille : Vén. (1, 2).

Humulus Lupulus L. (**Lupulus communis** Gaertn.), Hou-
blon commun.
Racine : Fr. (2-4).
Inflorescence femelle (*Cône de houblon*) : Fr. (1-5);
Arg. (1); Autr. (2-6); Belg. (1, 2); Ch. (1, 2); Cr. (1);
Dan. (1, 2); Esp. (2-7); É.-U. (1-10); Finl. (1-3); Gr.

(1-3); Mex. (1-4); Norv. (1, 2); Port. (2, 3); R.-U. (1-4);
Roum. (1-3); Russ. (1-3); Serb. (1); Suèd. (1-7); Suiss.
(1-3); Vén. (1, 2).
GLANDES DE L'INFLORESCENCE FEMELLE (*Lupulin*) : Fr.
(3-5); All. (1, 2); Arg. (1); Autr. (5-8); Belg. (1, 2); Ch.
(1, 2); Dan. (5, 6); Esp. (5-7); É.-U. (2-9); Finl. (4);
Gr. (1ˢ); Hongr. (1, 2); It. (1-3); Jap. (1, 2); Mex.
(1-4); Norv. (2); P.-B. (2-4); Port. (2, 3); Roum. (1-3);
R.-U. (3, 4); Russ. (1-4); Suèd. (7); Suiss. (2-4); Vén.
(1, 2).

Cannabis sativa L., Chanvre cultivé.
FRUIT (*Chénevis*) : Fr. (1, 2, 4); All. (1); Autr. (2, 3);
Belg. (1); Ch. (2); Dan. (1-6); Esp. (2-6); Finl. (1-3);
Gr. (1-3); Mex. (1-4); Norv. (1-4); P.-B. (1, 2); Port.
(3); Roum. (1-3); Russ. (1-6); Suèd. (1-9); Suiss. (2-4).
HUILE DE CHÉNEVIS : Autr. (2, 3); Esp. (2-4).

. *Cannabis sativa* L., var. *indica* Lamk. (*Cannabis indica*
Lamk.), Chanvre indien.
INFLORESCENCE FEMELLE : Fr. (4); All. (1, 2); Arg. (1);
Autr. (5-8); Belg. (2, 3); Ch. (1, 2); Cr. (1, 2); Esp. (6);
É.-U. (4-10); Finl. (4); Gr. (1ˢ-3); Hongr. (1-3); It. (2,
3); Jap. (1-3); Mex. (1-4); P.-B. (3, 4); Port. (3); R.-U.
(1-5); Russ. (1-6); Serb. (1, 2); Suèd. (7); Suiss. (2ˢ-4);
Vén. (1, 2).
FRUIT : Arg. (1); Belg. (1); Roum. (1-3).
INFLORESCENCES FEMELLES ET FEUILLES PRÉPARÉES
(*Haschisch*) : Fr. (3, 4).

URTICACÉES

Urtica dioica L., Ortie dioïque.
HERBE : Fr. (1, 3); Autr. (1, 3, 4); Esp. (2-6); Mex. (1-4);
Norv. (1).
RACINE : Dan. (1).
FLEUR : Fr. (2).
GRAINE : Dan. (1, 2); Esp. (2-5).

Urtica membranacea Poir. (*Urtica lusitanica* Brot.
  Urtica caudata Vahl).
  Herbe : Port. (3).

Urtica mexicana Liebm., Ortie du Mexique.
  Racine : Mex. (1-4).

Urtica pilulifera L., Ozomaine.
  Feuille : Gr. (1).
  Graine : Dan. (1).

Urtica urens L., Ortie brûlante.
  Herbe : Fr. (1, 3); Dan. (1); Norv. (1).
  Feuille : Vén. (1, 2).

Pilea hyalina Fenzl.
  Tige : Vén. (1, 2).

Pilea muscosa Lindl. (*Pilea microphylla* Liebm.), Herbe
  de la variole.
  Plante entière : Mex. (4).

Parietaria lusitanica L., Pariétaire du Portugal.
  Herbe : Port. (3).

Parietaria officinalis L., Pariétaire officinale.
  Herbe : Fr. (1-4); Belg. (1, 2); Dan. (1); Esp. (2-6); Mex.
  (1-4); Port. (3); Suèd. (1).

PROTÉALES

PROTÉACÉES

Lomatia obliqua R. Br., Radal.
  Feuille : Ch. (1, 2).

SANTALALES

SANTALACÉES

Santalum album L., Santal citrin.
  Bois : Fr. (1, 3-5); Dan. (1); Esp. (1-7); Mex. (1, 2); Suèd.
  (1); Vén. (1, 2);

Essence du bois : Fr. (4, 5); All. (4, 5); Arg. (1); Autr.
(7, 8); Belg. (3); Cr. (2); Dan. (6, 7); Esp. (6, 7); É.-U.
(7-10); Finl. (5); Gr. (2, 3); It. (3); Jap. (3); Mex.
(1, 2); Norv. (3, 4); P.-B. (4); R.-U. (3-5); Russ. (5, 6);
Serb. (2); Suèd. (8, 9); Suiss. (3, 4); Vén. (1, 2).

Santalum Freycinetianum Gaud.
Bois : Esp. (7).

LORANTHACÉES

Loranthus calyculatus D.C., Gui du Mexique.
Feuille, Fleur : Mex. (1-4).

Loranthus europæus Jacq., Gui de Chêne.
Partie ligneuse de la plante *Lignum*) : Autr. (1-4).

Viscum album L., Gui commun.
Plante entière : Fr. (1); Belg. (1); Dan. (1); Gr. (1-3).
Partie ligneuse de la plante (*Lignum*) : Dan. (2-4);
Esp. (2-4); Suèd. (1-4).
Feuille : Esp. (2-4).

ARISTOLOCHIALES

ARISTOLOCHIACÉES

Asarum canadense L., Asaret du Canada.
Racine et rhizome (*Rhizome*) : É.-U. (1-6).

Asarum europæum L., Asaret d'Europe, Cabaret d'Eu-
rope.
Racine et rhizome (*Rhizome*) : Fr. (1-4); All. (1); Autr.
(2-4); Belg. (1, 2); Dan. (1, 2); Esp. (2-6); Gr. (1-3);
Roum. (1, 2); Suèd. (1-5); Suiss. (2, 4).
Feuille : Fr. (1, 2, 4); Autr. (2, 3); Belg. (1); Dan. (1, 2);
Roum. (1); Suèd. (1-5).

Aristolochia barbata Jacq.
Racine : Vén. (1, 2).

Aristolochia Clematitis L., Aristoloche Clématite.
RHIZOME : Fr. (1, 3); Suèd. (1).

Aristolochia cymbifera Mart. et Zucc., Aristoloche du
Brésil.
RACINE : Fr. (3).

Aristolochia fœtida H.B.K.
RACINE, FEUILLE : Mex. (1-4).

Aristolochia fragrantissima Ruiz, Guaco des Péruviens.
PLANTE ENTIÈRE : Mex. (2-4).

Aristolochia grandiflora Arruda.
PLANTE ENTIÈRE : Mex. (1).

Aristolochia indica L., Aristoloche de l'Inde.
RACINE : É.-U. (4s).

Aristolochia longa L., Aristoloche longue.
RHIZOME : Fr. (1-3); Dan. (1); Esp. (2-6); Mex. (1-4);
Port. (1-3).

Aristolochia mexicana Kostel, Aristoloche du Mexique.
RACINE : Mex. (1-3).

Aristolochia microphylla Willd.
RACINE, FEUILLE : Mex. (1-4).

Aristolochia Pistolochia L., Aristoloche menue.
RHIZOME : Fr. (1); Esp. (2-6).

Aristolochia reticulata Nutt., Serpentaire du Texas.
RHIZOME AVEC LES RACINES : É.-U. (8-10); R.-U. (3-5).

Aristolochia rotunda L., Aristoloche ronde.
RHIZOME : Fr. (1-3); Belg. (1); Dan. (1, 3); Esp. (2-6);
Mex. (1-4); Suèd. (1-5).

Aristolochia Serpentaria L., Aristoloche Serpentaire,
Serpentaire de Virginie.

Rhizome et racine (*Rhizome*) : Fr. (1-4); All. (1); Autr.
(1-5); Arg. (1); Belg. (1, 2); Ch. (1); Dan. (1-6); Esp.
(2-6); É.-U. (1-10); Finl. (1); Gr. (1-3); Jap. (3); Mex.
(1-4); Norv. (1, 2); P.-B. (1, 2); Port. (1-3); Roum.
(1-3); R.-U. (1-5); Russ. (1-3); Suèd. (1-7); Vén. (1, 2).

Aristolochia subclausa Wats., Tacopatle.
Partie souterraine : Mex. (4).

RAFFLÉSIACÉES

Cytinus Hypocistis L., Hypociste.
Suc de la plante : Fr. (1, 2); Autr. (1); Dan. (1); Esp.
(2-6).

POLYGONALES

POLYGONACÉES

Rumex Acetosa L., Oseille commune.
Racine : Fr. (3, 4); Autr. (1); Dan. (1); Esp. (2-6); Mex.
(1-4); Suèd. (1-4).
Feuille : Fr. (1-4); Dan. (1); Esp. (2-6); Mex. (1-4);
Port. (1, 2); Suèd. (1-4).
Graine : Dan. (1).

Rumex Acetosella L., Petite Oseille.
Feuille : Fr. (1).

Rumex acutus L., Patience à feuilles aiguës.
Racine : Fr. (1, 3); Autr. (1-3); Dan. (1, 2); Esp. (3-5);
Suèd. (1, 5).
Feuille : Esp. (3-5).

Rumex alpinus L., Rhubarbe des moines.
Racine : Fr. (1).

Rumex aquaticus L., Patience d'eau.
Racine : Fr. (1); Dan. (1); Suèd. (1-4).

Rumex Britannica L.
Racine : É.-U. (1-4).

Rumex conglomeratus Murr. (**Rumex Nemolapathum Ehrh.**).
RACINE : Autr. (4).

Rumex crispus L., Patience frisée.
RACINE : Fr. (1); Arg. (1); É.-U. (5-8); Roum. (1).

Rumex hymenosepalus Torr., Canaigre.
RACINE : Mex. (2^s-4).

Rumex obtusifolius L., Patience sauvage.
RACINE : Fr. (4); Autr. (5); Belg. (1, 2); É.-U. (1-4); Gr.
(1); Roum. (1, 2); Suèd. (6).

Rumex Patientia L., Grande Patience.
RACINE : Fr. (1, 2); Suèd. (4).

Rumex sanguineus L., Patience rouge.
RACINE : Fr. (1).

Rumex scutatus L., Oseille ronde.
FEUILLE : Fr. (1).

Rheum compactum L., Rhubarbe compacte.
RHIZOME : Fr. (1); Mex. (1-4); Suèd. (5); Vén. (1, 2).

Rheum Emodi Wall. (**Rheum australe** Don).
RHIZOME : Fr. (2); Autr. (4); Dan. (3); Esp. (5); Gr.
(1); Suèd. (6).

Rheum officinale Baill., Rhubarbe officinale.
RHIZOME : Fr. (4, 5); All. (2, 3, 5); Arg. (1); Autr. (7, 8);
Belg. (2, 3); Ch. (1, 2); Cr. (1, 2); Dan. (4-7); Esp.
(6, 7); É.-U. (8-10); Finl. (4, 5); Hongr. (1-3); It. (1-3);
Jap. (1); Mex. (1-4); Norv. (3); P.-B. (1, 3, 4); Port.
(2, 3); Roum. (2, 3); R.-U. (3-5); Russ. (3, 5, 6); Serb.
(1, 2); Suèd. (8); Suiss. (3, 4); Vén. (1, 2).

Rheum palmatum L.
RHIZOME : Fr. (1, 3); All. (4, 5); Arg. (1); Autr. (1, 5-8);

Belg. (1); Dan. (1-7); Esp. (1-4, 6); É.-U. (1-10); Finl. (1-3, 5); Hongr. (3); Mex. (1-4); Norv. (1); P.-B. (1, 4); Port. (1); Roum. (1-3); R.-U. (3, 4); Serb. (1, 2); Suèd. (1-9); Suiss. (4); Vén. (1, 2).

Rheum palmatum L., var. *tanguticum* Maxim.
Rhizome : Fr. (4); Cr. (1, 2); Esp. (7); É.-U. (8-10); Mex. (3, 4); Norv. (1); P.-B. (3); Russ. (3, 5, 6); Vén. (1, 2).

Rheum Rhaponticum L., Rhapontic.
Rhizome et racine : Fr. (1-5); Esp. (2-5); Mex. (1-4).

Rheum undulatum L., Rhubarbe ondulée.
Rhizome : Fr. (1); Mex. (1-4); Norv. (1); Port. (1); Suèd. (5); Vén. (1, 2).

Rheum divers non spécifiés.
Rhizome : All. (1); Autr. (2, 3); Gr. (1-3); Jap. (1-3); Mex. (1-4); Norv. (2, 4); P.-B. (2); R.-U. (1, 2); Russ. (1-6); Suiss. (1, 2).

Polygonum aviculare L., Traînasse.
Herbe fleurie : Fr. (1); Autr. (8); Dan. (1); Esp. (2-6).

Polygonum Bistorta L. (**Polygonum ellipticum** Willd.), Bistorte.
Rhizome : Fr. (1-5); Autr. (3, 4); Belg. (1-3); Dan. (1); Esp. (1-6); Finl. (1); Gr. (2, 3); Mex. (1, 2); Port. (1-3); Roum. (1-3); Suèd. (1-4); Vén. (1, 2).

Polygonum Hydropiper L., Persicaire brûlante.
Herbe : Fr. (1); Mex. (1-4); Suèd. (1-4).

Polygonum Persicaria L., Persicaire douce.
Herbe : Fr. (1); Esp. (2-5).

Fagopyrum esculentum Moench (**Polygonum Fagopyrum** L.), Sarrasin.
Fruit : Fr. (1).

Coccoloba uvifera L., Raisinier d'Amérique.
Extrait du bois (*Kino*) : Belg. (1); Roum. (1).

CENTROSPERMÉES

CHÉNOPODIACÉES

Beta vulgaris L., Betterave commune.
FEUILLE : Esp. (2-4).
PRODUIT CRISTALLISÉ RETIRÉ DE LA RACINE (*Sucre*) [1] :
Fr. (2-5); Autr. (2-5); Ch. (1, 2); Esp. (7); É.-U. (8-10);
Hongr. (3); It. (1-3); Mex. (1, 2); Norv. (1); P.-B.
(1-4); Port. (3); Russ. (1-3); R.-U. (5); Suèd. (6); Suiss.
(3, 4); Vén. (1, 2).

Beta vulgaris L. (***Beta Cicla*** L.), Poirée.
FEUILLE : Fr. (1, 3); Esp. (2-4); Mex. (1-4).

Chenopodium album L. (***Chenopodium viride*** L.).
FEUILLE : Mex. (1, 2).

Chenopodium ambrosioides L., Ambroisie du Mexique.
SOMMITÉ FLEURIE : Fr. (1, 3, 4); All. (1); Autr. (1-5, 7, 8);
Belg. (1, 2); Esp. (2-6); Gr. (1-3); Mex. (1-4); Roum.
(1-3); Russ. (1-3); Serb. (1); Vén. (1, 2).

Chenopodium ambrosioides L., var. ***anthelminthicum***
L. (***Chenopodium anthelminthicum*** L)., Ansérine
vermifuge.
PLANTE FLEURIE : Fr. (1, 3, 4); É.-U. (1, 2).
FRUIT : Fr. (1, 3, 4); É.-U. (3-8).
ESSENCE DE L'HERBE ET DES GRAINES : É.-U. (1-10).

Chenopodium Bonus-Henricus L. (***Blitum Bonus-Henricus*** Mey.), Bon-Henri.
HERBE FLEURIE : Fr. (1); Dan. (1); Esp. (2-5); Mex. (2);
Suèd. (1).

---

[1] Les pharmacopées : All. (1-5); Arg. (1); Autr. (6-8); Belg. (1-3); Cr. (1, 2); Dan. (6, 7); Finl. (4, 5); Gr. (1-3); Hongr. (1, 2); Jap. (1-3); Russ. (4-6); Serb. (1, 2); Suèd. (1-4, 8, 9) mentionnent également le Sucre mais n'indiquent pas la plante d'origine.

Chenopodium Botrys L., Botrys.
HERBE FLEURIE : Fr. (1); Esp. (2-6); Suèd. (1-4).
GRAINE : Esp. (2-6); Suèd. (1-4).

Chenopodium fœtidum Schrad.
PLANTE ENTIÈRE : Mex. (4).

Chenopodium graveolens Willd.
PLANTE ENTIÈRE : Mex. (4).

Chenopodium Vulvaria L., Vulvaire.
FEUILLE : Fr. (1, 3, 4); Dan. (1).

Atriplex hortensis L., Arroché des jardins.
FEUILLE : Fr. (1); Esp. (3).

Spinacia oleracea L., Épinard.
FEUILLE : Fr. (1).

Camphorosma monspeliacum L., Camphrée de Montpellier.
SOMMITÉ FLEURIE : Fr. (1, 3); Suèd. (1).

Salicornia herbacea L.
PLANTE : Esp. (3).

Salsola Kali L. (*Salsola Tragus* L.).
PLANTE : Fr. (1, 3); Dan. (1).

Salsola Soda L., Soude commune.
PLANTE : Fr. (1, 3); Dan. (1).

Halogeton sativus Moq. (*Salsola sativa* L.), Soude cultivée.
PLANTE : Fr. (1); Esp. (1-4).

AMARANTACÉES

Celosia cristata L.
FLEUR : Mex. (1, 2).

Amaranthus gangeticus L. (*Amaranthus tricolor* L.).
Herbe : Esp. (3).

Achyranthes Calea Ibantz.
Plante entière : Mex. (2, 3).

Alternanthera Achyrantha R. Br. (*Illecebrum Achyrantha* L.).
Plante entière : Mex. (1-4).

Alternanthera procumbens Roem. et Schult. (*Gom-
phrena procumbens* Zucc.).
Racine : Mex. (1-4).

Iresine celosioides L.
Plante entière : Mex. (4).

NYCTAGINÉES

Mirabilis dichotoma L.
Racine : Mex. (2-4); Suèd. (2-4) [1].

Mirabilis Jalapa L., Nyctage faux Jalap.
Racine : Dan. (1) [2].

Pisonia aculeata L.
Feuille : Mex. (2-4).

PHYTOLACCACÉES

Phytolacca acinosa Roxb., var. *esculenta* Maxim.
Racine : Jap. (2, 3).

Phytolacca decandra L. (*Phytolacca americana* L.),
Raisin d'Amérique.
Racine : Fr. (1); É.-U. (1-9); Mex. (1, 2); Vén. (1, 2)
Herbe : Dan. (1).
Feuille : Esp. (2, 4-6).
Fruit : Autr. (5); É.-U. (1-8); Mex. (1, 2).

---

[1] Les pharmacopées suédoises citées rapportent à tort le Jalap à cette plante.
[2] Cette pharmacopée rapporte à tort le Jalap à cette plante.

Phytolacca octandra L., Épinard doux.
RACINE, FRUIT : Mex. (3, 4).

Anisomeria drastica D.C., Pircum.
RACINE : Ch. (1).

AIZOACÉES

Aizoon canariense L.
GRAINE : Mex. (1, 2).

PORTULACACÉES

Portulaca oleracea L., Pourpier cultivé.
HERBE : Fr. (1, 3); Esp. (3, 4); Mex. (1, 2); Vén (1, 2).
GRAINE : Dan. (1).

Portulaca pilosa L.
HERBE : Vén. (1, 2).

CARYOPHYLLACÉES

Spergularia media Presl (*Alsine media* L.), Spergulaire
    intermédiaire.
HERBE : Fr. (1).

Spergularia rubra Presl (*Arenaria rubra* L.), Spergu-
    laire rouge.
PLANTE ENTIÈRE : Fr. (4); Esp. (6, 7).

Paronychia argentea Lamk. (*Illecebrum Paronychia*
    L.), Paronique argentée.
SOMMITÉ FLEURIE : Esp. (3-7).
FLEUR : Mex. (2).

Herniaria glabra L., Herniaire glabre.
HERBE : Fr. (1); Autr. (7, 8); Dan. (1); Esp. (2-6);
    Serb. (2).

Herniaria hirsuta L., Herniaire velue.
HERBE : Fr. (1); Autr. (7, 8); Serb. (2).

Silene Cucubalus Wibel (**Cucubalus Behen** L.), Cucubale
Béhen.
RACINE : Fr. (1).

Gypsophila Rokejeka Delile, Saponaire d'Orient.
RACINE : Fr. (3).

Dianthus Caryophyllus L., Œillet Giroflée.
FLEUR : Fr. (1-4); Dan. (1); Esp. (2-6).

Saponaria officinalis L., Saponaire officinale.
RACINE : Fr. (1, 3-5); All. (1); Autr. (1-5); Belg. (1, 2);
Dan. (1-3); Esp. (5, 6); Finl. (1); Gr. (1-3); Mex. (1-4);
P.-B. (1, 2); Port. (1-3); Roum. (1-3); Russ. (1-4);
Suèd. (1-7); Vén. (1, 2).
FEUILLE [1] : Fr. (1, 3, 4); Autr. (1-5); Belg. (1, 2); Dan.
(1); Esp. (5, 6); Mex. (1-4); P.-B. (1); Port. (1, 2);
Roum. (1-3); Suèd. (1-4).

RANALES

NYMPHÉACÉES

Nuphar luteum Sm. (**Nymphæa lutea** L.), Nénuphar
jaune.
RHIZOME : Fr. (1, 3, 4); Esp. (6).

Nymphæa alba L., Nénuphar blanc.
RHIZOME : Esp. (2 5); Suèd. (1).
FLEUR : Fr. (1-4); Dan. (1); Esp. (2-6); Suèd. (1).

Nymphæa odorata Ait.
RHIZOME : Mex. (2-4).

RENONCULACÉES

Pæonia officinalis L., Pivoine officinale.
RACINE : Fr. (1-4); Autr. (1); Belg. (1); Dan. (1, 3, 4);
Esp. (1-6); Gr. (1); Mex. (1, 2); Suèd. (1-4).

---

[1] La plupart des pharmacopées portent « *Herba* », car la feuille est toujours
livrée attachée à la tige.

Fleur : Fr. (1-4); Autr. (1); Dan. (1); Esp. (2-6); Suèd.
(1); Suiss. (1, 2).
Graine : Fr. (1, 3, 4); Dan. (1, 3, 4); Esp. (4-6); Mex.
(1, 2); Suèd. (1-4).

Helleborus fœtidus L., Hellébore fétide.
Rhizome : Fr. (1); Vén. (1, 2).
Feuille : É.-U. (1).

Helleborus niger L., Hellébore noir.
Rhizome : Fr. (1-4); Autr. (1-5); Belg. (1-3); Dan. (1-3);
Esp. (1-6); É.-U. (1-6); Finl. (1); Gr. (1-3); Mex. (1-4);
Port. (1-3); Roum. (1-3); Serb. (1); Suèd. (1-6); Suiss·
(1); Vén. (1, 2).

Helleborus orientalis Lamk., Hellébore du Levant.
Rhizome : Fr. (1).

Helleborus viridis L., Hellébore vert.
Rhizome : Fr. (1, 3); All. (1); Autr. (6); Mex. (1-4); Russ.
(3); Serb. (1); Vén. (1, 2).

Nigella sativa L., Nigelle cultivée.
Graine : Fr. (1, 3); Dan. (1); Esp. (2-4); Suèd. (1, 5).

Coptis anemonæfolia Sieb. et Zucc.
Rhizome : Jap. (2, 3).

Coptis trifolia Salisb.
Racine : É.-U. (1-6).

Zanthorhiza (Xanthorhiza) apiifolia, l'Hérit.
Racine : É.-U. (1-6).

Actæa spicata L., Actée en épi.
Rhizome : Fr. (1).

Cimicifuga racemosa Nutt. (**Actæa racemosa** L., **Cimi-
fuga Serpentaria** Pursh), Actée à grappes.

Rhizome avec les racines : É.-U. (1-10); Mex. (4);
R.-U. (3, 4); Vén. (1, 2).

Aquilegia vulgaris L., Ancolie vulgaire.
Herbe : Fr. (1); Esp. (2-4).
Fleur : Fr. (1).
Graine : Fr. (1); Dan. (1); Esp. (4); Suèd. (1).

Delphinium Consolida L., Dauphinelle Consoude.
Racine : É.-U. (1-4).
Herbe fleurie : Fr. (1); Dan. (1); Port. (3).
Graine : É.-U. (5, 6).

Delphinium Staphisagria L., Dauphinelle Staphysaigre.
Graine : Fr. (1-5); Belg. (1-3); Esp. (2-6); É.-U. (7-10);
Gr. (2, 3); It. (1); Mex. (1-4); P.-B. (4); Port. (3);
Roum. (1-3); R.-U. (3-5); Suèd. (1-6).

Aconitum Anthora L., Aconit Anthore.
Racine : Fr. (1).

Aconitum Cammarum L., Aconit à grandes fleurs.
Feuille : Fr. (1); Autr. (2-4); Finl. (1-3); Suèd. (6).

Aconitum ferox Wall., Aconit féroce.
Racine : Fr. (3, 4).

Aconitum Napellus L. (*Aconitum tauricum* Wulff, *Aconitum neomontanum* Koelle), Aconit Napel.
Racine tuberculisée : Fr. (1-5); All. (1-5); Arg. (1);
Autr. (6, 7); Belg. (2, 3); Ch. (1, 2); Cr. (1); Esp. (6, 7);
É.-U. (5-10); Finl. (4); Gr. (2, 3); Hongr. (1, 2); It.
(1-3); Jap. (3); Mex. (1-4); P.-B. (4); Port. (2, 3);
Roum. (2, 3); R.-U. (1-5); Russ. (3-6); Serb. (1); Suèd.
(2-4, 7); Suiss. (3, 4); Vén. (1, 2).
Feuille : Fr. (1-5); Arg. (1); Autr. (1-6); Belg. (1, 2);
Ch. (1, 2); Dan. (1-5); Esp. (2-7); É.-U. (1-6); Finl.
(1-3); Gr. (1); Mex. (1-4); Norv. (1, 2); P.-B. (1-3);
Port. (1-3); Roum. (1, 2); R.-U. (1-3); Russ. (1-5);
Suèd. (1-6); Suiss. (1-3); Vén. (1, 2).

Anemone Hepatica L. (***Hepatica triloba*** Chaix, ***Hepatica
americana*** Ker-Gawl), Anémone Hépatique.
    Feuille : Fr. (1); Autr. (5); Dan. (1); Esp. (3-6); É.-U.
(2-6).

Anemone nemorosa L., Anémone Sylvie.
    Souche (*Racine*) : Vén. (1, 2).
    Feuille, Fleur : Fr. (1, 3, 4); Suèd. (2-6); Vén. (1, 2).

Anemone pratensis L. (***Pulsatilla pratensis*** Mill.), Anémone des prés.
    Souche (*Racine*) : Vén. (1, 2).
    Herbe fleurie : Fr. (1, 3); All. (1); Autr. (1-5); Dan.
(2); É.-U. (7, 8); Vén. (1, 2).

Anemone Pulsatilla L. (***Pulsatilla vulgaris*** Mill.), Anémone Pulsatille.
    Souche (*Racine*) : Vén. (1, 2).
    Herbe fleurie : Fr. (1-5); All. (1); Belg. (1, 2); Esp.
(2-6); É.-U. (7, 8); Gr. (1); Mex. (4); Port. (3); Roum.
(1, 2); Suiss. (2^s); Vén. (1, 2).

Clematis recta L. (***Clematis erecta*** L.), Clématite droite.
    Feuille : Fr. (1); Autr. (1); Dan. (2); Gr. (1); Suèd. (1).
    Fleur : Fr. (1); Autr. (1); Dan. (2).

Clematis sericea H. B. K.
    Feuille : Mex. (1-4).

Clematis Vitalba L., Clématite Vigne-blanche.
    Feuille : Fr. (1).

Ranunculus acris L., Renoncule âcre.
    Herbe : Fr. (1); Esp. (2-4).

Ranunculus aquatilis L., Renoncule aquatique.
    Herbe : Esp. (2-4).

Ranunculus bulbosus L., Renoncule bulbeuse
    Plante entière : Fr. (1); É.-U. (1-6).

Ranunculus Ficaria L. (*Ficaria ranunculoides* Moench),
Ficaire Fausse-Renoncule.
RACINE : Fr. (1); Dan. (1).

Ranunculus Flammula, Renoncule Flammète.
HERBE : Fr. (1); Dan. (1); Esp. (2, 3).

Ranunculus sceleratus L., Renoncule scélérate.
PLANTE ENTIÈRE : Fr. (1).

Thalictrum flavum L., Pigamon jaune.
RACINE : Fr. (1).

Thalictrum Hernandezii Tausch.
RACINE : Mex. (3, 4).

Adonis æstivalis L., Adonis d'été.
HERBE FLEURIE : It. (1-3).

Adonis autumnalis L., Adonis d'automne.
HERBE FLEURIE : It. (1-3).

Adonis microcarpa D.C. (*Adonis Cupaniana* Gussone).
HERBE FLEURIE : It. (3).

Adonis vernalis L., Adonis du printemps.
HERBE FLEURIE : Autr. (8); Esp. (7); Gr. (2, 3); It. (1-3);
Mex. (4); P.-B. (4); Russ. (5, 6); Suiss. (4); Vén. (1, 2).

BERBÉRIDACÉES

Hydrastis canadensis L., Hydraste du Canada.
RHIZOME AVEC LES RACINES (*Rhizome*) : Fr. (4s, 5); All.
(3-5); Arg. (1); Autr. (7, 8); Belg. (3s); Ch. (2); Cr. (2);
Dan. (6, 7); Esp. (7); É.-U. (5-10); Finl. (5); Gr. (2, 3);
Hongr. (3); It. (1-3); Jap. (2, 3); Mex. (2s-4); Norv.
(3, 4); P.-B. (3, 4); Roum. (3); R.-U. (3-5); Russ. (4-6);
Serb. (2); Suèd. (8, 9); Suiss. (3, 4); Vén. (1, 2).

Caulophyllum thalictroides Michaux.
RHIZOME ET RACINES : É.-U. (7, 8).

Podophyllum Emodi Wall., Podophylle de l'Inde.
RHIZOME, RÉSINE DU RHIZOME : R.-U. (4ˢ, 5).

Podophyllum peltatum L., Podophylle pelté.
  RHIZOME : Fr. (4, 5); Arg. (1); Belg. (2, 3); Esp. (7);
    É.-U. (1-10); Gr. (2, 3); It. (1-3); Mex. (4); P.-B. (3, 4);
    Port. (3); R.-U. (1-5).
  RÉSINE DU RHIZOME (*Podophylline*) : Fr. (4, 5); All. (2-5);
    Arg. (1); Autr. (7ˢ, 8); Belg. (2, 3); Ch. (1, 2); Cr.
    (1, 2); Dan. (6, 7); Esp. (7); É.-U. (5-10); Finl. (5); Gr.
    (2, 3); Hongr. (2, 3); It. (1-3); Jap. (1-3); Mex. (4);
    Norv. (2-4); P.-B. (2-4); Port. (3); Roum. (2, 3); R.-U.
    (1-5); Russ. (3-6); Suèd. (8, 9); Suiss. (2ˢ-4); Vén.
    (1, 2).

Berberis Aquifolium Pursh.
  RHIZOME ET RACINE : É.-U. (9).

Berberis aristata D.C.
  TIGE : R.-U. (4ˢ, 5).

Berberis moranensis Schult.
  ÉCORCE DE LA RACINE, FRUIT : Mex. (2-4).

Berberis pinnata Lag.
  ÉCORCE DE LA RACINE, FRUIT : Mex. (2ˢ-4).

Berberis vulgaris L., Berbéris vulgaire.
  RACINE : Fr. (3, 4).
  ÉCORCE DE LA RACINE : É.-U. (5, 6); Suèd. (1-4).
  FEUILLE : Fr. (3, 4).
  FRUIT : Fr. (1-5); Ch. (1); Dan. (1, 2); Esp. (2-6); Finl.
    (1); Suèd. (1-6).
  GRAINE : Fr. (1, 2).

MÉNISPERMACÉES

Chondodendron platyphyllum Miers (*Cocculus platy-
  phyllus* Sᵗ-Hil.).
RACINE (Faux *Pareira Brava*) : Fr. (3); Port. (3).

Chondodendron tomentosum R. et P.
. Racine (Vrai *Pareira Brava*) : Arg. (1); É.-U. (7-9);
R.-U. (3, 4).

Anamirta paniculata Colebr. (*Anamirta Cocculus* Wight
et Arnott, **Menispermum Cocculus** L.).
Fruit (*Coque du Levant*) : Fr. (1, 3, 4); Dan. (1); Esp.
(5, 6); Mex. (1-4); R.-U. (1); Suèd. (1-5); Vén. (1, 2).

Coscinium fenestratum Colebr.
Tige : R.-U. (4⁸).

Jateorhiza Columba Miers (*Jateorhiza palmata* Miers,
Cocculus palmatus D. C., **Chasmanthera palmata**
Baill.), Colombo.
Racine : Fr. (1-5); All. (1-5); Arg. (1); Autr. (1-8); Belg.
(1-3); Ch. (1, 2); Cr. (1, 2); Dan. (2-7); Esp. (5-7);
É.-U. (1-10); Finl. (1-5); Gr. (1-3); Hongr. (1-3); It.
(1-3); Jap. (1-3); Mex. (1-4); Norv. (1-4); P.-B. (1-4);
Port. (1-3); Roum. (1-3); R.-U. (1-5); Russ. (1-6); Sérb.
(1); Suèd. (2-9); Suiss. (1-4); Vén. (1, 2).

Jateorhiza Miersii Oliv. (*Cocculus palmatus* Hook.).
Racine : Port. (3).

Tinospora cordifolia Miers, Gulancha.
Tige : R.-U. (4⁸).

Menispermum canadense L.
Rhizome et racine : É.-U. (7, 8).

Cissampelos Pareira L.
Racine (Faux *Pareira Brava*) : Fr. (1, 2); Dan. (1); Esp.
(2-4); É.-U. (3-6); Mex. (1-4); Port. (1-3); R.-U. (1,
2, 4⁸); Suèd. (1).

MAGNOLIACÉES

Magnolia acuminata L.
Écorce : É.-U. (2-7).

Magnolia glauca L.
ÉCORCE : É.-U. (1, 2).

Magnolia Umbrella Desr. (*Magnolia tripetala* L.).
ÉCORCE : É.-U. (2-7).

Talauma mexicana Don (*Magnolia mexicana* D. C.).
ÉCORCE, FLEUR : Mex. (1-4).

Liriodendron tulipifera L., Tulipier de Virginie.
ÉCORCE : É.-U. (1-6).

Illicium verum Hook. f. (*Illicium anisatum* Lour.) [1],
Badiane de Chine, Anis étoilé.
FRUIT : Fr. (1-5); All. (1); Arg. (1); Autr. (1, 3-8); Belg.
(1, 2); Ch. (2); Cr. (1); Dan. (1-6); Esp. (2-6); É.-U.
(7, 8); Finl. (1-3); Gr. (1-3); Hongr. (1-3); It. (1-3);
Mex. (1-4); Norv. (1); Port. (1-3); Roum. (1-3); R.-U.
(3); Russ. (1-6); Serb. (1); Suèd. (1-9); Suiss. (1-4);
Vén. (1, 2).
ESSENCE DU FRUIT : Fr. (4, 5); Dan. (1); Roum. (1).

Drimys Winteri Forst. (*Wintera aromatica* Murr.),
Cannelle de Magellan.
ÉCORCE DE LA TIGE (*Écorce de Winter*) : Fr. (1-3); Belg.
(1); Esp. (2-5); É.-U. (1-4); Mex. (1-4).

Drimys Winteri Forst., var. *granatensis* L. f. (*Drimys
granatensis* L. f.).
ÉCORCE DE LA TIGE : Fr. (3-5); Mex. (1-4).

Drimys Winteri Forst., var. *chilensis* D. C. (*Drimys
chilensis* D. C.).
ÉCORCE DE LA TIGE : Ch. (1, 2).

Drimys Winteri Forst., var. *mexicana* Moc. et Sesse
(*Drimys mexicana* Moc. et Sesse).
ÉCORCE DE LA TIGE : Mex. (1-4).

---

[1] Quelques pharmacopées portent à tort : *Illicium anisatum* L.

Drimys Winteri Forst., var. *punctata* Lamk. (*Drimys punctata* Lamk.).
Écorce de la tige : Mex. (1-4).

ANONACÉES

Anona Cherimolia Mill., Chérimolier.
Fruit, Graine : Mex. (2-4).

Anona glabra L., Anone glabre.
Fruit : Mex. (1-4).

Anona Humboldtii Dunal, Anone Humboldt.
Fruit : Mex. (1).

Anona reticulata L., Cachimantier.
Feuille, Fruit : Mex. (1-4).

MYRISTICACÉES

Myristica fragans Houtt. (*Myristica moschata* Thunb., *Myristica officinalis* L.), Muscadier aromatique.
Amande (*Noix muscade, Muscade*) : Fr. (1-5); All. (1-5); Autr. (1, 3-8); Belg. (1-3); Ch. (1, 2); Cr. (1, 2); Dan. (1-5); Esp. (1-7); É.-U. (1-10); Finl. (1-3); Gr. (1-3); Hongr. (1-3); It. (1-3); Jap. (1-3); Mex. (1-4); Norv. (1); P.-B. (1-4); Port. (1-3); R.-U. (1-5); Roum. (1-3); Russ. (1-6); Serb. (1, 2); Suèd. (1-9); Suiss. (1-4); Vén. (1, 2).
Arille (*Macis*) : Fr. (1-5); All. (1); Autr. (1, 3-8); Belg. (1, 2); Dan. (1-3); Esp. (2-7); É.-U. (4-8); Finl. (1-3); Gr. (1-3); Hongr. (1); Mex. (1-4); P.-B. (1, 2); Port. (2, 3); Roum. (1, 2); Russ. (1-6); Suèd. (1-6); Suiss. (1, 2); Vén. (1, 2).
Essence de muscade : Belg. (3); Dan. (1); Esp. (2-4); É.-U. (1-10); Jap. (3); Port. (3); R.-U. (1-5); Russ. (1-3).
Beurre de muscade : Fr. (1-5); All. (1-5); Autr. (1, 5-8); Belg. (1, 2); Ch. (1); Dan. (1-4); Esp. (3-6); Finl. (1-3);

Gr. (1-3); Mex. (1-4); Norv. (1, 2); P.-B. (1-4); Port.
(1-3); R.-U. (1-3); Roum. (1-3); Russ. (1-4); Serb. (1);
Suèd. (1-,,; Suiss. (1-4).
ESSENCE DE MACIS : All. (1-5); Autr. (5-8); Belg. (1, 2);
Cr. (1, 2); Dan. (4-6); Finl. (1); Gr. (1-3); Hongr. (1, 2);
Norv. (2, 3); P.-B. (1-4); Roum. (1, 2); Russ. (1-6);
Serb. (1, 2); Suèd. (1-8); Suiss. (1-4); Vén. (1, 2).

MONIMIACÉES

Peumus Boldus Mol. (*Boldea fragrans* Gay, *Peumus fragrans* Pers.), Boldo.
FEUILLE : Fr. (4); Arg. (1); Ch. (1, 2); Esp. (6, 7); Gr.
(2, 3); Mex. (2-4); Vén. (1, 2).

Laurelia aromatica Juss. (*Thiga [Theyga] chilensis* Mol.).
FEUILLE : Ch. (1).

LAURACÉES

Ravensara aromatica Gmel. (*Agatophyllum aromaticum,* Willd.), Ravensara aromatique.
FRUIT (*Noix de Ravensara*) : Fr. (1).

Cinnamomum Camphora Nees et Eberm. (*Laurus Camphora* L., *Camphora officinarum* Nees), Camphrier du Japon.
CAMPHRE : Fr. (1-5); All. (1-5); Arg. (1); Autr. (1-8);
Belg. (1-3); Ch. (1, 2); Cr. (1, 2); Dan. (1-7); Esp. (1-7);
É.-U. (1-10); Finl. (1-5); Gr. (1-3); Hongr. (1-3); It.
(1-3); Jap. (1-3); Mex. (1-4); Norv. (1-4); P.-B. (1-4);
Port. (1-3); Roum. (1-3); R.-U. (1-5); Russ. (1-6); Serb.
(1, 2); Suèd. (1-9); Suiss. (1-4); Vén. (1, 2).

Cinnamomum Cassia Blume (*Cinnamomum aromaticum* Nees, *Laurus Cassia* Nees), Cannellier aromatique.
ÉCORCE (*Cannelle de Chine*) : Fr. (1, 2); All. (1-4); Autr.

(1-7); Belg. (1-3); Ch. (1); Cr. (1, 2); Dan. (1-6); Esp. (2-7); É.-U. (1-8); Finl. (3-5); Gr. (1); Hongr. (1-3); Jap. (1-3); Mex. (1-4); P.-B. (1-4); Roum. (1-3); Russ. (1-6); Suèd. (1-4); Suiss. (1-4).

FLEUR : Fr. (3); Dan. (3); Gr. (1).

ESSENCE DE L'ÉCORCE : Fr. (1, 3); All. (1-4); Autr. (1-7); Belg. (1, 3); Ch. (1, 2); Cr. (1, 2); Dan. (1-6); É.-U. (1-3, 7-10); Hongr. (1-3); Jap. (1-3); Norv. (1, 3); Port. (3); Roum. (1-3); Russ. (1-4); Serb. (1, 2); Suèd. (6,7); Suiss. (1-4).

ALDÉHYDE CINNAMIQUE (*Cinnamalum*) : Autr. (8); Norv. (4); Suèd. (8, 9).

Cinnamomum Culilawan Blume (**Laurus Culilaban** L.).

ÉCORCE (*Écorce de Culilawan*) : Fr. (1, 3); Dan. (1); Suèd. (1).

ESSENCE DE L'ÉCORCE : Dan. (1).

Cinnamomum iners Reinw. (**Cinnamomum Malaba-thrum** Batka), Malabathrum.

FEUILLE : Fr. (2, 3); Dan. (1); Esp. (2-4).

Cinnamomum javanicum Blume (**Laurus Malabathrum** Burmann f.).

ÉCORCE : Suèd. (2, 4).

Cinnamomum Oliveri Bailey, Sassafras noir.

ÉCORCE : R. U. (4ᵉ, 5).

Cinnamomum (espèce non déterminée).

ÉCORCE (*Cannelle de Saïgon*) : É.-U. (8-10).

Cinnamomum Zeylanicum Nees (**Laurus Cinnamomum** L.), Cannellier de Ceylan.

ÉCORCE (*Cannelle de Ceylan*) : Fr. (1-5); All. (1, 5); Arg. (1); Autr. (1, 3-5, 8); Belg. (1-3); Ch. (1, 2); Dan. (1-7); Esp. (1-7); É.-U. (1-10); Finl. (1, 2); Gr. (1-3); It. (1-3); Mex. (1-4); Norv. (1-4); P.-B. (1-4); Port. (1-3); R.-U. (1-5); Russ. (1-3); Serb. (1, 2); Suèd. (1-9); Suiss. (1-4); Vén. (1, 2).

Essence de l'écorce : Fr. (1-5); All. (1, 5); Arg. (1); Belg. (1, 2); Ch. (1); Esp. (1-7); É.-U. (2-7); Finl. (1-3, 5); Gr. (1-3); It. (1-3); Mex. (2-4); P.-B. (1-4); Port. (1-3); R.-U. (1-5); Russ. (1-3); Suèd. (1-5); Suiss. (2ˢ); Vén. (1, 2).

Dicypellium caryophyllatum Nees (**Persea caryophyllata** Mart.), Cannellier Giroflée du Brésil.
Écorce (*Cannelle Giroflée*) : Fr. (1-3).

Persea gratissima Gaertn. (**Laurus Persea** L.), Avocatier commun.
Feuille : Mex. (1-4).
Fruit : Mex. (1-4); Vén. (1, 2).
Graine : Vén. (1, 2).

Persea Lingue Nees.
Écorce : Ch. (1).

Nectandra Puchury-major Nees (**Ocotea Puchury-major** Mart.).
Cotylédon (*Fève Pichurim*) : Fr. (1); Belg. (1); Dan. (1-4); Finl. (1); P.-B. (1, 2); Port. (1-3); Suèd. (1-6).

Nectandra Rodiœi Hook., Bebiru.
Écorce : É.-U. (5, 6); Port. (3); R.-U. (1-3).

Sassafras officinale Nees et Eberm. (**Laurus Sassafras** L., **Sassafras Sassafras** Karst., **Sassafras variifolium** Kuntze), Sassafras officinal.
Racine (*Bois et écorce*) : Fr. (1-3); Belg. (1, 2); Dan. (1-5); Esp. (1-4); Norv. (1, 2); Port. (1-3); R.-U. (1-4); Russ. (1-4); Suèd. (1-7); Vén. (1, 2).
Racine (*Bois*) : Fr. (4); All. (1-5); Autr. (1-5, 7, 8); Belg. (1, 2); Esp. (5-7); Finl. (1-3); Gr. (1-3); It. (1); Jap. (1-3); P.-B. (1-4); Roum. (1-3); Serb. (1).
Racine (*Écorce*) : Ch. (2); É.-U. (1-10); Mex. (1-4); Suiss. (1-4).
Tige (*Moelle*) : É.-U. (3-9).

Essence de la racine : Fr. (1-4); Autr. (1, 5); Belg. (1); Dan. (1); Esp. (5-7); É.-U. (1-10); Mex. (2-4); Port. (2, 3); Suèd. (1); Vén. (2).

Laurus nobilis L., Laurier commun.
Feuille : Fr. (1-4); Belg. (1, 2); Dan. (1, 2); Esp. (2-7); Finl. (1); Gr. (2, 3); Mex. (1-4); Norv. (1); P.-B. (1); Port. (1, 2); Roum. (1, 2); Suèd. (1-5).
Fruit : Fr. (1-5); All. (1-5); Autr. (1-8); Belg. (1-3); Dan. (1-5); Esp. (1-7); Finl. (1-3); Gr. (1-3); Hongr. (1); It. (1-3); Mex. (1-4); Norv. (1); P.-B. (1); Port. (1, 2); Roum. (1, 2); Russ. (1-6); Serb. (1); Suèd. (1-6); Suiss. (2); Vén. (1, 2).
Huile du fruit : Fr. (1-4); All. (1-5); Autr. (1-8); Belg. (1-3); Ch. (2); Cr. (1, 2); Dan. (1-6); Esp. (1-5); Finl. (1-5); Gr. (1-3); Hongr. (1-3); It. (1-3); Jap. (3); Mex. (1-4); Norv. (1-4); P.-B. (1-4); Port. (1-3); Roum. (1-3); Russ. (1-6); Serb. (1, 2); Suèd. (1-7); Suiss. (1-4); Vén. (1, 2).
Essence du fruit : Esp. (3, 4).

RHÉADALES

PAPAVÉRACÉES

Eschscholtzia californica Cham.
Plante entière : Mex. (3, 4).

Sanguinaria canadensis L., Sanguinaire du Canada.
Rhizome : Arg. (1); É.-U. (1-10); Vén. (1, 2).

Chelidonium majus L. (***Chelidonium umbelliferum*** Stokes), Grande Chélidoine.
Racine : Dan. (1, 2); Suèd. (1-5).
Herbe avec racine : Fr. (1, 3); Mex. (1-4); Roum. (1-3); Russ. (1-3); Vén. (1, 2).
Herbe : All. (1); Autr. (1, 4-6); Belg. (1, 2); Dan. (1-4); Esp. (1-6); É.-U. (7, 8); Gr. (1-3); Hongr. (1); Norv.

(1); P.-B. (1, 2); Port. (1-3) [1]; Serb. (1); Suèd. (1-5); Suiss. (1, 2).

Bocconia frutescens L., Boconie.
Feuille, Latex : Mex. (2-4).

Glaucium flavum Crantz (***Glaucium luteum*** Scop.), Glaucière jaune.
Herbe : Fr. (1).

Argemone mexicana L. (***Argemone grandiflora*** Sweet), Argémone du Mexique.
Racine, Feuille, Graine : Mex. (1-4).

Argemone ochroleuca Sweet.
Racine, Feuille, Graine : Mex. (1-4).

Papaver Rhœas L., Pavot Coquelicot.
Pétale : Fr. (1-5); All. (1); Arg. (1); Autr. (1-8); Belg. (1-3); Dan. (1, 3-5); Esp. (1-7); Gr. (1-3); Hongr. (1); Mex. (1-4); P.-B. (1-4); Port. (2, 3); Roum. (1-3); R.-U. (1-5); Russ. (1-3); Serb. (1); Suiss. (1-4).
Graine : Esp. (3-5).

Papaver somniferum L. (***Papaver album*** Mill., ***Papaver officinale*** Gmelin), Pavot somnifère.
Feuille : Fr. (1-5); Esp. (4-7); Port. (2, 3).
Fruit (*Capsule ou tête de Pavot*) : Fr. (1-5); All. (1-4); Arg. (1); Autr. (1-8); Belg. (1-3); Ch. (1); Cr. (1, 2); Dan. (1-7); Esp. (1-7); É.-U. (3-6); Finl. (1, 2); Gr. (1-3); Hongr. (1-3); It. (1); Mex. (1-4); Norv. (1); P.-B. (1-4); Port. (1-3); Roum. (1-3); R.-U. (1-4); Russ. (1-6); Serb. (1, 2); Suèd. (1-6); Suiss. (1-4); Vén. (1, 2).
Graine : Fr. (1, 2); All. (1-5); Autr. (1-5); Belg. (1); Dan. (1-4); Esp. (2-6); Gr. (1-3); Norv. (1); Roum. (1); Russ. (1-6); Serb. (1); Suèd. (1-6); Suiss. (2, 3).

---

[1] Cette pharmacopée mentionne l'herbe fleurie.

Latex épaissi des capsules encore vertes (*Opium*) :
Fr. (1-5); All. (1-5); Arg. (1); Autr. (1-8); Belg. (1-3);
Ch. (1, 2); Cr. (1, 2); Dan. (1-7); Esp. (1-7); É.-U.
(1-10); Finl. (1-5); Gr. (1-3); Hongr. (1-3); It. (1-3);
Jap. (1-3); Mex. (1-4); Norv. (1-4); P.-B. (1-4); Port.
(1-3); Roum. (1-3); R.-U. (1-5); Russ. (1-6); Serb.
(1, 2); Suèd. (1-9); Suiss (1-4); Vén. (1, 2).
Huile de la graine (*Huile d'œillette*) : Fr. (1, 5); All.
(1-4); Autr. (2, 5); Belg. (1); Dan. (3, 4); Esp. (2-4);
Gr. (1-3); Roum. (1); Suiss. (2).

Corydalis fabacea Pers. (**Fumaria bulbosa** L., **Fumaria**
fabacea Retz.).
Racine tuberculisée : Fr. (1); Dan. (1).

Fumaria officinalis L., Fumeterre officinale.
Herbe fleurie : Fr. (1-5); Autr. (1-5); Belg. (1, 2);
Ch. (1); Dan. (1-3); Esp. (1-7); Finl. (1); Gr. (1-3);
Mex. (1-4); P.-B. (1); Port. (1, 2); Roum. (1, 2); Russ.
(1-3); Suèd. (1-6); Suiss. (1, 2).

Fumaria capreolata L. (**Fumaria officinalis** Webb),
Fumeterre grimpante.
Herbe fleurie : Port. (3).

CAPPARIDACÉES

Capparis spinosa L., Câprier épineux.
Écorce de la racine : Fr. (1); Esp. (1-6).
Bouton floral : Esp. (1-6).

Cleome uniglandulosa Cav. (**Polanisia uniglandulosa**
D. C.).
Plante entière : Mex. (2-4).

CRUCIFÈRES

Lepidium campestre R. Br. (**Thlaspi campestre** L.),
Passerage des champs.
Graine : Fr. (1); Dan. (1).

Lepidium latifolium L., Passerage à larges feuilles.
HERBE : Fr. (1); Esp. (1-4); Mex. (2^s-4).
FEUILLE : Esp. (6, 7); Port. (3).

Lepidium ruderale L., Passerage des décombres.
HERBE : Mex. (1, 2).

Lepidium sativum L. (*Nasturtium crispum* Bauh.), Passerage cultivée.
HERBE : Fr. (1); Esp. (2-4).
FEUILLE : Port. (3).
GRAINE : Dan. (1); Esp. (4); Suèd. (1).

Lepidium virginicum L., Passerage de Virginie.
HERBE : Mex. (2^s-4).

Senebiera Coronopus Poir. (*Cochlearia Coronopus* L.), Senebière Corne-de-cerf.
HERBE : Fr. (1).

Thlaspi arvense L., Tabouret des champs.
HERBE : Dan. (1).
GRAINE : Fr. (1, 2); Dan. (1).

Cochlearia Armoracia L. (*Armoracia rusticana* Gaertn. Mey. et Scherb.), Raifort sauvage.
RACINE : Fr. (1-5); Autr. (2-4); Belg. (1, 2); Ch. (1); Dan. (1-3, 5); Esp. (2-7); É.-U. (1-4); Finl. (1); Gr. (1-3); Mex. (1-4); Norv. (1); P.-B. (1-4); Port. (1-3); R.-U. (1-5); Roum. (1, 2); Suèd. (1-6); Suiss. (1-4); Vén. (1, 2).

Cochlearia officinalis L., Cochléaria officinal.
HERBE FLEURIE : Fr. (1-5); All. (1-4); Autr. (1-6); Belg. (1, 2); Dan. (1-4, 6); Esp. (1-4); Finl. (1); Gr. (1-3); It. (1-3); Mex. (2); Norv. (1); P.-B. (1-4); Port. (1-3); Roum. (1-3); Russ. (1-6); Suèd. (1-6); Suiss. (1-4).
FEUILLE : Esp. (5-7); Hongr. (1); Serb. (1); Vén. (1, 2).

Graine : Dan. (1).
Essence de l'herbe : Roum. (3).

Sisymbrium Alliaria Scop. (**Erysimum Alliaria** L.),
Alliaire officinale.
Herbe : Fr. (1, 3); Esp. (2-4); Suèd. (1).

Sisymbrium officinale Scop. (**Erysimum officinale** L.),
Erysimum officinal.
Herbe fleurie : Fr. (3, 4); Belg. (1, 2); Dan. (1); Esp.
(2-6); Suèd. (1).
Feuille : Fr. (1, 2, 4); Port. (3).

Sisymbrium Sophia L., Sisymbre Sagesse.
Herbe : Fr. (1).
Graine : Dan. (1).

Isatis tinctoria L., Pastel ou Guède des teinturiers.
Produit préparé (*Indigo*) : Fr. (1); Gr. (1); Roum. (1).

Eruca sativa Mill. (**Brassica Eruca** L.), Roquette culti-
vée.
Herbe : Fr. (1, 3); Mex. (3, 4).
Graine : Dan. (1, 2); Esp. (2-4); Mex. (3, 4).

Diplotaxis tenuifolia D. C. (**Sisymbrium tenuifolium**
L.).
Herbe : Fr. (1).

Brassica alba Boiss. (**Sinapis alba** L.), Moutarde blanche.
Graine : Fr. (1-5); All. (4); Belg. (1-3); Dan. (2-4);
Esp. (5, 6); É.-U. (2-10); Gr. (1); Mex. (1-4); Norv.
(1); Port. (3); Roum. (1-3); R.-U. (1-4); Suèd. (6);
Suiss. (2-4); Vén. (1, 2).

Brassica campestris L., var. **Napus** L. (**Brassica Napus**
L.), Navet.
Racine tuberculisée : Fr. (1, 2); Esp. (2-5); Mex. (2).
Graine : Fr. (1); Dan. (1); Esp. (2-6).

Huile de la graine [1] : Dan. (4-7); Finl. (5); Norv. (1, 3, 4); Suèd. (7-9).

Brassica campestris L., var. **Rapa** L. (**Brassica Rapa** L.), Rave.
Racine tuberculisée : Fr. (1).
Graine : Dan. (1).
Huile de la graine : Dan. (1-3, 7).

Brassica juncea Coss. (**Sinapis juncea** L.).
Graine : Russ. (3).
Essence de la graine : Cr. (1, 2).

Brassica oleracea L., var. **capitata** D. C. (**Brassica oleracea capitata** D. C.), Chou pommé :
Var. **alba**, Chou pommé blanc.
Feuille : Fr. (1).
Var. **rubra**, Chou pommé rouge.
Feuille : Fr. (1-4).

Brassica sinapioides Roth (**Brassica nigra** Koch, **Sinapis nigra** L., **Sinapis cernua** Thunb.), Moutarde noire.
Feuille : Port. (3).
Graine : Fr. (1-5); All. (1-5); Arg. (1); Autr. (1-8); Belg. (1-3); Ch. (1, 2); Cr. (1, 2); Dan. (1-7); Esp. (1-7); É.-U. (1-10); Finl. (1-5); Gr. (1-3); Hongr. (1-3); It. (1-3); Jap. (1-3); Mex. (1-4); Norv. (1-4); P.-B. (1-4); Port. (1-3); Roum. (1-3); R.-U. (1-4); Russ. (1-6); Serb. (1, 2); Suèd. (1-9); Suiss. (2-4); Vén. (1, 2).
Essence de la graine : Fr. (2); All. (1-5); Autr. (6-8); Belg. (2, 3); Ch. (2); Cr. (1, 2); Dan. (5, 6); Esp. (6, 7); É.-U. (7-10); Finl. (4, 5); Gr. (1s-3); Hong. (1-3); It. (1-3); Jap. (1-3); Mex. (1-4); Norv. (1-3); P.-B. (1-4);

---

[1] Les pharmacopées : All. (2); Finl. (5); Norv. (1, 3, 4); Suèd. (7-9) mentionnent une huile fournie par les graines de divers *Brassica* non spécifiés.

Port. (2, 3); Roum. (2-3); R.-U. (2-5); Russ. (1-6); Serb. (1, 2); Suèd. (7-9); Suiss. (1-4); Vén. (1, 2).

Brassica Sinapistrum Boiss. (*Sinapis arvensis* L.), Moutarde des champs.
Feuille, Graine : Port. (3).

Raphanus sativus L., Radis cultivé.
Racine tuberculisée : Fr. (1); Esp. (3-5); Mex. (1, 2); Suèd. (1-4).
Graine : Esp. (3-5).

Barbarea vulgaris R. Br. (*Erysimum Barbarea* L.), Barbarée vulgaire.
Herbe : Fr. (1).

Nasturtium officinale R. Br. (*Sisymbrium Nasturtium* Thunb.), Cresson officinal.
Herbe : Fr. (1-5); Autr. (1); Belg. (1, 2); Ch. (1); Dan. (1, 2); Esp. (2-7); Gr. (1); It. (1); Mex. (1-4); Port. (1-3); Roum. (1, 2); Suèd. (1); Suiss. (1-4); Vén. (1, 2).

Cardamine pinnata B. Br. (*Dentaria pinnata* Lamk.), Dentaire pennée.
Racine : Fr. (1).

Cardamine pratensis L., Cardamine des prés.
Herbe, Fleur : Fr. (1); Dan. (2).

Capsella Bursa-pastoris Moench (*Thlaspi Bursa-pastoris* L.), Capselle Bourse-à-pasteur.
Herbe : Fr. (1); Esp. (2-5); Suiss. (2ˢ).

Cheiranthus Cheiri L., Giroflée Violier.
Fleur : Fr. (1); Dan. (1); Esp. (3); Port. (3).

MORINGACÉES

Moringa aptera Gaertn. (*Moringa arabica* Pers.), Ben aptère.
Graine (*Noix de Ben*) : Fr. (2, 3); Esp. (5).
Huile de la graine : Fr. (2).

Moringa pterygosperma Gaertn. (*Guilandina Moringa* L.), Ben ailé.
GRAINE (*Noix de Ben*) : Fr. (1).
HUILE DE LA GRAINE : Fr. (1); Dan. (1).

SARRACÉNIALES

SARRACÉNIACÉES

Sarracenia purpurea L.
RHIZOME, FEUILLE : Esp. (6).

DROSÉRACÉES

Drosera longifolia L., Rossolis à longues feuilles.
PLANTE ENTIÈRE : Fr. (1, 5).
FEUILLE : Port. (3).

Drosera rotundifolia L., Rossolis à feuilles rondes.
PLANTE ENTIÈRE : Fr. (1, 4, 5); Mex. (4).
HERBE : Dan. (1); Gr. (2, 3).
FEUILLE : Port. (3).

ROSALES

CRASSULACÉES

Sedum acre L., Vermiculaire brûlante.
HERBE : Fr. (1, 3); Esp. (3, 4); Suèd. (1-6).

Sedum album L., Orpin à fleurs blanches.
HERBE : Fr. (1).

Sedum dendroideum Moc. et Sessé.
PLANTE ENTIÈRE : Mex. (3, 4).

Sedum roseum Scop. (**Rhodolia rosea** L.), Orpin rose.
RACINE : Fr. (1); Suèd. (1).

Sedum Telephium L., Grand Orpin.
FEUILLE : Fr. (1, 3); Esp. (1-4).

Sempervirum africanum Mill.
FEUILLE : Port. (3).

Sempervirum arboreum L.
FEUILLE : Port. (3).

Sempervirum tectorum L., Joubarde des toits.
FEUILLE : Fr. (1, 3); Autr. (1); Dan. (1); Esp.(2-7); Suèd. (1).

Cotyledon coccinea Cav. (*Echeveria coccinea* D. C.).
FEUILLE : Mex. (1, 2).

Cotyledon lusitanica Lamk. (*Cotyledon lutea* Huds.), Cotylet de Portugal.
FEUILLE : Fr. (1).

Cotyledon Umbilicus L. (*Umbilicus pendulinus* D.C.), Cotylet ombiliqué.
FEUILLE : Fr. (1); Esp. (1-7); Port. (3).

SAXIFRAGACÉES

Saxifraga Cotyledon L., Saxifrage Cotylet.
HERBE : Esp. (3).

Saxifraga granulata L., Saxifrage granulée.
RACINE, FEUILLE : Fr. (1); Esp. (4, 5).
FLEUR : Esp. (4, 5).

Heuchera americana L. (*Heuchera Cortusa* Michaux).
RACINE : É.-U. (1-6).

Ribes Grossularia L. (*Ribes Uva-crispa* L.), Groseillier épineux.
FRUIT : Fr. (1); Esp. (2-4).

Ribes nigrum L., Cassis, Groseillier noir.
  Tige : Suèd. (1-5).
  Feuille : Fr. (4); Belg. (1, 2); Dan. (2); Finl. (1); Russ. (1-3); Suèd. (1-6).
  Fruit : Fr. (1); Dan. (2); Finl. (1); P.-B. (1); Suèd. (1-6).
  Suc du fruit : Dan. (1); Gr. (1); Suèd. (1-7).

Ribes rubrum L., Groseillier rouge.
  Fruit (*Groseille*) : Fr. (1-5); Belg. (1, 2); Dan. (1-3); Esp. (1, 5-7); P.-B. (1); Port. (3); Roum. (1, 2); Russ. (1, 2); Suèd. (1-6).
  Suc du fruit : Fr. (1-5); Autr. (1-8); Belg. (1-3); Dan. (1-3); Esp. (1-7); Finl. (1); Gr. (2, 3); Hongr. (1); Norv. (1); Port. (2, 3); Roum. (1, 2); Russ. (1-4); Serb. (1); Suèd. (1-6); Vén. (1, 2).

HAMAMÉLIDACÉES

Liquidambar orientalis Mill., Liquidambar d'Orient.
  Baume (*Styrax liquide*) : Fr. (2-5); All. (1-5); Autr. (6^s-8); Belg. (1-3); Ch. (1, 2); Cr. (1, 2); Dan. (5^s-7); Esp. (5-7); É.-U. (4-10); Finl. (5); Gr. (2, 3); Hongr. (2, 3); It. (1-3); Jap. (1-3); Norv. (2-4); P.-B. (2-4); Port. (3); Roum. (2, 3); R.-U. (1-5); Russ. (4-6); Serb. (1, 2); Suèd. (7-9); Suiss. (2-4); Vén. (1, 2).

Liquidambar styraciflua L., Liquidambar d'Amérique.
  Baume (*Liquidambar*) : Fr. (1, 3); Autr. (1); Belg. (1, 2); Dan. (1-3); Esp. (1-6); Finl. (1, 2); Gr. (1); Mex. (1-4); Port. (3); Roum. (1, 2); Suèd. (1-4).

Altingia excelsa Noronha.
  Baume : Suèd. (5).

Distylium racemosum Sieb. et Zucc.
  Galle produite par la piqure d'un puceron sur les bourgeons (*Galle de Chine*) : Fr. (3).

Hamamelis virginiana L. (***Hamamelis virginica*** L.), Hamamélis de Virginie.

Écorce : Fr. (4⁸); Arg. (1); Esp. (7); É.-U. (9, 10);
  Mex. (2⁸-4); Roum. (3); R.-U. (3-5); Vén. (1, 2).
Feuille : Fr. (4⁸, 5); Arg. (1); Autr. (8); Belg. (3);
  Esp. (7); É.-U. (7-9); Gr. (2, 3); It. (3); Jap. (3); Mex.
  (2⁸-4); Norv. (3, 4); Roum. (3); R.-U. (3-5); Suèd.
  (8, 9); Suiss. (4); Vén. (1, 2).
Fruit : Roum. (3).

ROSACÉES

Spiræa Filipendula L. (**Filipendula vulgaris** Moench),
  Spirée Filipendule.
  Racine : Fr. (1); Esp. (2-4).

Spiræa tomentosa L., Spirée velue.
  Racine : É.-U. (1-6).

Spiræa Ulmaria L. (**Filipendula Ulmaria** Maxim.),
  Spirée Ulmaire, Reine-des-prés.
  Racine : Esp. (5); Port. (3).
  Feuille : Esp. (2-4, 6) [1]; Port. (3).
  Fleur : Fr. (1, 3, 4); Belg. (1-3); Dan. (1); Esp. (5);
  Port. (3); Suèd. (1); Suiss. (3, 4).

Gillenia stipulacea Nutt.
  Racine : É.-U. (5, 6).

Gillenia trifoliata Moench (**Spiræa trifoliata** L.), Ipéca
  d'Amérique.
  Racine : É.-U. (1-6).

Quillaja Saponaria Mol.
  Écorce (*Bois de Panama*) : Fr. (4); All. (3-5); Autr. (8);
  Ch. (1, 2); Dan. (7); É.-U. (7-9); Gr. (2, 3); Hongr. (3);
  Jap. (3); Mex. (2⁸-4); R.-U. (4, 5); Russ. (4); Suiss.
  (2, 4); Vén. (1, 2).

---

[1] Ces pharmacopées portent *Herba.*

Quillaja Smegmadermos D.C.
Écorce (*Bois de Panama*) : Fr. (3, 5).

Pyrus Aucuparia Gaertn. (**Sorbus Aucuparia** L.), Sor-
.bier des oiseaux.
Fruit : Suèd. (4, 5).

Pyrus communis L., Poirier commun.
.Fruit : Fr. (1).

Pyrus Cydonia L. (**Cydonia vulgaris** Pers.), Cognassier.
Fruit (*Coing*) : Fr. (1-5); Belg. (1, 2); Dan. (1); Esp.
(2-6); Gr. (1); Mex. (1-4); P.-B. (2, 3); Port. (1, 2);
Roum. (1, 2); Vén. (1, 2).
Graine : Fr. (1-4); All. (1); Autr. (1-7); Belg. (1-3);
Ch. (1, 2); Dan. (1-5); Esp. (2-4); É.-U. (4-7); Finl.
(1, 2); Gr. (1-3); Mex. (1-4); Norv. (1, 2); P.-B. (1, 2);
Port. (1-3); Roum. (1, 2); Russ. (1-4); Serb. (1); Suèd.
(1-7); Suiss. (1-4).
Suc du fruit : Fr. (1-5); Arg. (1); Belg. (1, 2); Ch. (1);
Dan. (1); Esp. (1-6); Gr. (1-3); Mex. (1-4); Port. (3);
Suiss. (2); Vén. (1, 2).

Pyrus germanica Hook. (**Mespilus germanica** L.), Né-
flier.
Fruit (*Nèfle*) : Fr. (1); Dan. (1); Esp. (2-4).
Graine : Dan. (1).

Pyrus Malus L. (**Malus communis** Poir.), Pommier.
Fruit : Fr. (1-3); Autr. (5); Dan. (1, 3); Esp. (1-6);
Finl. (2); Gr. (1); Port. (3); Russ. (1, 2); Suèd. (5, 6).
Extrait de pommes ferré préparé avec le fruit :
All. (1-5); Autr. (1-8); Cr. (1, 2); Dan. (3-7); Finl.
(3-5); Gr. (1-3); Hongr. (1-3); Jap. (1-3); Norv. (2-4);
Port. (2); Roum. (1-3); Russ. (1-6); Serb. (1, 2); Suèd.
(6-9); Suiss. (1-4).

Pyrus Sorbus Gaertn. (**Sorbus domestica** L.), Sorbier
domestique.
Fruit : Fr. (1); Port. (3).

Cratægus mexicana Moc. et Sessé.
FRUIT : Mex. (1-4).

Cratægus Oxyacantha L. (***Mespilus oxyacanthoides***
D.C.), Aubépine.
FRUIT : Fr. (1); Esp. (3-5).

Rubus arcticus L.
FRUIT : Dan. (1); Suèd. (1-5).

Rubus canadensis L.
ÉCORCE DU RHIZOME : É.-U. (4-7).

Rubus Chamæmorus L.
FRUIT : Dan. (1, 2); Suèd. (1-4).

Rubus cuneifolius Pursh.
ÉCORCE DU RHIZOME : É.-U. (8, 9).

Rubus fruticosus L., Ronce arbrisseau.
TIGE : Esp. (3, 4).
FEUILLE : Fr. (1-4); Esp. (5); Mex. (1-4); Suiss. (2, 3).
FRUIT : Dan. (3); Esp. (3-5); It. (1-3); Mex. (1-4); Suèd.
(1).

Rubus Idæus L. (***Rubus frambæsianus*** Lamk.), Fram-
boisier, Ronce du mont Ida.
FRUIT (*Framboise*) : Fr. (1-5); Belg. (1, 2); Dan. (1-4);
Esp. (1-7); É.-U. (7, 8); Finl. (1-3); Gr. (1-3); P.-B.
(1, 4); Port. (3); Roum. (1, 2); Russ. (1, 2); Suèd. (1-6).
SUC DU FRUIT : Fr. (1-5); All. (1-5); Autr. (1-8); Belg.
(1-3); Ch. (1); Cr. (1, 2); Dan. (1-7); Esp. (1-6); É.-U.
(7, 8); Finl. (1-5); Gr. (1-3); Hongr. (1-3); Jap. (3);
Norv. (1-4); P.-B. (1-4); Port. (2, 3); Roum. (1-3);
R.-U. (1-5); Russ. (1-6); Serb. (1,2); Suèd. (1-9); Suiss.
(1-4); Vén (1, 2).

Rubus nigrobaccus Bailey.
ÉCORCE DU RHIZOME : É.-U. (8, 9).

Rubus trivialis Michaux.
ÉCORCE DU RHIZOME : É.-U. (1-3, 7).

Rubus villosus Ait.
ÉCORCE DU RHIZOME : Arg. (1); É.-U. (1-9).

Fragaria vesca L., Fraisier comestible.
RHIZOME : Fr. (1-4); Belg. (1, 2); Dan. (1); Esp. (2-7);
Mex. (1-4); Port. (2, 3).
FEUILLE : Esp. (2-5); Port. (2, 3).
FRUIT (*Fraise*) : Fr. (1-4); Autr. (5); Dan. (1); Esp. (2-7);
Mex. (1-4); Suèd. (1-4).
SUC DU FRUIT : Fr. (1); Ch. (1); Dan. (1, 2); Esp. (5, 6);
Mex. (3, 4); Roum. (1).

Potentilla Anserina L., Argentine, Potentille Ansérine.
PLANTE FLEURIE : Fr. (1, 3, 4); Dan. (1).

Potentilla argentea L., Potentille argentée.
PLANTE FLEURIE : Fr. (4).

Potentilla aurea L., Potentille dorée.
RHIZOME : Mex. (1, 2).

Potentilla candicans H.B.K.
RHIZOME : Mex. (2^s-4).

Potentilla multifida L., Potentille multifide.
RHIZOME : Mex. (1, 2).

Potentilla reptans L., Potentille rampante.
RHIZOME : Fr. (1-3); Esp. (2-6).
HERBE : Esp. (2-6).

Potentilla Tormentilla Neck. (***Tormentilla erecta*** L.,
Potentilla sylvestris Neck.), Potentille Tormentille.
RHIZOME : Fr. (1-5); All. (1, 2); Autr. (1-5); Belg. (1, 2);
Dan. (1, 3); Esp. (1-6); É.-U. (1-6); Finl. (1); Gr. (1);
Mex. (1, 2); Norv. (1); Port. (1-3); Roum. (1-3); Serb.
(1); Suèd. (1-7); Suiss. (2-4).

Geum rivale L., Benoîte des ruisseaux.
RHIZOME ET RACINES : É.-U. (1-6).

Geum urbanum L. (*Caryophyllata vulgaris* Lamk.),
Benoîte commune.
RHIZOME ET RACINES : Fr. (1, 3, 4); Autr. (1-5); Belg.
(1, 2); Dan. (1-7); Esp. (2-4); Finl. (1-3); Gr. (1); Norv.
(1); P.-B. (1); Port. (3); Roum. (1, 2); Russ. (1-3);
Suèd. (1, 4-6).
HERBE : Esp. (2-4).

Alchemilla vulgaris L., Alchimille vulgaire.
FEUILLE : Fr. (1, 3); Dan. (1); Esp. (2-4).

Agrimonia Eupatoria L. (*Agrimonia officinalis* Lamk.),
Aigremoine.
HERBE : Fr. (1, 3, 4); Autr. (1); Dan. (1); Esp. (1-6);
Mex. (1-4); Suèd. (1).
FEUILLE : Fr. (2); Port. (3).

Brayera anthelmintica Kunth (*Hagenia abyssinica*
Gmel.; *Banksia abyssinica* Bruce), Kousso, Cousso.
INFLORESCENCE FEMELLE : Fr. (3-5); All. (1-5); Arg. (1);
Autr. (5-8); Belg. (1-3); Ch. (1, 2); Cr. (1, 2); Dan. (5);
Esp. (5-7); É.-U. (5-9); Finl. (3, 4); Gr. (1s-3); Hongr.
(1-3); It. (1-3); Jap. (1-3); Mex. (1-4); Norv. (2, 3);
P.-B. (2, 3); Port. (3); Roum. (1-3); R.-U. (1-5); Russ.
(1-6); Serb. (1); Suèd. (7-9); Suiss. (2-4); Vén. (1, 2).

Poterium officinale A. Gray (*Sanguisorba officinalis*
L.), Sanguisorbe officinale.
RACINE : Fr. (1).

Poterium Sanguisorba L. (*Sanguisorba minor* Scop.),
Grande Pimprenelle.
RACINE : Fr. (1).
HERBE : Esp. (3-6).

Rosa alba L., Rosier blanc.
PÉTALE : Fr. (1); Dan. (1).

Rosa canina L. (***Rosa montana*** Spreng.), Rosier des chiens.
PÉTALE : Ch. (1, 2).
FRUIT (*Cynorrhodon*) : Fr. (1-4); Dan. (1, 2); Esp. (3-6); Mex. (1-4); Port. (3); R.-U. (1-3); Suèd. (1-4).

Rosa centifolia L., Rosier à cent feuilles.
PÉTALE : Fr. (1-5); All. (1-5); Autr. (1-7); Belg. (1, 2); Ch. (1); Cr. (1); Dan. (1-5); Esp. (1-7); É.-U. (1-8); Finl. (2, 3); Gr. (1-3); Hongr. (1, 2); It. (1, 2); Mex. (1-4); Norv. (1, 2); P.-B. (1, 2); Port. (1-3); R.-U. (1-3); Russ. (1-3); Suèd. (1-7); Suiss. (3, 4).

Rosa damascena Mill., Rosier de Damas.
PÉTALE : Fr. (3, 4); Autr. (6); Dan. (2, 3); Esp. (6, 7); Finl. (1); Hongr. (1); Port. (1-3); Roum. (1).
ESSENCE DES FLEURS [1] : Fr. (1-5); All. (1-5); Arg. (1); Autr. (5-8); Belg. (2, 3); Ch. (1, 2); Cr. (1, |2); Dan. (6, 7); É.-U. (3-9); Finl. (1-5); Gr. (1-3); Hongr. (1-3); It. (1); Jap. (1-3); Norv. (1-4); P.-B. (3, 4); Port. (2, 3); Roum. (1, 2); R.-U. (4, 5); Russ. (1-6); Serb. (1, 2); Suèd. (5); Suiss. (1-4); Vén. (1, 2).

Rosa gallica L., Rosier de Provins.
PÉTALE : Fr. (1-5); Arg. (1); Autr. (3-5, 8); Belg. (1-3); Ch. (1, 2); Dan. (3, 5); Esp. (1-7); É.-U. (3-10); Finl. (1); It. (1-3); P.-B. (1-4); Port. (1-3); Roum. (1-3); R.-U. (1-5); Russ. (1-6); Serb. (1); Suèd. (1-7); Suiss. (1-4); Vén. (1, 2).

Rosa moschata Herrm., Rosier musqué.
PÉTALE : Fr. (1).

Rosa rugosa Thunb., Rosier rugueux.
PÉTALE : Jap. (3).

Prunus Amygdalus Stokes, var. ***amara*** D.C. (***Amygda-***

---

[1] La rose à cent feuilles, la rose de Provins et la rose musquée sont également citées dans quelques codex comme fournissant l'essence de rose.

lus communis L., var. **amara** D.C., **Amygdalus
amara** Hayne), Amandier amer.

GRAINE (*Amande amère*) : Fr. (1-5); All. (1-5); Autr. (1-8);
Belg. (1-3); Ch. (1, 2); Cr. (1, 2); Dan. (1-7); Esp. (1-7);
É.-U. (3-9); Finl. (1-5); Gr. (1-3); Hongr. (1-3); It.
(1-3); Jap. (1-3); Mex. (1-4); Norv. (1-3); P.-B. (1, 2);
Port. (1-3); Roum. (1-3); R.-U. (2-5); Russ. (1-6); Serb.
(1, 2); Suèd. (1-9); Suiss. (1-4); Vén. (1, 2).

ESSENCE DE LA GRAINE (*Essence d'Amande amère*) : Fr.
(2-5); Belg. (1, 2); Ch. (1); Esp. (7); É.-U. (5-10); Finl.
(2); Jap. (1); Mex. (2-4); Norv. (2-4); Port. (2, 3);
Suiss. (2).

Prunus amygdalus Stokes, var. **dulcis** D.C. (**Amygdalus communis** L., var. **dulcis** D.C., **Amygdalus
dulcis** Mill.), Amandier doux.

GRAINE (*Amande douce*) : Fr. (1-5); All. (1-5); Autr. (1-8);
Belg. (1-3); Ch. (1, 2); Cr. (1, 2); Dan. (1-7); Esp. (1-7);
É.-U. (1-10); Finl. (1-5); Gr. (1-3); Hongr. (1-3); It.
(1-3); Jap. (1-3); Mex. (1-4); Norv. (1-4); P.-B. (1,
2, 4); Port. (1-3); Roum. (1-3); R.-U. (1-5); Russ. (1-6);
Serb. (1, 2); Suèd. (1-9); Suiss. (1-4); Vén. (1, 2).

HUILE DE LA GRAINE (*Huile d'Amande, huile d'Amande
douce*) [1] : Fr. (1-5); All. (1-5); Arg. (1); Autr. (1-8);
Belg. (1-3); Ch. (1, 2); Cr. (1, 2); Dan. (1-7); Esp.
(1-7); É.-U. (1-10); Finl. (1-5); Gr. (1-3); Hongr. (1-3);
It. (1-3); Jap. (1-3); Mex. (1-4); Norv. (1-4); P.-B.
(1-4); Port. (1-3); Roum. (1-3); R.-U. (1-5); Russ.
(1-6); Serb. (1, 2); Suèd. (1-9); Suiss. (1-4); Vén. (1, 2).

---

[1] Citée dans toutes les pharmacopées, cette huile est indiquée comme étant
fournie :

Soit par l'amande douce : Fr. (1-4); Arg. (1); Belg. (1, 2); Autr. (1-8); Esp. (1-7);
It. (1-3); Roum. (1-3); Russ. (1-6);

Soit par les deux variétés (douce et amère) : All. (1-5); Belg. (3); Dan. (1-7);
P.-B. (1-4); Suiss. (1-4);

Soit par l'une ou l'autre variété : Ch. (1, 2); Cr. (1, 2); É.-U. (1-10); Jap. (1-3);
Port. (1-3); R.-U. (1-5); Suèd. (1-9).

Certains Codex, telles les dernières éditions française et finlandaise, ne spécifient
pas la variété et notent simplement que cette huile est fournie par les semences de
Prunus amygdalus Stokes.

Prunus Armeniaca L., Abricotier.
GRAINE : Jap. (2, 3).

Prunus Avium L. (***Cerasus Avium*** Moench, ***Cerasus Juliana*** D.C.), Cerisier des oiseaux.
FRUIT (*Cerise noire*) : Fr. (1, 5); Autr. (5); Esp. (5, 6); Port. (3).

Prunus Capollin Zucc. (***Cerasus Capollin*** D.C.).
ÉCORCE, FRUIT : Mex. (1-4).

Prunus Cerasus L. (***Cerasus Capronania*** D.C.), Cerisier vulgaire.
FEUILLE : Suèd. (2-4).
FRUIT (*Cerise rouge*) : Fr. (1-5); Autr. (1-4); Dan. (1-4); Esp. (2-6); Finl. (1); Gr. (1); Russ. (1, 2); Suèd. (1-6).
PÉDONCULE DU FRUIT (*Queue de cerise*) : Fr. (1-5).
GOMME DE CERISIER : Dan. (1); Suèd. (1-4).
SUC DU FRUIT : Fr. (1-5); All. (1-5); Ch. (1); Dan. (1-7); Finl. (1); Gr. (1-3); Norv. (1, 3, 4); Roum. (1); Russ. (1-6); Suèd. (1-9); Suiss. (1, 2); Vén. (1, 2).

Prunus domestica L., Prunier domestique.
FRUIT : Fr. (1-4); Autr. (1-5); Belg. (1); Dan. (1-3); Esp. (1-6); É.-U. (1-9); Gr. (1); Mex. (1-4); P.-B. (1, 3, 4); Port. (1-3); Roum. (1); R.-U. (1-4); Suèd. (1); Vén. (1, 2).
PULPE DU FRUIT : Fr. (1-4); Autr. (1-8); Ch. (1); Cr. (1); Dan. (1-4); Esp. (5, 6); É.-U. (2-4); Gr. (1); Hongr. (1-3); P.-B. (2); Port. (1, 2); Roum. (1-3); Suèd. (1); Vén. (1, 2).
GOMME : Esp. (1-5).

Prunus Laurocerasus L. (***Cerasus Laurocerasus*** Loisel.), Laurier-cerise.
FEUILLE : Fr. (1-5); All. (1); Arg. (1); Belg. (1-3); Ch. (1); Dan. (2, 3); Esp. (5-7); Gr. (1-3); It. (1-3); P.-B. (1-4); Port. (3); R.-U. (1-5); Suèd. (5); Suiss. (2); Vén. (1, 2).

Essence de la feuille : Fr. (2); Belg. (1, 2); P.-B. (1, 2, 4).

Prunus macrophylla Sieb. et Zucc.
Feuille : Jap. (3).

Prunus Malaheb L. (***Cerasus Malaheb*** Mill.), Cerisier Malaheb.
Amande : Fr. (1).

Prunus Padus L. (***Cerasus Padus*** D.C.), Cerisier Putiet.
Écorce : Fr. (1); Finl. (1); Suèd. (5, 6).

Prunus Persica Stokes (***Amygdalus Persica*** L., ***Persica vulgaris*** Mill.), Pêcher vulgaire.
Feuille : Fr. (1, 2); Autr. (2-5); Dan. (1); Esp. (5); Mex. (1-4).
Fleur : Fr. (1-4); Belg. (1); Ch. (1); Dan. (1); Esp. (2-6); It. (1); Mex. (1-4); Port. (3); Suiss. (2s).
Essence de la feuille : Autr. (2, 3).

Prunus serotina Ehrh. (***Prunus virginiana*** Duroi).
Écorce : Arg. (1); É.-U. (1-10); R.-U. (4, 5).

Prunus spinosa L., Prunier épineux.
Écorce : Autr. (1-3).
Fleur : Dan. (1, 2); Suèd. (1-4); Suiss. (1, 2).
Fruit : Dan. (1, 2); Suèd. (1-4).
Suc du fruit : Fr. (1); Autr. (1-3); Esp. (2-5).

Prunus virginiana L.
Écorce : Arg. (1); Mex. (4).

Licania arborea Seem.
Fruit : Mex. (2s-4).

CONNARACÉES

Rourea glabra H.B.K. (***Rourea oblongifolia*** Hook. et Arn.).
Racine, Graine : Mex. (2s-4).

LÉGUMINEUSES

Pithecolobium albicans Benth.
FRUIT, GOMME : Mex. (3, 4).

Pithecolobium Auaremotemo Mart. (*Mimosa cochliocarpos* Gomez).
ÉCORCE : Fr. (3); Port. (3).

Pithecolobium circinale Benth. (*Inga circinalis* Willd.).
FRUIT, GOMME : Mex. (1-4).

Pithecolobium dulce Benth. (*Mimosa Unguis-cati* Blanco).
ÉCORCE, FRUIT, GRAINE : Mex. (1-4).

Pithecolobium Unguis-cati Benth. (*Inga Unguis-cati* Willd.).
ÉCORCE : Mex. (1).

Stryphnodendron Barbatimam Mart. (*Acacia adstringens* Mart.).
ÉCORCE : Fr. (3).

Albizzia anthelmintica Brongn. (*Acacia anthelmintica* Baill.), Moussena.
ÉCORCE : Fr. (3, 4).

Calliandra grandiflora Benth., Pambotano.
RHIZOME ET RACINE : Mex. (2^8-4).

Acacia albida Delile.
GOMME : Mex. (1-4).

Acacia arabica Willd. (*Acacia vera* Willd., *Mimosa nilotica* L.), Acacia du Levant.
ÉCORCE : R.-U. (4^8, 5).
GOMME : Fr. (1-5); All. (1); Autr. (1-8); Belg. (1, 2); Ch. (1); Dan. (2, 3); Esp. (1-7); É.-U. (1-7); Finl. (1-3);

Hongr. (2); Mex. (1-4); Norv. (1); Port. (1-3); Roum.
(1-3); Russ. (3); Suèd. (1-5); Vén. (1, 2).

Acacia Catechu Willd. (**Mimosa Catechu** L. f.), Acacia
au cachou.
Extrait préparé avec le bois (*Cachou de Pégu*) : Fr.
(1-5); All. (1-5); Arg. (1); Autr. (1, 5, 7, 8); Belg. (1-3);
Ch. (2); Dan. (1-4); Esp. (1-7); É.-U. (1-8); Finl. (1);
Gr. (1-3); It. (1-3); Jap. (2, 3); Mex. (1-4); P.-B. (1-3);
Port. (1-3); Roum. (1-3); R.-U. (3-5); Russ. (1-6); Serb.
(1); Suèd. (2-6); Suiss. (1-4); Vén. (1, 2).

Acacia decurrens Willd.
Écorce : É.-U. (4s, 5).

Acacia Ehrenbergiana Hayne.
Gomme : Belg. (1); Dan. (3-5); Gr. (1); Hongr. 1, 2); Mex.
(1-4); Norv. (1, 2); Roum. (1); Russ. (1-3); Suèd. (6, 7).

Acacia Farnesiana Willd., Cassie.
Fleur, Fruit : Mex. (1-4).
Gomme : Vén. (1, 2).

Acacia Neboueb Baill.
Gomme : Mex. (1-4).

Acacia Senegal Willd. (**Acacia Verek** Guill. et Perr.),
Acacia du Sénégal.
Gomme : Fr. (1-5); All. (1-5); Arg. (1); Autr. (1-8); Belg.
(1-3); Ch. (2); Cr. (1, 2); Dan. (1-7); Esp. (6, 7); É.-U.
(7-10); Finl. (4, 5); Gr. (1-3); Hongr. (2, 3); It. (1-3);
Jap. (1-3); Mex. (1-4); Norv. (3, 4); P.-B. (1-4); Roum.
(1-3); R.-U. (1-5); Russ. (4-6); Serb. (1, 2); Suèd.
(8, 9); Suiss. (1-4).

Acacia Seyal Del.
Gomme : Fr. (3, 4); All. (1); Dan. (3-5); Esp. (7); Finl.
(2, 3); Gr. (1); Hongr. (1, 2); Norv. (2); Russ. (1-3);
Suèd. (6, 7).

Acacia Suma Kurz. (*Mimosa Suma* Roxb.).
    Extrait préparé avec le bois (*Cachou de Pégu*) : Fr.
    (4); All. (5); Belg. (3); Ch. (2); Esp. (6, 7); It. (1-3);
    P.-B. (3); Russ. (5, 6); Suiss. (3, 4); Vén. (1, 2).

Acacia tortilis Hayne.
    Gomme : All. (1); Dan. (3-5); Esp. (6, 7); Finl. (2, 3);
    Gr. (1); Hongr. (1, 2); Mex. (1-4); Norv. (2); Suèd.
    (6, 7).

Acacia tortuosa Willd. (*Prosopis microphylla* H.B.K.).
    Gomme : Mex. (1-4).

Lysiloma acapulcensis Benth. (*Acacia acapulcensis*
    Kunth).
    Écorce, Gomme : Mex. (1-4).

Prosopis dulcis Kunth.
    Fruit, Gomme : Mex. (1-4).

Prosopis juliflora D.C.
    Fruit : Ch. (1); Mex. (1-4).
    Gomme : Mex. (1-4).

Copaifera coriacea Mart.
    Suc oléo-résineux retiré du tronc (*Baume de Co-
    pahu*) : Fr. (4); All. (4, 5); Arg. (1); Ch. (2); Dan. (6, 7);
    Hongr. (3); Jap. (1-3); Mex. (4); P.-B. (3); Russ. (1-6);
    Suiss. (3, 4).

Copaifera guyanensis Desf.
    Suc oléo-résineux retiré du tronc (*Baume de Co-
    pahu*) : Fr. (3-5); All. (2-5); Arg. (1); Autr. (7, 8); Ch.
    (2); Cr. (1, 2); Dan. (6, 7); It. (1-3); Jap. (1-3); Mex.
    (1-4); Norv. (3); P.-B. (3); Port. (3); Russ. (4-6); Serb.
    (1, 2); Suiss. (3, 4).

Copaifera Lansdorfii Desf.
    Suc oléo-résineux retiré du tronc (*Baume de Co-*

pahu) : Fr. (3-5); Arg. (1); Dan. (6, 7); É.-U. (7);
Hongr. (1, 2); It. (1-3); Mex. (4); P.-B. (3); Port. (3);
R.-U. (3, 4); Russ. (1-6); Suèd. (8, 9).

Copaifera multijuga Hayne.
Suc oléo-résineux retiré du tronc (*Baume de Co-
pahu*) : All. (1); Belg. (1); Dan. (3, 4); É.-U. (5, 6);
Roum. (1-3); R.-U. (1, 2); Russ. (1-3); Suèd. (6, 7).

Copaifera officinalis L. (*Copaifera Jacquini* Desf.).
Suc oléo-résineux retiré du tronc (*Baume de Co-
pahu*) : Fr. (1-5); All. (2-5); Arg. (1); Autr. (1, 3-8);
Belg. (1-3); Ch. (1, 2); Cr. (1, 2); Dan. (2-7); Esp. (2-7);
É.-U. (1-4); Finl. (1); Gr. (1-3); Hongr. (3); It. (1-3);
Jap. (1-3); Mex. (1-4); Norv. (1-3); P.-B. (3); Port.
(1-3); Roum. (1-3); Russ. (1-6); Serb. (1, 2); Suèd.
(1-9); Suiss. (3, 4); Vén. (1, 2).

Copaifera divers non spécifiés.
Suc oléo-résineux retiré du tronc (*Baume de Co-
pahu*) : Belg. (1-3); Dan. (1-7); É.-U. (1-10); Finl. (1-5);
Hongr. (1, 2); Norv. (4); P.-B. (1, 2, 4); Port. (1-3);
R.-U. (5); Suiss. (1-4).
Essence du Baume de Copahu : É.-U. (5-9); Port.
(3); R.-U. (1-5); Russ. (1-3).

Hymenæa Courbaril L., Courbaril diphylle.
Résine (*Résine animée, Copal du Brésil*) : Fr. (1); Dan.
(1); Esp. (1-6); Mex. (1-4); Suèd. (1-4); Vén. (1, 2).

Tamarindus indica L. (*Tamarindus officinalis* Hook.),
Tamarinier de l'Inde.
Pulpe du fruit (*Pulpe brute ou purifiée*) : Fr. (1-5); All.
(1-5); Arg. (1); Autr. (1, 3-8); Belg. (1-3); Ch. (1, 2);
Cr. (1, 2); Dan. (1-5); Esp. (1-7); É.-U. (1-9); Finl.
(1-4); Gr. (1-3); Hongr. (1-3); It. (1-3); Jap. (1-3);
Mex. (1-4); Norv. (1-4); P.-B. (1-4); Port. (1-3); Roum.

(1-3); R.-U. (1-5); Russ. (1-6); Serb. (1); Suèd. (1-7);
Suiss. (1-4); Vén. (1, 2).

Brownea grandiceps Jacq.
Bois du tronc, Fleur : Vén. (1, 2).

Bauhinia splendens H.B.K. (*Schnella splendens*
Benth.).
Racine, Tige : Vén. (1, 2).

Cassia acutifolia Delile (*Cassia lenitiva* Bisch., *Cassia
lanceolata* Collad.).
Foliole (*Séné d'Alexandrie*) : Fr. (1-4); All. (1-3); Arg.
(1); Autr. (1-7); Belg. (1-3); Ch. (1, 2); Cr. (1, 2); Dan.
(1-6); Esp. (1-4, 6); É.-U. (1-10); Finl. (1-5); Hongr.
(1, 2); It. (1-3); Jap. (1-3); Mex. (1-4); Norv. (1-4);
P.-B. (2); Port. (1-3); Roum. (1-3); R.-U. (1-5); Russ.
(1-6); Suèd. (1-9); Suiss. (1-3); Vén. (1, 2).
Fruit (*Follicule de Séné d'Alexandrie*) : Fr. (1-5); Autr.
(1, 8); Belg. (1-3); Dan. (7); Port. (1, 2); R.-U. (5);
Suiss. (4).

Cassia angustifolia Vahl. (*Cassia lanceolata* Wight et
Arm., *Cassia elongata* Lem.).
Foliole (*Séné de l'Inde ou de Tinnevelly*) : Fr. (3-5); All.
(2-5); Arg. (1); Autr. (7, 8); Belg. (1-3); Ch. (2); Cr.
(1, 2); Dan. (3, 4, 6, 7); É.-U. (2-10); Finl. (1-5); Gr.
(1-3); Hongr. (2, 3); It. (1-3); Jap. (1-3); Mex. (4);
Norv. (1, 3, 4); P.-B. (1-4); Roum. (1-3); R.-U. (1-5);
Russ. (4-6); Serb. (1, 2); Suèd. (8); Suiss. (1-4); Vén.
(1, 2).
Fruit (*Follicule de Séné de l'Inde*) : Fr. (3-5); Belg. (1-3);
R.-U. (5); Suiss. (4).

Cassia Fistula L. (*Cathartocarpus Fistula* Pers.).
Fruit (*Casse officinale*) : Fr. (1-4); Autr. (1, 3-5, 7, 8);
Belg. (1-3); Dan. (1, 2); Esp. (1-6); É.-U. (1-9); Gr.
(2, 3); It. (1-3); Mex. (1-4); P.-B. (1, 2); Port. (1-3);

Roum. (1, 2); R.-U. (5); Suèd. (1-5); Suiss. (2, 3); Vén.
(1, 2).
Pulpe du fruit : Fr. (1-4); Autr. (1, 3-8); Ch. (1);
Dan. (1, 2); Esp. (5); É.-U. (2-4); Hongr. (2); It. (2, 3);
Mex. (1); Port. (1-3); Roum. (1, 2); R.-U. (1-5); Suèd.
(1-4); Vén. (1, 2).

Cassia grandis L. (*Cassia brasiliana* Lamk.).
Fruit (*Casse du Brésil*) : Fr. (4).

Cassia marylandica L.
Foliole (*Séné d'Amérique*) : É.-U. (1-6).

Cassia moschata H.B.K.
Fruit (*Petite Casse*) : Fr. (4).

Cassia obovata Collad.
Foliole (*Séné d'Alep*) : Fr. (1); Arg. (1); Autr. (1, 5, 6);
Dan. (1-3); Esp. (1-7); É.-U. (1-7); Finl. (2, 3); Hongr.
(1); It. (1-3); Mex. (1-3); Norv. (1); P.-B. (1, 2); Port.
(1-3); R.-U. (1, 2); Suèd. (1-6); Suiss. (2).
Fruit (*Follicule de Séné d'Alep*) : Fr. (1, 5); Port. (1, 2);
Suiss. (3).

Cassia occidentalis L., Casse puante.
Racine : Vén. (1, 2).
Feuille : Mex. (2-4); Vén. (1, 2).
Graine : Mex. (2-4).

Ceratonia Siliqua L.
Fruit (*Caroube*) : Fr. (1, 3, 4); All. (1); Autr. (1, 5); Dan.
(1); Esp. (1-6); Gr. (1); Serb. (1); Suiss. (1, 2).

Krameria argentea Mart., Ratanhia du Brésil, Ratanhia
du Para.
Racine : É.-U. (8, 9); R.-U. (4, 5).

Krameria cistoides Hook. et Arn., Pacul.
Racine : Ch. (1).

Krameria Ixina L. var. *granatensis* Triana, Ratanhia
de la Nouvelle-Grenade, Ratanhia de Savanille.
RACINE : Fr. (1, 2, 4, 5); É.-U. (7-9); It. (1-3); Norv. (2);
R.-U. (3); Suèd. (7).

Krameria lanceolata Torr. (*Krameria pauciflora* Moc.
et Sessé).
RACINE : Mex. (1-4).

Krameria triandra R. et P., Ratanhia du Pérou.
RACINE : Fr. (1, 3, 4, 5); All. (1-5); Arg. (1); Autr. (4-8);
Belg. (1-3); Ch. (1, 2); Cr. (1, 2); Dan. (3-7); Esp. (2-7);
É.-U. (2-9); Finl. (1-5); Gr. (1-3); Hongr. (1-3); It.
(1-3); Jap. (3); Mex. (1-4); Norv. (1-4); P.-B. (1-4);
Port. (2, 3); Roum. (1-3); R.-U. (1-5); Russ. (1-6);
Serb. (1, 2); Suèd. (6-9); Suiss. (1-4); Vén. (1, 2).

Cæsalpinia Bonducella Fleming (*Guilandina Bonducella* L.), Bonduc.
GRAINE : Mex. (3, 4).

Cæsalpinia brevifolia Baill. (*Balsamocarpon brevifo-
lium* Clos).
FRUIT (*Algarobilli*) : Ch. (2).

Cæsalpinia Caralaco Humb. et Bonpl., Cascalote.
FRUIT : Mex. (3, 4).

Cæsalpinia coriaria Willd.
FRUIT (*Dividivi*) : Mex. (1-4); Vén. (1, 2).

Cæsalpinia echinata Lamk.
BOIS (*Bois de Fernambouc*) : Fr. (1-3); Mex. (1, 2).

Cæsalpinia pulcherrima Sw. (*Poinciana pulcherrima*
L.), Tabaquin.
FEUILLE : Mex. (1-4).

Cæsalpinia Sappan L., Brésillet des Indes.
BOIS : R.-U. (4s, 5).

Hæmatoxylon campechianum L., Campêche épineux.
Bois (*Bois de Campêche*) : Fr. (1-4); All. (1); Autr. (6ˢ-8);
Belg. (1, 2); Dan. (1, 2); Esp. (1-6); É.-U. (1-9); Finl.
(1); Gr. (1-3); Mex. (1-4); Port. (2, 3); Roum. (1-3);
R.-U. (1-5); Russ. (3, 4); Serb. (1); Suèd (1-7); Suiss.
(2); Vén. (1, 2).

Myroxylon Pereiræ Kl. (***Myrospermum Pereiræ*** Royle,
Toluifera Pereiræ Baill., ***Myrospermum sonsona-***
tense Per.).
Fruit : Mex. (1-4).
Baume (*Baume du Pérou noir, Baume du Pérou liquide*) [1] :
Fr. (1-5); All. (1-5); Arg. (1); Autr. (1, 3-8); Belg. (1-3);
Ch. (1, 2); Cr. (1, 2); Dan. (1-7); Esp. (1-7); É.-U.
(1-10); Finl. (1-5); Gr. (1-3); Hongr. (1-3); It. (1-3);
Jap. (1-3); Mex. (1-4); Norv. (1-4); P.-B. (1-4); Port.
(1-3); Roum. (1-3); R.-U. (1-5); Russ. (1-6); Serb.
(1, 2); Suèd. (1-9); Suiss. (1-4); Vén. (1, 2).

Myroxylon peruiferum L. f. (***Myrospermum peruife-***
rum D. C.).
Baume (*Baume du Pérou blanc, Baume du Pérou solide*) :
Esp. (5, 6); Port. (1-3); Vén. (1, 2).

Myroxylon toluiferum H. B. K. (***Toluifera Balsamum***
L., ***Myrospermum toluiferum*** D. C.).
Baume (*Baume de Tolu*) : Fr. (1-5); All. (1-5); Arg. (1);
Autr. (7, 8); Belg. (1-3); Ch. (1, 2); Cr. (2); Dan. (1-7);
Esp. (1-7); É.-U. (1-10); Gr. (1-3); Hongr. (3.); It.
(1-3); Jap. (1-3); Mex. (1-4); Norv. (1-4); P. B. (1-4);
Port. (1-3); Roum. (1-3); R.-U. (1-5); Russ. (1-6); Suèd.
(1-9); Suiss. (1-4); Vén. (1, 2).

Myrospermum frutescens Jacq.
Graine : Vén. (1, 2).

---

[1] A tort, les anciennes pharmacopées : Fr. (1, 2); Autr. (1, 3, 4); Belg. (1, 2);
Dan. (1-4); Esp. (1-4); É.-U. (1-6); Norv. (1); P.-B. (1); Port. (1, 2); Suèd. (1-6),
mentionnent que cette drogue provenait du *Myroxylon peruiferum* L. f.

Bowdichia virgilioides H.B.K., Alcornoque.
Écorce : Fr. (3).

Crotalaria stipularia Desr.
Feuille : Vén. (1, 2).

Lupinus albus L., Lupin blanc.
Graine : Fr. (1-3); Esp. (2-4); Mex. (1-4).

Genista sagittalis L., Genêt herbacé.
Herbe, Sommité fleurie : Esp. (2-5).

Genista tinctoria L., Genêt des teinturiers.
Écorce du bois, Racine, Gra ne : Esp. (2-4).
Fleur : Esp. (2-4); Fr. (3).

Spartium junceum L. (*Genista juncea* Scop.), Genêt
  d'Espagne.
Racine, Fleur, Graine : Esp. (5).
Sommité : Fr. (1); Mex. (3, 4).

Cytisus scoparius Link (*Genista scoparia* Lamk., *Saro-
  thamnus scoparius* Koch), Genêt à balais.
Sommité : Fr. (1, 4^s); Dan. (1); É.-U. (2-9); Port. (3);
  R.-U. (1-5).

Cytisus purgans Spach (*Genista purgans* L.), Genêt
  purgatif.
Fleur : Fr. (3).

Ononis spinosa L., Bugrane.
Racine : Fr. (1-3); All. (1-5); Autr. (1-8); Belg. (1); Cr.
  (1, 2); Dan. (2, 3); Esp. (2-6); Gr. (1-3); Hongr. (1-3);
  Roum. (1); Russ. (4); Serb. (1, 2); Suèd. (1-4); Suiss.
  (2^s-4).

Trigonella cærulea D.C. (*Melilotus cærulea* Lamk.),
  Mélilot bleu.
Sommité fleurie : Fr. (1).

— 100 —

Trigonella Fœnum-græcum L., Trigonelle Fenugrec.
° Graine : Fr. (1-4); All. (1-5); Autr. (1-3, 5, 8); Belg.
(1, 2); Dan. (1-5); Esp. (2-6); Gr. (1); Mex. (1-4); Port.
(2-3); Russ. (1, 2); Serb. (1); Suèd. (1-5); Suiss. (1-4);
Vén. (1, 2).

Melilotus indica All. (***Melilotus parviflora*** Desf.).
Herbe fleurie : Mex. (2s).

Melilotus officinalis (Lamk.) Desr. (***Melilotus altissima***
Thuillier), Mélilot officinal.
Herbe fleurie : Fr. (1-4); All. (1-5) [1]; Autr. (1-8);
Belg. (1, 2); Dan. (1-5); Esp. (1-6); Finl. (1-3); Gr.
(1-3); Hongr. (1); Mex. (2-4); Norv. (1, 2); Port. (1-3);
Roum. (1-3); Russ. (1-6); Serb. (1); Suèd. (1-7); Suiss.
(1).
Fleur : Gr. (2, 3); Suèd. (1-4).
Graine : Esp. (1, 4, 5).

Trifolium pratense L., Trèfle des prés.
Herbe : Fr. (1).

Psoralea glandulosa L., Culen.
Feuille : Ch. (1, 2); Esp. (3, 4); Mex. (1, 2).

Psoralea pentaphylla L.
Racine : Fr. (1); Mex. (3, 4).

Indigofera Anil L., Indigotier franc.
Produit préparé (*Indigo*) : Fr. (1-3); Dan. (3-6); Mex.
(1-4); Russ. (1, 2); Suèd. (6, 7).

Indigofera argentea L., Indigotier glauque.
Produit préparé (*Indigo*) : Fr. (1-3); Mex. (1-4); Russ.
(1, 2); Suèd. (6, 7).

---

[1] Les pharmacopées All. (2-5) rapportent l'herbe fleurie de Mélilot aux deux
espèces : *Melilotus officinalis* Desr. et *Melilotus altissima* Thuillier. L'Index de Kew
réunit les deux espèces sous le premier nom.

Indigofera disperma L., Indigotier disperme.
Produit préparé (*Indigo*) : Fr. (1-3); Mex. (1-4); Russ. (1, 2).

Indigofera tinctoria L., Indigotier des Indes.
Produit préparé (*Indigo*) : Fr. (1-3); Autr. (5); Belg. (1); Dan. (3-6); Finl. (2); Gr. (1ˢ); Mex. (1-4); Roum. (1); Russ. (1, 2); Suèd. (6, 7).

Indigofera divers non spécifiés.
Produit préparé (*Indigo*) : Belg. (1); Dan. (3-6); Finl. (2); Roum. (1).

Galega officinalis L., Galéga officinal.
Herbe : Fr. (1); Esp. (2-4); Mex. (4).

Dalea citriodora Willd.
Plante entière : Mex. (1-4).

Robinia Pseud-acacia L., Robinier Faux-Acacia.
Fleur : Fr. (1).

Colutea arborescens L., Baguenaudier arborescent.
Feuille : Fr. (1).

Astragalus adscendens Boiss.
Produit d'exsudation (*Gomme adragante*) : All. (2, 3); Belg. (3); Esp. (7); Finl. (4); P.-B. (3); Russ. (4-6)

Astragalus brachycalyx Fisch.
Produit d'exsudation (*Gomme adragante*) : All. (2, 3); Esp. (7); Finl. (4); Russ. (4-6).

Astragalus creticus Lamk., Astragale de Crète.
Produit d'exsudation (*Gomme adragante*) : Fr. (1); All. (1); Autr. (2-5); Belg. (1-3); Ch. (1, 2); Esp. (6); Finl. (1); It. (1-3); Mex. (1-4); Norv. (2); P.-B. (1, 2); Roum. (1-3); Russ. (1, 2); Serb. (1); Suèd. (6, 7); Suiss. (1).

Astragalus exscapus L., Astragale sans tige.
RACINE : Fr. (1); Autr. (1).

Astragalus gummifer Labill.
PRODUIT D'EXSUDATION (*Gomme adragante*) : Fr. (5);
All. (2, 3); Autr. (1-5); Cr. (1); Dan. (2, 3, 5); Esp.
(7); É.-U. (7-10); Gr. (1-3); Hongr. (2, 3); Jap. (1-3);
Norv. (1, 2); P.-B. (2); R.-U. (3-5); Russ. (4-6); Suèd.
(6); Vén. (1, 2).

Astragalus leioclados Boiss.
PRODUIT D'EXSUDATION (*Gomme adragante*) : All. (2, 3);
Russ. (4-6).

Astragalus microcephalus Willd.
PRODUIT D'EXSUDATION (*Gomme adragante*) : All. (2, 3);
Russ. (4-6).

Astragalus Parnassi Boiss.
PRODUIT D'EXSUDATION (*Gomme adragante*) : Esp. (6);
Russ. (1, 2).

Astragalus pycnocladus Boiss.
PRODUIT D'EXSUDATION (*Gomme adragante*) : All. (2, 3);
Russ. (4-6).

Astragalus Tragacantha L., Astragale Adragant.
PRODUIT D'EXSUDATION (*Gomme adragante*) : Dan. (1);
Esp. (1-4); Mex. (1-4); Port. (1); Suèd. (1, 2).

Astragalus verus Oliv.
PRODUIT D'EXSUDATION (*Gomme adragante*) : Fr. (1-4);
All. (2, 3); Arg. (1); Belg. (1, 2); Dan. (3, 5); Esp.
(5, 6); É.-U. (1-6); Finl. (1-5); It. (1-3); Mex. (1-4);
Norv. (1, 2); P.-B. (2); Port. (1-3); R.-U. (1, 2); Russ.
(1-6); Suèd. (7).

Astragalus divers non spécifiés.
PRODUIT D'EXSUDATION (*Gomme adragante*) : All. (1, 4,

5); Autr. (1-5); Belg. (1-3); Ch. (2); Cr. (1); Dan. (1-7);
É.-U. (7-10); Finl. (1-5); Gr. (1-3); Hongr. (2, 3); Jap.
(1-3); Norv. (3, 4); P.-B. (3, 4); Port. (1-3); Roum.
(1-3); Serb. (1); Suèd. (1-9); Suiss. (1-4); Vén. (1, 2).

Oxytropis Lambertii Pursh.
Plante entière : Mex. (2ˢ-4).

Eysenhardtia amorphoides H.B.K. (**Varennea polysta-
chya** D.C.).
Rameaux, Suc de l'écorce : Mex. (1, 2, 4).

Glycyrrhiza echinata L., Réglisse hérissonne.
Racine : Fr. (1).

Glycyrrhiza glabra L. (**Glycyrrhiza glabra** L. var.
typica Reg. et Herd.), Réglisse d'Espagne, Réglisse
d'Italie.
Rhizome et racine (*Racine*) : Fr. (1-5); All. (1, 2, 5);
Arg. (1); Autr. (1-8); Belg. (1-3); Ch. (1, 2); Cr. (1, 2);
Dan. (1-5); Esp. (1-7); É.-U. (1-10); Finl. (1-4); Gr.
(1-3); Hongr. (1, 2); It. (1-3); Norv. (1, 2); P.-B. (1-4);
Port. (1-3); Roum. (1-3); R.-U. (1-5); Serb. (1, 2);
Suèd. (1-7); Suiss. (1-3); Vén. (1, 2).

Glycyrrhiza glabra L. var. **glandulifera** Reg. et Herd.
(**Glycyrrhiza glandulifera** Waldst. et Kit.), Réglisse
de Russie [1].
Rhizome et racine (*Racine*) : Fr. (5); All. (1-4); Autr.
(6-8); Ch. (2); Cr. (1, 2); Dan. (2-7); É.-U. (8-10); Finl.
(1-5); Hongr. (1-3); Jap. (1-3); Mex. (1-4); Norv. (1-4);
P.-B. (4); Russ. (1-6); Serb. (1, 2); Suèd. (7-9); Suiss.
(3, 4).

Zornia myriadena Benth. (**Myriadenus tetraphyllus**
Desv.).
Plante entière : Mex. (1-4).

---

[1] Les pharmacopées suivantes : Dan. (2-5); Finl. (1-3); Norv. (1, 2); Russ.
(1); Suèd. (7), attribuent la Réglisse de Russie au *Glycyrrhiza echinata* L.

Arachis hypogæa L. (***Arachis africana*** Lour.), Arachide.
  GRAINE : Mex. (1-4).
  HUILE DE LA GRAINE : All. (5); Mex. (1-4); Port. (3);
  R.-U. (4ª, 5); Suiss. (4).

Pterocarpus Draco L., Ptérocarpe Dragon.
  RÉSINE (*Sang-dragon des Antilles*) : Fr. (1, 2); Autr. (1);
  P.-B. (2); Roum. (3); Vén. (1, 2).

Pterocarpus erinaceus Lamk. (***Pterocarpus senegalensis*** Vahl).
  SUC DESSÉCHÉ (*Kino d'Afrique*) : Autr. (5); Belg. (1);
  Dan. (1, 2); Roum. (1-3).

Pterocarpus indicus Willd.
  BOIS (*Bois de Santal rouge*) : Fr. (3, 4); Esp. (7); Port.
  (3).

Pterocarpus Marsupium Roxb.
  SUC DESSÉCHÉ (*Kino de Malabar*) : Fr. (3, 4); All. (1);
  Autr. (1); Belg. (2); Ch. (1, 2); Esp. (5); É.-U. (1-10);
  Finl. (1, 2); Gr. (2, 3); Jap. (1-3); Mex. (2); Port. (1-3);
  R.-U. (1-5); Russ. (1-4); Suèd. (5-7); Suiss. (2-4); Vén.
  (1, 2).

Pterocarpus santalinus L. f.
  BOIS (*Bois de Santal rouge*) : Fr. (1); Autr. (1, 5, 7, 8);
  Belg. (1, 2); Dan. (1-6); Esp. (1-7); É.-U. (1-10); Gr.
  (1-3); Jap. (1-3); Mex. (1, 2); P.-B. (3, 4); Roum. (1-3);
  R.-U. (1-5); Serb. (1); Suèd. (1-9); Suiss. (1, 2); Vén.
  (1, 2).

Piscidia Erythrina L. (***Erythrina Piscipula*** L.), Bois
  enivrant.
  ÉCORCE DE LA RACINE : Arg. (1); Mex. (2-4); Vén. (1, 2).

Andira Araroba Aguiar (***Vouacapoua Araroba*** Druce).
  PRODUIT NATUREL DE SÉPARATION (*Araroba*) qui, purifié,

est la CHRYSAROBINE : Fr. (5); All. (2-5); Autr. (7, 8);
Belg. (3); Ch. (2); Dan. (6, 7); É.-U. (7-10); Finl. (5);
Gr. (2, 3); It. (1-3); Jap. (1-3); Mex. (3, 4); Norv.
(3, 4); P.-B. (3, 4); Roum. (3); R.-U. (3-5); Russ. (4-6);
Suèd. (8, 9); Suiss. (3, 4); Vén. (1, 2).

Andira excelsa H.B.K.
ÉCORCE, AMANDE : Mex. (2-4).

Andira inermis H.B.K. (***Geoffræa inermis*** Sw.), Géoffrée de la Jamaïque.
ÉCORCE : Autr. (1); Belg. (1); Dan. (1); Esp. (2); Suèd.
(5).

Andira retusa H.B.K. (***Geoffræa retusa*** Poir.), Géoffrée
de Surinam.
ÉCORCE : Belg. (1); Dan. (1); P.-B. (1).

Dipteryx odorata Willd. (***Coumarouna odorata*** Aubl.),
Coumarou odorant.
GRAINE (*Fève Tonka*) : Fr. (1, 3, 4); Jap. (3); Mex. (1-4);
Vén. (1, 2).

Abrus precatorius L., Jéquirity, Réglisse indienne.
FEUILLE : P.-B. (4).
GRAINE : Esp. (7); Vén. (1, 2).

Cicer arietinum L., Cicer Tête-de-Bélier.
GRAINE : Fr. (1); Esp. (2-4).

Vicia Ervilia Willd. (***Ervum Ervilia*** L.), Vesce Ervilia.
GRAINE : Fr. (1-3); Esp. (5, 6).

Vicia Faba L. (***Faba vulgaris*** Moench), Vesce Fève, Fève-
de-marais.
FLEUR : Fr. (1); Esp. (2-5).
GRAINE : Fr. (1); Autr. (1); Dan. (1); Esp. (2-6); Mex.
(1-4); Suèd. (1-4).

Vicia sativa L., Vesce cultivée.
GRAINE (*Fève*) : Fr. (1, 2).

Lens esculenta Moench (***Ervum Lens*** L.), Lentille.
GRAINE : Fr. (1, 2); Esp. (5, 6); Mex. (1, 2).

Pisum sativum L., Pois cultivé.
GRAINE : Fr. (1); Mex. (1, 2).

Erythrina coralloides Moc. et Sessé.
GRAINE : Mex. (1-4).

Mucuna pruriens D.C. (***Dolichos pruriens*** L.), Petit
pois pouilleux.
POIL DE LA GOUSSE : Dan. (2); É.-U. (1-6); Mex. (1-4);
Port. (3); Suèd. (5).
GRAINE : Mex. (1-4).

Mucuna urens D. C. (***Dolichos urens*** L.), Grand pois
pouilleux.
POIL DE LA GOUSSE : Mex. (1-4); Port. (3).
GRAINE : Mex. (1-4).

Butea frondosa Roxb.
GRAINE : R.-U. (4^s, 5).
SUC DESSÉCHÉ (*Kino du Bengale*) : R.-U. (4^s, 5).
PRODUIT RÉSINEUX FOURNI PAR LE *Carteria Lacca*
SIGNORE, INSECTE HÉMIPTÈRE (*Laque*) : Mex. (1-4).

Physostigma venenosum Balfour, Févier de Calabar,
Eséré.
GRAINE (*Fève de Calabar*) : Fr. (3, 4); All. (1); Belg. (2, 3);
Dan. (5); Esp. (6, 7); É.-U. (6-10); Finl. (4); Gr. (1^s-3);
Jap. (1-3); Mex. (1-4); P.-B. (2, 3); Port. (3); Roum.
(3); R.-U. (2-4); Russ. (1-3); Serb. (1); Suèd. (7.);
Suiss. (2^s); Vén. (1, 2).

Phaseolus vulgaris L., Haricot commun.
GRAINE : Fr. (1); Autr. (5); Gr. (1).

Pueraria Thunbergiana Benth.
AMIDON DE LA RACINE : Jap. (1-3).

Pachyrhizus tuberosus Spreng. (*Dolichos tuberosus* Lamk.).
RACINE, GRAINE : Mex. (1-4).

Pachyrhizus palmatilobus Benth. et Hook. (*Dolichos palmatilobus* Sessé).
RACINE, GRAINE : Mex. (1-4).

Rhynchosia phaseoloides D.C. (*Rhynchosia precatoria* D. C.).
GRAINE : Mex. (2, 3).

GÉRANIALES

GÉRANIACÉES

Geranium carolinianum L.
PLANTE ENTIÈRE : Mex. (4).

Geranium Hernandesii Moc. et Sessé.
PLANTE ENTIÈRE : Mex. (1-4).

Geranium maculatum L.
RHIZOME : Arg. (1); É.-U. (1-9).

Geranium mexicanum H.B.K.
PLANTE ENTIÈRE : Mex. (1-4).

Geranium pratense L., Géranium des prés.
HERBE : Fr. (1).

Geranium Robertianum L., Géranium Herbe-à-Robert.
HERBE : Fr. (1); Dan. (1).

Geranium rotundifolium L., Géranium à feuilles rondes.
HERBE : Fr. (1).

Geranium sanguineum L., Géranium sanguin.
HERBE : Fr. (1.).

Erodium cicutarium L'Hérit. (*Geranium cicutarium* L.), Erodium à feuilles de ciguë.
Herbe : Fr. (1); Dan. (1); Mex. (1-4).

Erodium moranense Willd.
Plante fleurie : Mex. (1, 2).

Erodium moschatum L'Hérit. (*Geranium moschatum* Burm.), Erodium musqué.
Herbe : Fr. (1); Dan. (1); Esp. (3).

OXALIDACÉES

Oxalis Acetosella L., Oxalis Petite-Oseille.
Herbe : Autr. (1); Dan. (1, 2); Esp. (2-6); Port. (1, 2); Suèd. (1-5).
Feuille : Fr. (1, 3).

Oxalis angustifolia H.B.K., Oxalis à feuilles étroites.
Feuille : Mex. (1-4).

Oxalis corniculata L., Oxalis corniculée.
Feuille : Mex. (1-4).

Oxalis verticillata Moc. et Sessé, Oxalis verticillée.
Feuille : Mex. (1-4).

Oxalis violacea L.
Feuille : Mex. (1-4).

TROPÉOLACÉES

Tropæolum majus L., Grande Capucine.
Herbe : Fr. (1); Mex. (1-4).

Tropæolum minus L., Petite Capucine.
Herbe : Fr. (1).

LINACÉES

Linum catharticum L., Lin cathartique.
Herbe : Fr. (1); Dan. (1).

Linum usitatissimum L., Lin usuel.

GRAINE : Fr. (1-5); All. (1-5); Arg. (1); Autr. (1-8); Belg. (1-3); Ch. (1, 2); Cr. (1, 2); Dan. (1-6); Esp. (1-7); É.-U. (1-10); Finl. (1-5); Gr. (1-3); Hongr. (1-3); It. (1-3); Jap. (1-3); Mex. (1-4); Norv. (1-4   P B (1-4); Port. (1-3); Roum. (1-3); R.-U. (1-5); Russ. (1-6); Serb. (1, 2); Suèd. (1-9); Suiss. (1-4); Vén. (1, 2).

HUILE DE LA GRAINE : Fr. (1-4); All. (1-5); Arg. (1); Autr. (1-8); Belg. (1-3); Ch. (1, 2); Cr. (1, 2); Dan. (1-7); Esp. (1-7); É.-U. (1-10); Finl. (1-5); Gr. (1-3); Hongr. (1-3); It. (1-3); Jap. (1-3); Norv. (1-4); P.-B. (1-4); Port. (1-3); Roum. (1-3); R.-U. (1-5); Russ. (1-6); Serb. (1, 2); Suèd. (1-9); Suiss. (1-4); Vén. (1, 2).

ERYTHROXYLACÉES

Erythroxylum Coca Lamk., Cocalier du Pérou.

FEUILLE : Fr. (3-5); All. (5); Arg. (1); Autr. (7); Belg. (2, 3s); Ch. (1, 2); Esp. (6, 7); É.-U. (7-9); Gr. (2, 3); It. (1-3); Jap. (3); Mex. (2s); R.-U. (3, 4); Suiss. (3, 4); Vén. (1, 2).

Erythroxylum Truxillense Rusby.

FEUILLE : É.-U. (8, 9).

ZYGOPHYLLACÉES

Zygophyllum Fabago L.

FEUILLE : Mex. (1, 2).

Larrea mexicana Moric (*Zygophyllum tridentatum* Moc. et Sessé).

FEUILLE : Mex. (2s-4).

Guaiacum officinale L. Gaïac officinal.

BOIS : Fr. (1-4); All. (1-5); Arg. (1); Autr. (1-8); Belg. (1, 2); Ch. (1, 2); Dan. (1-5); Esp. (1-7); É.-U. (1-8); Finl. (1-3); Gr. (1-3); It. (1-3); Jap. (1-3); Mex. (1-4); Norv. (1-4); P.-B. (1, 2); Port. (1-3); Roum. (1-3); R.-U. (1-5); Russ. (1-6); Serb. (1); Suèd. (1-7); Suiss. (1-4); Vén. (1, 2).

Écorce : Dan. (1-5); Esp. (1-5); Suèd. (1-4).

Résine du bois : Fr. (1-5); All. (1); Arg. (1); Autr. (1-8); Belg. (2); Ch. (1, 2); Cr. (1, 2); Dan. (1-6); Esp. (1-7); É.-U. (1-10); Finl. (1-4); Gr. (1-3); Hongr. (1, 2); It. (1-3); Jap. (1-3); Mex. (1-4); Norv. (1-3); P.-B. (1, 2); Port. (1-3); Roum. (1-3); R.-U. (1-5); Russ. (1-4); Serb. (1, 2); Suèd. (1-9); Suiss. (1-4); Vén. (1, 2).

Guaiacum sanctum L.

Bois : Fr. (3, 4); All. (5); It. (1-3); Norv. (3, 4); Port. (3); R.-U. (3-5); Suiss. (2-4).

Résine : Fr. (4); É.-U. (8-10); R.-U. (3-5).

Porlieria hygrometra R. et P. (***Porlieria hygrometrica*** Pav.).

Bois : Ch. (1, 2).

Tribulus cistoides L.

Racine, tige, feuille, graine : Mex. (1-4).

Balanites Roxburghii Planch. (***Balanites ægyptica*** Wall.).

Fruit (*Myrobalan*) : Fr. (1).

RUTACÉES

Zanthoxylum (Xanthoxylum) americanum Mill.

Écorce : Arg. (1); É.-U. (1-10).

Zanthoxylum caribæum Lamk. (***Zanthoxylum carolinianum*** Gaertn.).

Écorce : É.-U. (6, 7).

Zanthoxylum Ochroxylum D.C.

Écorce : Vén. (1, 2).

Zanthoxylum Pentanone D.C.

Écorce : Mex. (2-4).

Fagara Clava-Herculis Small.

Écorce : É.-U. (8-10); Mex. (1).

Choisya ternata H.B.K. (***Juliana caryophillata*** La
  Llave).
  FEUILLE : Mex. (1-4).

Ruta graveolens L., Rue.
  HERBE FLEURIE : Fr. (1-5); Esp. (1); It. (1, 2); Port.
    (1-3).
  FEUILLE : All. (1); Autr. (1-5); Belg. (1, 2); Ch. (2); Dan.
    (1-4); Esp. (1-7); É.-U. (3-6); Gr. (1-3); Mex. (1-4);
    P.-B. (1); Roum. (1-3); Serb. (1); Suèd. (1-5); Suiss.
    (1-4); Vén. (1, 2).
  GRAINE : Dan. (1); Suèd. (1-5).
  ESSENCE DE LA FEUILLE : Fr. (1-4); Autr. (1-3); Belg.
    (1-3); Ch. (1); Dan. (1, 4); Esp. (5, 6); É.-U. (6, 7);
    Gr. (1-3); Hongr. (1); Port. (3); Roum. (1, 2); R.-U.
    (1-3); Russ. (1-3); Suèd. (1); Suiss. (1, 2); Vén. (1, 2)

Dictamnus albus L., Dictame blanc.
  RACINE : Fr. (1, 3, 4); Autr. (1); Dan. (1); Suèd. (1-4).
  ÉCORCE DE LA RACINE : Esp. (2-6); Mex. (1-4).

Barosma betulina Bartl. et Wendl. (***Diosma betulina***
  Thunb.).
  FEUILLE (*Buchu*) : Fr. (4); Arg. (1); Dan. (6); Esp. (6);
    É.-U. (7-10); Jap. (3); Mex. (2-4); Norv. (2); P.-B.
    (2, 3); Port. (3); R.-U. (1-5); Suèd. (7).

Barosma crenata Sweet.
  FEUILLE (*Buchu*) : Fr. (3); Belg. (1, 2); Dan. (5); Gr. (1);
    Mex. (1-4); Norv. (2); P.-B. (1, 2); Suèd. (6, 7); Vén.
    (1, 2).

Barosma crenulata Hook. (***Diosma crenulata*** L.).
  FEUILLE (*Buchu*) : Fr. (4); Belg. (1, 2); Ch. (1); Dan.
    (3-5); Esp. (6); É.-U. (3-7); Jap. (3); Norv. (2); P.-B.
    (2, 3); Port. (3); R.-U. (1-3); Suèd. (7).

Barosma serratifolia Willd. (***Diosma serratifolia*** Curt.).
  FEUILLE (*Buchu*) : Fr. (4); Dan. (3, 4); Esp. (6); É.-U.

(7-10); Mex. (2-4); Norv. (2); P.-B. (2, 3); Port. (3);
R.-U. (1-3); Suèd. (7); Vén. (1, 2).

Pilocarpus heterophyllus Griseb.
Feuille : Vén. (1, 2).

Pilocarpus Jaborandi Holmes.
Feuille (*Jaborandi de Pernambuco*) : Fr. (5); Autr. (8);
Ch. (2); É.-U. (8-10); Gr. (2, 3); R.-U. (4); Serb. (2);
Suiss. (3, 4).

Pilocarpus microphyllus Stapf.
Feuille. (*Jaborandi de Maranham*) : É.-U. (8-10).

Pilocarpus pennatifolius Lem.
Feuille (*Jaborandi de Rio*) : Fr. (4, 5); All. (2-4); Arg.
(1); Belg. (2, 3); Ch. (1); Esp. (6, 7); É.-U. (7); It.
(1, 2); Jap. (1-3); Mex. (2-4); Port. (3); Roum. (2, 3);
R.-U. (3); Russ. (3, 4); Vén. (1, 2).

Pilocarpus Selloanus Engl.
Feuille (*Jaborandi du Brésil*) : Fr. (4); Belg. (2).

Cusparia febrifuga Humb. (**Cusparia trifoliata** Engl.,
Bonplandia trifoliata Willd., **Galipea Cusparia**
St-Hil.).
Écorce (*Écorce d'Augusture*) : Fr. (1-4); Belg. (1, 2); Ch.
(1); Esp. (5, 6); É.-U. (1); Finl. (1); Gr. (1); Mex. (1-4);
P.-B. (1); Port. (2, 3); Roum. (1, 2); R.-U. (1-4); Suèd.
(5); Vén. (1, 2).

Galipea officinalis Hancock.
Écorce (*Écorce d'Augusture*) : Ch. (1); É.-U. (2-6); Mex.
(1-4); Port. (3).

Toddalia aculeata Pers.
Écorce de la racine : R.-U. (4ᵉ).
Feuille : Arg. (1).

Casimiroa edulis La Llave.
Fruit, Amande : Mex. (2-4).

TABLEAU

DES

ÉDITIONS DES PHARMACOPÉES NATIONALES

ET DE LEURS

SUPPLÉMENTS

AVEC LES

DATES D'IMPRESSION

FRANCE

1re édition		1818
2e édition		1837
3e édition		1866
4e édition		1854
	Supplément.	1895
5e édition		1908

ALLEMAGNE

1re édition		1872
2e édition		1882
3e édition		1890
	Supplément.	1895
4e édition		1900
5e édition		1910

ARGENTINE

1re édition		1898

AUTRICHE

1re édition		1812
2e édition		1814
3e édition		1820
4e édition		1834
5e édition		1855
6e édition		1869
	Supplément.	1884
7e édition		1889
	Supplément.	1890
8e édition		1906

BELGIQUE

1re édition		1854
2e édition		1885
	Supplément.	1892
	Supplément.	1896
3e édition		1906
	Supplément.	1912

CHILI

1re édition		1886
2e édition		1905

CROATIE

1re édition		1888
2e édition		1901

DANEMARK

1re édition		1772
2e édition		1805
3e édition		1840
4e édition		1850
	Supplément.	1857
5e édition		1868
	Supplément.	1874
	Supplément.	1876
6e édition		1893
	Supplément.	1898
7e édition		1907

ESPAGNE

1re édition		1794
2e édition		1797
3e édition		1803
4e édition		1817
5e édition		1865
6e édition		1884
7e édition		1905

ÉTATS-UNIS

1re édition.	1820
2e édition (1re revision).	1831
3e édition (2e revision).	1842
4e édition (3e revision).	1851
5e édition (4e revision).	1863
6e édition (5e revision).	1873
7e édition (6e revision).	1882
8e édition (7e revision).	1893
9e édition (8e revision).	1905
10e édition (9e revision).	1916

FINLANDE

1re édition.	1819
2e édition.	1850
3e édition.	1863
4e édition.	1885
5e édition.	1914

GRÈCE

1re édition		1837
	Supplément.	1868
2e édition.		1899
3e édition.		1909

HONGRIE

1re édition.	1871
2e édition.	1888
3e édition.	1909

ITALIE

1re édition.	1892
2e édition.	1902
3e édition.	1909

JAPON

1re édition.	1886
2e édition.	1891
3e édition.	1907

MEXIQUE

1re édition.		1874
2e édition.		1884
	Supplément.	1890
3e édition.		1896
4e édition.		1904

NORVÈGE

1re édition.		1854
2e édition.		1870
3e édition.		1895
	Supplément.	1901
4e édition.		1913

PAYS-BAS

1re édition.		1851
2e édition.		1871
3e édition.		1889
4e édition.		1905
	Supplément.	1910
	Supplément	1914

PORTUGAL

1re édition.	1794
2e édition.	1836
3e édition.	1876

ROUMANIE

1re édition	1862
2e édition	1874
3e édition	1893

ROYAUME-UNI

1re édition		1864
2e édition		1867
	Supplément.	1874
3e édition		1885
	Supplément.	1890
4e édition		1898
	Supplément.	1900
5e édition		1914

RUSSIE

1re édition		1866
2e édition		1871
3e édition		1880
4e édition		1891
5e édition		1902
	Supplément.	1906
6e édition		1910

SERBIE

1re édition	1880
2e édition	1908

SUÈDE

1re édition		1775
2e édition		1779
3e édition		1784
4e édition		1790
5e édition		1817
	Supplément.	1826
6e édition		1846
7e édition		1869
	Supplément.	1871
	Supplément.	1879
	Supplément.	1888
8e édition		1901
9e édition		1908
	Supplément.	1909
	Supplément.	1912

SUISSE

1re édition		1865
2e édition		1872
	Supplément.	1876
3e édition		1893
4e édition		1907

VENEZUELA

1re édition	1898
2e édition	1910

FRANCE

1re édition	. . . . . .	1818
2e édition	. . . . . .	1837
3e édition	. . . . . .	1866
4e édition	. . . . . .	1884
	Supplément.	1895
5e édition	. . . . . .	1908

ALLEMAGNE

1re édition	. . . . . .	1872
2e édition	. . . . . .	1882
3e édition	. . . . . .	1890
	Supplément.	1895
4e édition	. . . . . .	1900
5e édition	. . . . . .	1910

ARGENTINE

1re édition	. . . . . .	1898

AUTRICHE

1re édition	. . . . . .	1812
2e édition	. . . . . .	1814
3e édition	. . . . . .	1820
4e édition	. . . . . .	1834
5e édition	. . . . . .	1855
6e édition	. . . . . .	1869
	Supplément.	1884
7e édition	. . . . . .	1889
	Supplément.	1890
8e édition	. . . . . .	1906

BELGIQUE

1re édition	. . . . . .	1854
2e édition	. . . . . .	1885
	Supplément.	1892
	Supplément.	1898
3e édition	. . . . . .	1906
	Supplément.	1912

CHILI

1re édition	. . . . . .	1886
2e édition	. . . . . .	1905

CROATIE

1re édition	. . . . . .	1888
2e édition	. . . . . .	1904

DANEMARK

1re édition	. . . . . .	1772
2e édition	. . . . . .	1805
3e édition	. . . . . .	1840
4e édition	. . . . . .	1850
	Supplément.	1857
5e édition	. . . . . .	1868
	Supplément.	1874
	Supplément.	1876
6e édition	. . . . . .	1893
	Supplément.	1898
7e édition	. . . . . .	1907

ESPAGNE

1re édition	. . . . . .	1794
2e édition	. . . . . .	1797
3e édition	. . . . . .	1803
4e édition	. . . . . .	1817
5e édition	. . . . . .	1865
6e édition	. . . . . .	1884 .
7e édition	. . . . . .	1905

ÉTATS-UNIS

1re édition	. . . . . .	1820
2e édition (1re revision).		1831
3e édition (2e revision).		1842
4e édition (3e revision).		1851
5e édition (4e revision).		1863
6e édition (5e revision).		1873
7e édition (6e revision).		1882
8e édition (7e revision).		1893
9e édition (8e revision).		1905
10e édition (9e revision).		1916

FINLANDE

1re édition	. . . . . .	1819
2e édition	. . . . . .	1850
3e édition	. . . . . .	1863
4e édition	. . . . . .	1885
5e édition	. . . . . .	1914

GRÈCE

1re édition	. . . . . .	1837
	Supplément.	1888
2e édition	. . . . . .	1899
3e édition	. . . . . .	1909

HONGRIE

1re édition	. . . . . .	1871
2e édition	. . . . . .	1888
3e édition	. . . . . .	1909

ITALIE

1re édition	. . . . . .	1892
2e édition	. . . . . .	1902
3e édition	. . . . . .	1909

JAPON

1re édition	. . . . . .	1886
2e édition	. . . . . .	1891
3e édition	. . . . . .	1907

MEXIQUE

1re édition	. . . . . .	1874
2e édition	. . . . . .	1884
	Supplément.	1890
3e édition	. . . . . .	1896
4e édition	. . . . . .	1904

NORVÈGE

1re édition	. . . . . .	1854
2e édition	. . . . . .	1870
3e édition	. . . . . .	1895
	Supplément.	1901
4e édition	. . . . . .	1913

PAYS-BAS

1re édition	. . . . . .	1851
2e édition	. . . . . .	1871
3e édition	. . . . . .	1889
4e édition	. . . . . .	1905
	Supplément.	1910
	Supplément.	1914

PORTUGAL

1re édition	. . . . . .	1794
2e édition	. . . . . .	1836
3e édition	. . . . . .	1876

ROUMANIE

1re édition	. . . . . .	1862
2e édition	. . . . . .	1874
3e édition	. . . . . .	1893

ROYAUME-UNI

1re édition	. . . . . .	1864
2e édition	. . . . . .	1867
	Supplément.	1874
3e édition	. . . . . .	1885
	Supplément.	1890
4e édition	. . . . . .	1898
	Supplément.	1900
5e édition	. . . . . .	1914

RUSSIE

1re édition	. . . . . .	1868
2e édition	. . . . . .	1871
3e édition	. . . . . .	1880
4e édition	. . . . . .	1891
5e édition	. . . . . .	1902
	Supplément.	1906
6e édition	. . . . . .	1910

SERBIE

1re édition	. . . . . .	1880
2e édition	. . . . . .	1908

SUÈDE

1re édition	. . . . . .	1775
2e édition	. . . . . .	1779
3e édition	. . . . . .	1784
4e édition	. . . . . .	1790
5e édition	. . . . . .	1817
	Supplément.	1828
6e édition	. . . . . .	1846
7e édition	. . . . . .	1869
	Supplément.	1871
	Supplément.	1879
	Supplément.	1898
8e édition	. . . . . .	1901
9e édition	. . . . . .	1908
	Supplément.	1908
	Supplément.	1912

SUISSE

1re édition	. . . . . .	1865
2e édition	. . . . . .	1872
	Supplément.	1876
3e édition	. . . . . .	1893
4e édition	. . . . . .	1907

VENEZUELA

1re édition	. . . . . .	1898
2e édition	. . . . . .	1910

Amyris Plumieri D.C. (*Amyris elemifera* L.), Balsa-
mier élémifère.
RÉSINE ÉLÉMI : Fr. (1, 2); Autr. (1, 4); Belg. (1); Dan.
(1-4); Esp. (1-4); Gr. (1); P.-B. (1); Port. (1, 2); Russ.
(1-4); Suèd. (1-5).

Ægle Marmelos Correa (*Cratæva Marmelos* L.).
FRUIT : Port. (3); R.-U. (1-5) [1].

Citrus Aurantium L., var. *Bergamia* Risso (*Citrus Ber-
gamia* Risso), Bergamotier.
ÉPICARPE (*Zeste*) : Fr. (2-4); Mex. (1-4).
ESSENCE DE L'ÉCORCE DU FRUIT (*Essence de Bergamote*) :
Fr. (1-5); All. (1); Autr. (5-7); Belg. (1-3); Ch. (1);
Dan. (1-6); Esp. (5-7); É.-U. (3-8); Finl. (1); Gr. (1-3);
Hongr. (1); Jap. (3); Mex. (1-4); Norv. (1, 2); P.-B.
(2); Port. (2, 3); Roum. (1-3); Russ. (1-6); Serb. (1);
Suèd. (1-6); Suiss. (1-4); Vén. (1, 2).

Citrus Aurantium L., var. *amara* L. (*Citrus Bigaradia*
Duhàm., *Citrus vulgaris* Risso), Bigaradier, Oranger
amer.
FEUILLE (*Feuille d'Oranger*) : Fr. (1-5); All. (1); Autr.
(1-8); Belg. (1, 2); Dan. (1-4); Esp. (4-7); Finl. (1, 2);
Gr. (1-3); Hongr. (1); It. (1-3); Mex. (1-4); Norv. (1);
P.-B. (1, 2); Port. (1-3); Roum. (1, 2); Russ. (1-3);
Suèd. (1-6); Suiss. (1-4); Vén. (1, 2).
FLEUR (*Fleur d'Oranger*) : Fr. (1-5); All. (1); Arg. (1);
Autr. (1-5); Belg. (1-3); Dan. (1-3); Esp. (1-7); É.-U.
(5-7); Gr. (1-3); It. (1-3); Jap. (1); Mex. (1-4); P.-B.
(1, 2); Port. (1-3); Roum. (1-3); Russ. (1-3); Serb. (1);
Suèd. (1-6); Vén. (1, 2).
ESSENCE DE LA FLEUR (*Essence de Néroli*) : Fr. (1-5); All.
(1, 2); Arg. (1); Autr. (5-8); Belg. (1-3); Ch. (1, 2);
Esp. (5-7); É.-U. (7, 8); Gr. (2, 3); Hongr. (1, 3); It.
(1-3); Jap. (1-3); Mex. (1-4); P.-B. (1); Port. (2, 3);

---

[1] Ce fruit n'est pas mentionné dans la pharmacopée R.-U. (4), mais il est cité
dans l'addendum de 1900.

Roum. (1, 2); Russ. (1-4); Suiss. (1-4); Serb. (1); Suèd. (5); Vén. (1, 2).

FRUIT (*Orange amère, Bigarade*) : Fr. (3, 4); Esp. (1-7); Port. (1-3); Suèd. (1, 5).

FRUIT NON MUR (*Orangette*) : Fr. (1, 3, 4); All. (1-5); Autr. (2-5); Belg. (1); Dan. (1, 6); Finl. (1-3); Gr. (1-3); Jap. (3); Norv. (1-4); Russ. (1-6); Suèd. (1-9); Suiss. (1).

ÉCORCE DU FRUIT (*Écorce d'Orange amère*) [1] : Fr. (1-5); All. (1-5); Arg. (1); Autr. (1-8); Belg. (1-3); Ch. (1, 2); Cr. (1, 2); Dan. (1-7); Esp. (1-7); É.-U. (1-10); Finl. (1-5); Gr. (1-3); Hongr. (1-3); It. (1-3); Jap. (1-3); Mex. (1-4); Norv. (1-4); P.-B. (1-4); Port. (1-3); Roum. (1-3); R.-U. (1-5); Russ. (1-6); Serb. (1, 2); Suèd. (1-9); Suiss. (1-4); Vén. (1, 2).

ESSENCE DE L'ÉCORCE DU FRUIT (*Essence de Bigarade*) : Fr. (1-4); All. (1); Autr. (1-8); Belg. (1-3); Ch. (1); Dan. (1, 3, 4); Cr. (2); Esp. (5-7); Gr. (2, 3); Hongr. (1, 2); It. (1); Jap. (1-3); Mex. (1-4); P.-B. (1-4); Port. (2, 3); Roum. (1, 2); Russ. (1-4); Serb. (1); Suiss. (1, 2); Vén. (1, 2).

Citrus Aurantium L., var. **dulcis** L. (**Citrus sinensis** Pers.), Oranger vrai, Oranger doux.

FLEUR : Esp. (6); Port. (3).

FRUIT : Belg. (2); Esp. (5-7); Gr. (1); Port. (3); Suèd. (1, 5).

ÉCORCE DU FRUIT : Fr. (3-5); Arg. (1); Ch. (1); Dan. (1-4); É.-U. (1-10).

ESSENCE DE L'ÉCORCE DU FRUIT (*Essence d'Orange, Essence de Portugal*) : Fr. (1-5); É.-U. (7-10).

Citrus Medica L., var. **Limetta** Risso (**Citrus Limetta** Risso), Limettier.

FRUIT : Fr. (3).

ESSENCE DU ZESTE : Fr. (3).

---

[1] Les pharmacopées : Cr. (1, 2); Finl. (1-4); Hongr. (1, 2); Suèd. (7) citent l'écorce du fruit *cortex aurantii* et la partie externe de l'écorce *flavedo cortex*.

Citrus Medica L., var. *Limonum* Risso (*Citrus Limonum* Risso), Citronnier, Limonier.

Fruit (*Citron, Limon*) : Fr. (1-5); Autr. (2-5); Belg. (1, 2);
Dan. (1-5); Esp. (1-7); É.-U. (1-4); It. (1-3); Mex. (1-4);
Norv. (1); Port. (1, 2); Roum. (1-3); Russ. (1); Suèd.
(1, 5-7); Vén. (1, 2).

Écorce du fruit : Fr. (1-5); All. (1-5); Arg. (1); Autr.
(1-7); Belg. (1, 2); Ch. (1, 2); Cr. (1, 2); Dan. (1-3);
Esp. (1-7); É.-U. (5-10); Finl. (1-3); Gr. (1-3); Hongr.
(1-3); It. (1-3); Jap. (3); Norv. (1); P.-B. (1, 3, 4);
Port. (1-3); R.-U. (1-5); Russ. (1-6); Serb. (1, 2); Suèd.
(1-9); Suiss. (1-4); Vén. (1, 2).

Suc du fruit : Fr. (1-5); Dan. (1-4); Esp. (1-7); É.-U.
(5-9); Mex. (1-4); Port. (1, 2); R.-U. (1-5); Suèd. (1-6);
Vén. (1, 2).

Graine : Esp. (1-4).

Essence de l'écorce du fruit (*Essence de Citron*) : Fr.
(1-5); All. (1-5); Arg. (1); Autr. (1-8); Belg. (1-3); Ch.
(1, 2); Cr. (1, 2); Dan. (1-7); Esp. (1-7); É.-U. (1-10);
Finl. (1-3, 5); Gr. (1-3); Hongr. (1-3); Jap. (1-3); Mex.
(1-4); Norv. (1-4); P.-B. (1-4); Port. (2, 3); Roum.
(1-3); R.-U. (1-5); Russ. (1-6); Serb. (1, 2); Suèd. (1-9);
Suiss. (1-4); Vén. (1, 2).

Citrus Medica L., var. *vulgaris* Risso (*Citrus Medica*
Risso, *Citrus cedra* Link), Cédratier.

Écorce du fruit : Fr. (1-4); All. (1); Ch. (1); Esp. (1-7);
It. (1-3); Mex. (1-3); Vén. (1, 2).

Essence de l'écorce du fruit (*Essence de Cédrat*) : Fr.
(1-4); Ch. (1); Esp. (5-7); It. (1-3); Mex. (1-3); Port.
(2); Vén. (1, 2).

Graine : Esp. (1-7).

SIMARUBACÉES

Quassia amara L., Quassie amère.

Bois (*Quassia amara, Bois amer de Surinam*) : Fr. (1-4);

All. (1-5); Arg. (1); Autr. (1, 5-8); Belg. (1-3); Ch. (1, 2); Dan. (1, 3-6); Esp. (5-7); É.-U. (8-10); Finl. (2-4); Gr. (1-3); Hongr. (1); It. (1-3); Jap. (1-3); Mex. (1-4); Norv. (1-4); P.-B. (1-4); Port. (1-3); Roum. (1-3); Russ. (1-6); Serb. (1); Suèd. (1-4, 6-9); Suiss. (1-4); Vén. (1, 2).

Simaruba amara Aubl. (**Simaruba officinalis** D. C., **Quassia Simaruba** L.), Simarouba.
ÉCORCE DE LA RACINE : Fr. (1-4); All. (5); Autr. (1, 3-5); Belg. (1); Ch. (1, 2); Dan. (1-3); Esp. (2-6); É.-U. (1-6); Finl. (1); Gr. (1-3); Mex. (1-4); P.-B. (1-4); Port. (1-3); Roum. (1-3); Suèd. (1-6); Suiss. (4); Vén. (1, 2).

Simaba Cedron Planch. (**Quassia Cedron** Baill.), Cédron.
COTYLÉDON : Fr. (3, 4); Mex. (3, 4); Vén. (1, 2).

Brucea ferruginea L'Hérit. (**Brucea antidysenterica** Lamk.), Brucée antidysentérique.
ÉCORCE : Fr. (1, 2); Dan. (2).

Brucea sumatrana Roxb.
FRUIT : P.-B. (4).

Picræna excelsa Lindl. (**Picrasma excelsa** Planch., **Quassia excelsa** Sw., **Simaruba excelsa** D. C.).
BOIS (*Quassia de la Jamaïque*) : Fr. (3-5); All. (2-5); Autr. (3, 4); Belg. (3); Dan. (2); Esp. (7); É.-U. (1-10); Finl. (1, 4); Gr. (1); It. (1-3); Jap. (1-3); Mex. (2-4); Norv. (4); P.-B. (2-4); R.-U. (1-5); Russ. (4-6); Suèd. (5-8); Suiss. (3); Vén. (1, 2).

Picrasma quassioides Benn.
BOIS : Jap. (2, 3).

BURSÉRACÉES

Protium Carana March. (*Icica Carana* H.B.K., *Amyris Carana* Humb.).
   RÉSINE (*Résine Caragne*) [1] : Fr. (1); Dan. (1); Esp).
   (2-4); Mex. (1, 2); Vén. (1, 2).

Protium guianense March. (*Icica guianensis* Aubl.).
   RÉSINE : (*Tacamahaque*) : Fr. (3).

Protium heptaphyllum March. (*Icica heptaphylla* Aubl.,
   Icica Tacamahaca H.B.K., *Protium Tacamahaca*
   March.).
   RÉSINE (*Tacamahaque*) : Fr. (4); Esp. (5); Mex. (2); Vén.
   (1, 2).

Protium Icicariba March. (*Icica Icicariba* D.C., *Amyris ambrosiaca* L.f.).
   RÉSINE (*Élémi du Brésil*) [2] : Fr. (3); Autr. (5, 6); Belg.
   (1); Ch. (1); Esp. (5); Finl. (2, 3); P.-B. (2); Port. (3);
   Roum. (1-3); Serb. (1).

Boswelia Bhaw-Dajiana Birdw.
   GOMME-RÉSINE (*Encens, Oliban*) : Fr. (4); Autr. (7, 8);
   Cr. (2); Esp. (6, 7); Gr. (2, 3); Port. (3).

Boswelia Carterii Birdw.
   GOMME-RÉSINE (*Encens, Oliban*) : Fr. (4, 5); Autr. (7, 8);
   Belg. (2); Ch. (2); Cr. (2); Dan. (6, 7); Esp. (6, 7); Gr.
   (2, 3); Mex. (3, 4); Norv. (3, 4); P.-B. (3, 4); Port. (3).

Boswelia papyrifera Hochstetter (*Boswelia floribunda* Royle).
   GOMME-RÉSINE (*Encens, Oliban*) : All. (1); Ch. (1); Esp.
   (6, 7); Hongr. (1); Mex. (1-4); Russ. (1-3); Suèd. (7).

---

[1] Les pharmacopées française, danoise et espagnoles ne spécifient pas l'origine de cette résine.

[2] La pharmacopée All. (1) attribue l'Élémi à une plante inconnue du Yucatan.

— 118 —

Boswelia serrata Roxb.
GOMME-RÉSINE (*Encens, Oliban*) : Fr. (2, 3); Autr. (4-6);
Belg. (1); Dan. (3-5); Esp. (5); Finl. (2, 3); Gr. (1);
Hongr. (1); Norv. (1, 2); P.-B. (1, 2); Port. (2); Roum.
(1-3); Serb. (1); Suèd. (6).

Boswelia divers non spécifiés.
GOMME-RÉSINE (*Encens, Oliban*) [1] : Suiss. (1, 2); Vén.
(1, 2).

Bursera Aloëxylon Engl. *(Amyris Linaloë* La Llave,
Elaphrium Aloëxylon Schiede).
BOIS, RÉSINE : Mex. (1-4).

Bursera excelsa Engl. *(Elaphrium copalliferum* Moc.
et Sesse).
RÉSINE : Mex. (1, 2).

Bursera fagaroides Engl.
GOMME-RÉSINE : Mex. (3, 4).

Bursera jorullensis Engl. *(Elaphrium jorullense*
H.B.K.).
OLÉO-RÉSINE (*Élémi du Mexique*) : Mex. (3, 4).

Bursera lancifolia Engl.
GOMME-RÉSINE : Mex. (3, 4).

Bursera tomentosa Triana et Planch. *(Elaphrium tomentosum* Jacq., *Fagara octandra L., Amyris
tomentosa* Spreng.).
RÉSINE (*Tacamahaque*) : Fr. (1); Dan. (2); Esp. (1, 2,
4, 6, 7); Mex. (1); Suèd. (1).

Commiphora abyssinica Engl.
GOMME-RÉSINE (*Myrrhe*) : Fr. (5); All. (4); Autr. (8);

____

[1] Les pharmacopées : Fr (1); Autr. (1); Dan. (2); Esp. (1-4); Port. (1); Suèd.
(3-5) rapportent l'Encens au *Juniperus phœnicea* L (*Juniperus lycia* L.).
Les pharmacopées : Fr. (1); Dan. (1, 2); Esp. (3); Port. (1); Suèd. (1) rapportent cette drogue au *Juniperus thurifera* L.

Jap. (2, 3); Norv. (4); Russ. (5, 6); Serb. (1, 2); Suèd. (8, 9).

Commiphora africanum Engl. *(Balsamodendron africanum* Arn., ***Heudelotia africana*** A. Rich.).
GOMME-RÉSINE *(Bdellium d'Afrique)* [1] : Fr. (2-5); Dan. (1, 2); Esp. (1-7); Mex. (1, 2); Port. (1-3); Suèd. (1-4).

Commiphora Kataf Engl. *(Balsamodendron Kataf* Kunth, ***Amyris Kataf*** Forsk.).
GOMME-RÉSINE *(Myrrhe)* [2] : Autr. (1-4); Belg. (1); Dan. (3, 4); Finl. (1); Gr. (1s); Port. (2); Suèd. (1-5).

Commiphora Myrrha Engl. *(Balsamodendron Myrrha* Nees, ***Balsamea Myrrha*** Baill.).
GOMME-RÉSINE *(Myrrhe)* [3] : Fr. (3, 4); All. (1-3); Arg. (1); Autr. (5-7); Belg. (1, 3); Ch. (1, 2); Cr. (2); Dan. (1-6); Esp. (1-7); É.-U. (1-10); Finl. (2-4); Gr. (1-3); Hongr. (1); It. (1-3); Jap. (1); Norv. (1-3); P.-B. (1-3); Port. (1, 2); Roum. (1-3); R.-U. (1-5); Russ. (4); Suèd. (6, 7); Suiss. (3, 4); Vén. (1, 2).

Commiphora divers non spécifiés.
GOMME-RÉSINE *(Myrrhe)* : All. (5); Dan. (7); Finl. (5); P.-B. (4).

Commiphora Opobalsamum Engl. *(Amyris Opobalsamum* L., ***Balsamodendron Opobalsamum*** Kunth, ***Balsamodendron Ehrenbergianum*** Berg.).
BOIS *(Xylobalsamum)* : Fr. (1, 2); Esp. (2-4).
FRUIT *(Carpobalsamum)* : Fr. (1, 2); Esp. (2-4).
GOMME-RÉSINE *(Myrrhe)* : Fr. (4); All. (1); Autr. (6); Belg. (2); Dan. (5); Esp. (7); Finl. (2, 3); Hongr. (1); It. (1-3); Mex. (2-4); Norv. (1, 2); P.-B. (2); Port. (3); Russ. (1-3); Suèd. (7); Suiss. (1, 2).

---

[1] Les pharmacopées : Dan. (1, 2); Esp. (1-4); Port. (1-2); Suèd. (1-4) ne spécifient pas l'origine de cette drogue.

[2] Les pharmacopées : Autr. (1-3); Suèd. (1-4) ne spécifient pas l'origine de cette drogue.

[3] Les pharmacopées : Dan. (1, 2); Esp. (1-4); É.-U. (1, 2); Port. (1) ne spécifient pas l'origine de cette drogue.

Oléo-résine (*Baume de la Mecque, Baume de Giléad*) :
Fr. (1-3); Dan. (1); Esp. (2-6); Port. (3); Vén. (1, 2).

Commiphora Opobalsamum Engl. var. *gileadensis*
Engl. **Balsamodendron gileadense** Kunth, *Amyris
gileadensis* L.).
Oléo-résine (*Baume de la Mecque, Baume de Giléad*) :
Fr. (1-3); Dan. (1); Esp. (5, 6); Port. (3); Suèd. (1-4);
Vén. (1, 2).

Commiphora Schimperi Engl.
Gomme-résine (*Myrrhe*) : Fr. (5); All. (4); Jap. (2, 3);
Norv. (4).

Canarium commune L.
Oléo-résine (*Élémi de Manille*) : Fr. (4, 5); Autr. (7, 8);
Belg. (2, 3); Ch. (2); Esp. (6, 7); Gr. (2, 3); Mex. (3,4);
P.-B. (2-4); R.-U. (1-3); Suiss. (1-4); Vén. (1, 2).

MÉLIACÉES

Cedrela odorata L., Acajou femelle.
Écorce : Mex. (2-4).

Swietenia humilis Zucc. (**Cedrela mexicana** Roem.).
Écorce : Mex. (3, 4).

Swietenia Mahagoni L., Acajou
Écorce : Dan. (2); Mex. (1-4).

Khaya senegalensis Juss. (**Swietenia senegalensis**
Desr.), Acajou d'Afrique.
Écorce (*Écorce de Cail Cedra*) : Fr. (3).

Soymida febrifuga Juss. (**Swietenia Soymida** Dunc.).
Écorce : Dan. (2).

Melia Azedarach L., Mélia Azédarach
Écorce de la racine : É.-U. (1-7); Mex. (3, 4).

Melia Azadirachta L. (**Azadirachta indica** Juss., **Melia
indica** Brandis), Azadirac de l'Inde.
Écorce de la tige : R.-U. (4s).

MALPIGHIACÉES

Malpighia glabra L., Cerisier de la Jamaïque.
  Écorce, Fruit : Mex. (2s-4).

Bunchosia biocellata Schlecht. (*Bunchosia lanceolata*
  Turcz.).
  Écorce de la racine : Mex. (2-4).

Bunchosia sessilifolia D. C.
  Écorce de la racine : Mex. (1).

POLYGALACÉES

Polygala amara L. (*Polygala amarella* Crantz), Polygala
  amère.
  Plante entière : Fr. (1, 3); All. (1); Autr. (4, 5);
  Belg. (1, 2); Dan. (2, 7); Esp. (2-6); Gr. (1); P.-B.
  (1, 2); Port. (3); Roum. (1-3); Russ. (1-3); Serb. (1).

Polygala polygama Walt. (*Polygala rubella* Willd.).
  Plante entière : É.-U. (1-6).

Polygala scoparia H.B.K. (*Polygala mexicana* Moc.).
  Plante entière : Mex. (1-4).

Polygala Senega L., Polygala de Virginie.
  Racine : Fr. (1-5); All. (1-5); Arg. (1); Autr. (3-8);
  Belg. (1-3); Ch. (1, 2); Cr. (1, 2); Dan. (1-7); Esp. (5-7);
  É.-U. (1-10); Finl. (1-5); Gr. (1-3); Hongr. (1-3); It.
  (1-3); Jap. (1-3); Mex. (1-4); Norv. (1-4); P.-B. (1-4);
  Port. (1-3); Roum. (1-3); R.-U. (1-5); Russ. (1-6);
  Serb. (1, 2); Suèd. (1-9); Suiss. (1-4); Vén. (1, 2).

Polygala vulgaris L., Polygala vulgaire.
  Plante entière : Fr. (1); Autr. (1-4); Dan. (1); Esp.
  (1-3).

EUPHORBIACÉES

Phyllanthus Emblica L. (*Emblica officinalis* Gaertn.),
  Phyllanthe Emblique.
  Fruit (*Myrobalan Emblic*) : Fr. (1); Esp. (3, 4).

Croton Adenaster Imenez.
PLANTE : Mex. (2-4).

Croton aromaticus L. (*Croton lacciferus* L.).
PRODUIT RÉSINEUX FOURNI PAR LE *Carteria Lacca*
SIGNORE, INSECTE HÉMIPTÈRE (*Laque*) : Fr. (1); Autr.
(1); Esp. (1-4); Port. (1, 2); Suèd. (1, 2).

Croton Cascarilla Benn.
ÉCORCE (*Écorce de Cascarille*) : Fr. (2); All. (1); Autr.
(1); Hongr. (1); Port. (1); Roum. (1); Russ. (1-3).

Croton dioicus Cav.
GRAINE : Mex. (1-4).

Croton Eluteria Benn. (*Cluytia Eluteria* L.).
ÉCORCE (*Écorce de Cascarille*) : All. (1-5); Arg. (1);
Autr. (3-8); Ch. (2); Dan. (2-7); Esp. (5, 6); É.-U. (1-8);
Finl. (1-5); Gr. (1-3); Hongr. (1); It. (1-3); Jap. (1-3);
Mex. (1-4); Norv. (1-4); P.-B. (3, 4); Port. (2, 3); Roum.
(1-3); R.-U. (1-5); Russ. (1-6); Serb. (1); Suèd. (7-9);
Suiss. (1-4); Vén. (1, 2).

Croton fragilis H.B.K.
ÉCORCE, FEUILLE : Vén. (1, 2).

Croton glabellus L. (*Croton Sloanei* Benn., *Croton Eluteria* Sw.).
ÉCORCE (*Écorce de Cascarille*) : Fr. (1, 3, 4); Belg. (1, 2);
Dan. (5); Hongr. (1); P.-B. (1, 2); Russ. (1, 2); Suèd.
(5-7).

Croton gossypiifolius Vahl.
RÉSINE (*Sang-dragon*) : Vén. (1, 2).

Croton linearis Jacq. (*Croton Cascarilla* L.).
ÉCORCE (*Écorce de Cascarille*) : Fr. (1); Belg. (1, 2);
Dan. (1, 5); Esp. (2-4); Hongr. (1); Russ. (1, 2); Suèd.
(1-4, 7).

Croton morifolius Willd., var. ***sphærocarpus***.
Plante : Mex. (3, 4).

Croton niveus Jacq.
Écorce (*Écorce de Copalchi*) : Mex. (1-4).

Croton Tiglium L. (***Tiglium offcinale*** Klotzsch), Croton cathartique.
Graine : Fr. (1-5); Autr. (5); Belg. (1, 2); Esp. (5-7); Finl. (5); P.-B. (1, 4); It. (1); Port. (3); Russ. (1-3); Suèd. (6-9).
Huile de la graine : Fr. (1-5); All. (1-5); Arg. (1); Autr. (5-8); Belg. (1-3); Ch. (1); Cr. (1, 2); Dan. (3-7); Esp. (5-7); É.-U. (1-10); Finl. (1-5); Gr. (1-3); Hongr. (1-3); It. (1-3); Jap. (1-3); Mex. (1-4); Norv. (1-4); P.-B. (1-4); Port. (2, 3); Roum. (1-3); R.-U. (1-5); Russ. (1-6); Serb. (1, 2); Suèd. (6-9); Suiss. (1-4); Vén. (1, 2).

Chrozophora tinctoria Juss. (***Croton tinctorius*** L.), Croton à teinture.
Produit préparé avec le suc des sommités (*Tournesol*) : Fr. (1).

Mercurialis annua L., Mercuriale annuelle.
Herbe fleurie : Fr. (1-5); Belg. (1, 2); Dan. (1); Esp. (2-6); Gr. (2, 3); Port. (3).

Mallotus philippinensis Muell. Arg. (***Rottlera tinctoria*** Roxb.).
Poudre formée des poils et des glandes recouvrant le fruit (*Kamala*) : All. (1-5); Arg. (1); Autr. (6-8); Ch. (1, 2); Cr. (1, 2); É.-U. (5-8); Finl. (4, 5); Gr. (1s-3); Hongr. (1-3); It. (1-3); Jap. (1-3); Mex. (1-4); P.-B. (2); Port. (3); R.-U. (1-3); Russ. (1-6); Serb. (1); Suèd. (8, 9); Suiss. (2-4).

Acalypha indica L.
Herbe : R.-U. (4s).

Acalypha phleoides Cav. (*Acalypha prunifolia* H.B.K.).
Herbe : Mex. (1-4).

Tragia cordifolia Vahl. (*Jatropha pungens* Forsk.).
Racine : Mex. (3, 4).

Ricinus communis L., Ricin commun.
Feuille : Port. (3).
Graine : Fr. (1-5); Autr. (1, 3-5); Cr. (1); Dan. (1, 2);
Esp. (1-7); Finl. (1); Hongr. (1); It. (1-3); Mex. (1-4);
Port. (1-3); Serb. (1); Suèd. (2-5).
Huile de la graine : Fr. (1-5); All. (1-5); Arg. (1);
Autr. (1-8); Belg. (1-3); Ch. (1, 2); Cr. (1, 2); Dan.
(1-7); Esp. (1-7); É.-U. (1-10); Finl. (1-5); Gr. (1-3);
Hongr. (1-3); It. (1-3); Jap. (1-3); Mex. (1-4); Norv.
(1-4); P.-B. (1-4); Port. (1-3); Roum. (1-3); R.-U. (1-5);
Russ. (1-6); Serb. (1, 2); Suèd. (1-9); Suiss. (1-4);
Vén. (1, 2).

Jatropha Curcas L. (*Curcas purgans* Endl.), Médici-
nier des Barbades.
Feuille : Mex. (2^8-4).
Graine : Fr. (1, 3); Mex. (2^8-4); Vén. (1, 2).

Jatropha multifida L., Médicinier d'Espagne.
Graine : Mex. (3, 4).

Jatropha spathulata Muell. Arg.
Rhizome : Mex. (3, 4).

Hevea brasiliensis Muell. Arg.
Latex desséché et préparé (*Caoutchouc*) : Fr. (4, 5);
All. (5); Autr. (7^8, 8); Hongr. (3); R.-U. (4); Suiss.
(4); Vén. (1, 2).

Hevea guianensis Aubl. (*Jatropha elastica* L. f., *Sipho-
nia elastica* Pers.).
Latex desséché et préparé (*Caoutchouc*) : Fr. (1, 3);
Autr. (7^8, 8); Dan. (2); Esp. (6, 7); Mex. (1-4); Suèd.
(5-9).

Hevea lutea Muell. Arg.
LATEX DESSÉCHÉ ET PRÉPARÉ (*Caoutchouc*) : Fr. (4);
Esp. (7).

Hevea Spruceana Muell. Arg.
LATEX DESSÉCHÉ ET PRÉPARÉ (*Caoutchouc*) : Fr. (4).

Manihot palmata Muell. Arg. (***Manihot Aipi*** Pohl),
Manioc doux.
FÉCULE PRÉPARÉE (*Tapioka*) : Mex. (2-4).

Manihot utilissima Pohl (***Jatropha Manihot*** L.), Manioc
amer.
FARINE DE LA RACINE TUBERCULEUSE : Fr. (3); Port. (3).
FÉCULE : Fr. (3); É.-U. (1, 2); Norv. (1); P.-B. (2, 4⁶);
Port. (3); Vén. (1, 2).
FÉCULE PRÉPARÉE (*Tapioka*) : Fr. (2-4); Esp. (5, 6);
É.-U. (3-6); Mex. (1-4); Port. (3).

Stillingia sylvatica L. (***Sapium sylvaticum*** Torr.).
RACINE : Arg. (1); É.-U. (2-10).

Hippomane Mancinella L., Mancenillier.
GRAINE : Mex. (3, 4).

Hura crepitans L. (***Hura brasiliensis*** Willd.), Sablier
élastique.
ÉCORCE : Port. (3).
GRAINE : Mex. (1-4).
LATEX : Mex. (1-4); Port. (3).

Euphorbia amygdaloides L (***Euphorbia sylvatica*** L.),
Euphorbe des bois.
RACINE : Fr. (1).

Euphorbia antiquorum L., Euphorbe des anciens.
RÉSINE (*Résine d'Euphorbe, Euphorbium*) : Fr. (1);
Dan. (3); Mex. (1-4); Norv. (1); Port. (1, 2); Roum.
(3); Suèd. (5, 6).

Euphorbia calyculata H. B. K.
LATEX, HUILE DE LA GRAINE : Mex. (3, 4).

Euphorbia canariensis L., Euphorbe des Canaries.
RÉSINE (*Résine d'Euphorbe, Euphorbium*) : Fr. (1, 3);
Autr. (5, 6); Belg. (1); Dan. (3); Esp. (5, 7); Finl.
(2, 3); Mex. (1-4); Norv. (1); Port. (2, 3); Roum. (1-3);
Russ. (1, 2); Suèd. (6).

Euphorbia corollata L.
RACINE : É.-U. (1-6).

Euphorbia Cyparissias L., Euphorbe Cyprès.
RACINE : Fr. (1).

Euphorbia Esula L., Euphorbe Esule.
RACINE : Fr. (1).

Euphorbia helioscopia L., Euphorbe Réveille-matin.
RACINE : Fr. (1).

Euphorbia heterophylla L.
FLEUR : Mex. (1).

Euphorbia Ipecacuanha L., Euphorbe Ipéca.
RACINE : Dan. (1); É.-U. (1-6).

Euphorbia Lathyris L., Épurge.
RACINE : Fr. (1-4).
GRAINE, HUILE DE LA GRAINE : Fr. (1-4); Esp. (5, 6).

Euphorbia maculata L.
PLANTE ENTIÈRE : Mex. (1-4).

Euphorbia officinarum L., Euphorbe des officines.
RÉSINE (*Résine d'Euphorbe, Euphorbium*) : Fr. (1, 2);
Autr. (1-6); Belg. (1); Dan. (1-5); Esp. (1-4); Finl.
(1-3); Gr. (1); Hongr. (1, 2); Mex. (1-4); Norv. (1);
Port. (1, 2); Roum. (1-3); Suèd. (1-7).

Euphorbia palustris L., Euphorbe des marais.
  RACINE : Fr. (1); Autr. (2); Esp. (2-4); Suèd. (1-4).

Euphorbia Peplis L., Euphorbe des vignes.
  RACINE : Fr. (1).

Euphorbia pulcherrima Willd.
  FLEUR : Mex. (2-4).

Euphorbia resinifera Berg., Euphorbe résinifère.
  RÉSINE (*Résine d'Euphorbe, Euphorbium*) : Fr. (4, 5);
    All. (1-5); Arg. (1); Autr. (7, 8); Belg. (2, 3); Cr. (1, 2);
    Dan. (6, 7); Esp. (6, 7); Finl. (4, 5); Gr. (2, 3); Hongr.
    (3); It. (1-3); Mex. (1-4); Norv. (2-4); Port. (3); Russ.
    (1-4, 6); Serb. (1, 2); Suèd. (7-9); Suiss. (1-4).

Pedilanthus Pavonis Boiss., Pantouflier.
  RACINE, FEUILLE, LATEX : Mex. (1-4).

SAPINDALES

BUXACÉES

Buxus sempervirens L. (*Buxus arborescens* Mill.,
  Buxus suffruticosa Mill.), Buis.
  BOIS : Dan. (1); Esp. (2-5).
  ÉCORCE DE LA RACINE : Fr. (1-4); Esp. (6); Port. (3).
  FEUILLE : Fr. (1-4).

CORIARIACÉES

Coriaria thymifolia Humb. et Bonpl. (*Coriaria atropurpurea* Moç. et Sesse).
  PLANTE : Mex. (3, 4).

ANACARDIACÉES

Cyrtocarpa procera H.B.K.
  AMANDE : Mex. (4).

Tapiria cyrtocarpa Benth. et Hook.
  AMANDE : Mex. (2ᵇ, 3).

Sorindeia trimera Oliv.
BAUME DE SAINT-THOMÉ : Port. (3).

Mangifera indica L., Manguier.
ÉCORCE DE LA RACINE : Mex. (2-4); Vén. (1, 2).
FEUILLE : Mex. (2-4).
FRUIT : Mex. (2-4); Vén. (1, 2).

Anacardium occidentale L. (*Cassuvium pomiferum*
Lamk.), Anacardier d'Occident.
FEUILLE : P.-B. (4).
FRUIT (*Noix d'Acajou*) : Fr. (1, 3); Mex. (1-4); Port. (3);
Vén. (1, 2).
PÉDONCULE CHARNU DU FRUIT (*Pomme d'Acajou*) :
Mex. (1-4); Port. (3); Vén. (1, 2).
GOMME : Mex. (1-4).

Spondias lutea L., Mombin jaune.
ÉCORCE, FEUILLE : Mex. (4).

Spondias purpurea L. (*Spondias Mombin* L.), Mombin
rouge.
FRUIT : Mex. (1-4).

Pistacia Lentiscus L., Lentisque.
FRUIT : Port. (3).
RÉSINE (*Mastic*) : Fr. (1-4); All. (1); Autr. (1, 4-8);
Belg. (1-3); Ch. (1); Cr. (1, 2); Dan. (1-6); Esp. (1-7);
É.-U. (5-9); Finl. (1-5); Gr. (1-3); Hongr. (1, 2); Mex.
(1-4); Norv. (1-4); P.-B. (1, 2); Port. (1-3); Roum.
(1-3); R.-U. (1-3); Russ. (1-3); Serb. (1, 2); Suèd.
(1-9); Suiss. (1, 2); Vén. (1, 2).

Pistacia Terebinthus L., Térébinthe.
TÉRÉBENTHINE DE CHIO : Fr. (1-4); Dan. (1); Esp. (3, 6);
Gr. (1); Port. (3); Vén. (1, 2).

Pistacia vera L., Pistachier franc.
GRAINE (*Pistache*) : Fr. (1-4); Dan. (1); Esp. (5); Port.
(3).

Schinus Molle L., Poivrier d'Amérique.
Écorce, Feuille, Fruit, Résine de la tige : Mex.
(1-4).

Rhus copallina L.
Résine (*Copal*) : Dan. (1).

Rhus Coriaria L., Sumac des Corroyeurs.
Écorce : Esp. (4-6).
Feuille : Fr. (1, 3); Esp. (1-6); Port. (3).
Fruit : Esp. (4-6).

Rhus Cotinus L., Fustet.
Écorce : Autr. (2, 3).
Feuille : Roum. (3).

Rhus glabra L.
Fruit : Arg. (1); É.-U. (1-9).

Rhus semialata Murr., var. *Osbeckii* D.C.
Galle produite par la piqure de l'*Aphis chinensis*
J. Bell sur la feuille (*Galle du Japon*) : Jap. (1-3).

Rhus Toxicodendron L. (*Rhus radicans* L.), Sumac
vénéneux.
Feuille [1] : Fr. (1-3); All. (1); Autr. (5); Belg. (1);
Esp. (5, 6); É.-U. (1-8); Gr. (1); Mex. (1-4); P.-B. (1);
Port. (2, 3); Roum. (1); Russ. (3); Suiss. (2⁸); Vén.
(1, 2).

Pseudosmodingium perniciosum Engl. (*Rhus perni-
ciosa* H.B.K.).
Latex : Mex. (2).

Semecarpus Anacardium L. f., Anacardier d'Orient.
Fruit (*Anacarde oriental*) : Fr. (1-3); Esp. (2, 4, 5).

---

[1] Les pharmacopées : Fr. (1-3); Autr. (5); Belg. (1); Mex. (1-4); Port. (2);
Roum. (1) citent *Rhus Toxicodendron* L. et *Rhus radicans* L. Les autres ne
mentionnent que *Rhus radicans* L.

AQUIFOLIACÉES

Ilex Aquifolium L., Houx commun.
    Écorce : Fr. (1, 3).
    Feuille : Fr. (1, 3); Dan. (2).

Ilex Cassine Walt. (*Ilex vomitoria* Ait.), Apalachine.
    Feuille : Fr. (1).

Ilex paraguensis St-Hil., Arbre à Maté.
    Feuille (*Maté, Thé du Paraguay*) : Fr. (3, 4); Arg. (1);
      Mex. (4); Port. (3); Vén. (1, 2).

Ilex verticillata A. Gray (*Prinos verticillatus* L.).
    Écorce : É.-U. (1-7).

CÉLASTRACÉES

Euonymus (*Evonymus*) *atropurpureus* Jacq., Fusain
    noir pourpré.
    Écorce de la racine : Fr. (4^8, 5); Arg. (1); É.-U. (5-9);
      R.-U. (3-5); Vén. (1, 2).

Euonymus (*Evonymus*) *europæus* L., Fusain d'Europe.
    Écorce : Fr. (1).

HIPPOCRATÉACÉES

Hippocratea obcordata Lamk.
    Feuille, Huile de la graine : Mex. (2^8-4).

HIPPOCASTANACÉES

Æsculus Hippocastanum L. (*Hippocastanum vulgare*
    Gaertn.), Marronnier d'Inde.
    Écorce des rameaux : Fr. (1, 3); Autr. (2-4); Belg. (1);
      Dan. (2); Esp. (5); Gr. (1); Port. (3); Roum. (1); Suèd.
      (5, 6).
    Graine (*Marron d'Inde*) : Esp. (5); Port. (3).

SAPINDACÉES

Serjania mexicana Willd. (*Paullinia mexicana* L.).
    Racine : Mex. (1-4).

Paullinia Cupana H.B.K. (*Paullinia Sorbilis* Mart.).
PATE PRÉPARÉE AVEC LA GRAINE (*Guarana*) : Fr. (3, 4);
All. (1); Arg. (1); Autr. (6-8); Belg. (2); Ch. (1, 2); Cr.
(1); Esp. (5-7); É.-U. (7-10); Gr. (2, 3); Hongr. (1-3);
It. (1, 2); Mex. (1-4); Port. (3); Roum. (2, 3); Russ. (3);
Serb. (1); Suiss. (2s-4); Vén. (1, 2).

Cardiospermum molle H.B. K.
RACINE : Mex. (2s-4).

Sapindus Amolle Oliv. [1].
RAMEAUX FLEURIS ET FRUIT : Mex. (1-4).

Schleichera trijuga Willd.
HUILE DE LA GRAINE : P.-B. (4).

RHAMNALES

RHAMNACÉES

Zizyphus Jujuba Lamk. (*Rhamnus Jujuba* L.).
PRODUIT RÉSINEUX FOURNI PAR LE *Carteria Lacca* SI-
GNORE, INSECTE HÉMIPTÈRE (*Laque*) : Mex. (1-4).

Zizyphus Lotus Lamk. (**Rhamnus Lotus** L.).
FRUIT : Port. (3).

Zizyphus sativa Gaertn. (**Zizyphus vulgaris** Lamk.,
Rhamnus Zizyphus L.), Jujubier commun.
FRUIT (*Jujube*) : Fr. (1-4); Belg. (1, 2); Esp. (2-7); Gr.
(1); Port. (2, 3); Suiss. (1, 2).

Rhamnus californica Eschsch. (**Rhamnus Humbold-
tiana** Roem. et Schult.).
FRUIT, GRAINE : Mex. (2s-4).

Rhamnus cathartica L., Nerprun cathartique.
ÉCORCE : Autr. (2); Dan. (1).

---

[1] Cette espèce n'est pas mentionnée dans l'Index de Kew.

Fruit : Fr. (1-5); All. (1-4); Belg. (1-3); Dan. (1, 2);
Esp. (2-6); É.-U. (1); Gr. (2, 3); It. (1); Port. (1-3);
Suèd. (1-5).

Suc du fruit : Fr. (1-5); All. (1-5); Arg. (1); Autr. (1-5);
Belg. (1-3); Ch. (1); É.-U. (1); Gr. (2, 3) Port. (1, 2);
Roum. (2, 3); R.-U. (2); Suiss. (1-4).

Rhamnus Frangula L., Nerprun Bourdaine.
Écorce des jeunes troncs ou des branches : Fr.
(1, 5); All. (1-5); Arg. (1); Autr. (7, 8); Belg. (2s, 3);
Dan. (1, 5-7); É.-U. (7-10); Finl. (2-5); Gr. (2, 3); Jap.
(1-3); Norv. (2-4); P.-B. (2-4); Port. (3); R.-U. (3);
Russ. (1-6); Suèd. (1-4, 7-9); Suiss. (3,4).

Rhamnus lycioides L.
Racine : Esp. (3).

Rhamnus Purshiana D.C.
Écorce du tronc ou des branches (*Cascara Sagrada*) :
Fr. (4s, 5); All. (5); Arg. (1); Autr. (7, 8); Belg. (3);
Ch. (2); Cr. (2); Dan. (6, 7); Esp. (7); É.-U. (8-10);
Finl. (5); Gr. (2, 3); Hongr. (3); It. (2, 3); Jap. (2, 3);
Mex. (2s-4); Norv. (3, 4); P.-B. (4); Roum. (3); R.-U.
(3-5); Russ. (4-6); Serb. (2); Suèd. (8, 9); Suiss. (3, 4);
Vén. (1, 2).

Ceanothus azureus Desf.
Écorce, Racine, Feuille : Mex. (2s-4).

Ceanothus cæruleus Lag.
Écorce, Racine, Feuille : Mex. (2s-4).

VITACÉES

Vitis acida Chapm. (*Cissus acida* L.).
Feuille : Mex. (3).

Vitis tiliacea Hemsl. (*Cissus tiliacea* H.B.K.).
Feuille : Mex. (1-4).

Vitis vinifera L., Vigne.

Fruit desséché :

a) Raisins secs (*Passulæ*) [1] : Fr. (2); Autr. (2); Esp. (2-6); É.-U. (1-6); Mex. (1-4); Port. (3); R.-U. (1-3);

b) Raisins de Malaga (*Passulæ majores*) : Fr. (3, 4); Dan. (1, 2); Gr. (1); Port. (1, 2); Suèd. (1-6);

c) Raisins de Corinthe (*Passulæ minores*) [2] : Fr. (1, 3, 4); Autr. (5); Belg. (1); Dan. (1-4); Gr. (1); Port. (1, 2); Suèd. (1-7); Suiss. (1, 2).

MALVALES

TILIACÉES

Tilia americana L.

Inflorescence (*Fleur*) : Mex. (1-3).

Tilia cordata Mill. (*Tilia ulmifolia* Scop., *Tilia parvifolia* Ehrh., *Tilia sylvestris* Desf., *Tilia microphylla* Vent.), Tilleul sauvage.

Écorce interne : Esp. (5, 6).

Inflorescence (*Fleur*) : Fr. (4, 5); All. (1-5); Arg. (1); Autr. (5-8); Belg. (2, 3); Ch. (1, 2); Cr. (1, 2); Dan. (5); Esp. (5, 6); Gr. (2, 3); Hongr. (1-3); It. (1-3); Jap. (3); P.-B. (1, 3, 4); Port. (3); Russ. (1-6); Serb. (1, 2); Suèd. (7); Suiss. (1-4).

Tilia mexicana Benth.

Inflorescence (*Fleur*) : Mex. (4).

Tilia platyphyllos Scop. (*Tilia grandifolia* Ehrh., *Tilia pauciflora* Hayne), Tilleul à grandes feuilles [3].

Écorce interne : Esp. (6).

---

[1] Dans ce premier paragraphe nous mentionnons les pharmacopées dans lesquelles sont inscrits les raisins secs sans indication de variétés.

[2] Certaines pharmacopées rapportent les raisins de Corinthe au *Vitis apyrena* Roem. et Schult., variété de *Vitis vinifera* L.

[3] Les pharmacopées suivantes, la plupart anciennes, mentionnent :
Tilia europæa L.
Écorce interne : Esp. (2-4).
Inflorescence (Fleur) : Fr. (1-3); Autr. (1, 3, 4); Belg. (1); Dan. (1-4); Esp. (2-4); Gr. (1); P.-B. (2); Port. (2); Roum. (1-3); Suèd. (1-6); Vén. (1, 2).
Or, d'après l'Index de Kew, *Tilia europæa* L. est rapporté aux trois espèces types suivantes : *Tilia platyphyllos* Scop., *Tilia vulgaris* Hayne, *Tilia cordata* Mill.

INFLORESCENCE (*Fleur*) : Fr. (4, 5); All. (1-5); Arg. (1); Autr. (5-8); Belg. (2, 3); Ch. (1); Cr. (1, 2); Dan. (5); Esp. (6, 7); Hongr. (1-3); It. (1-3); Jap. (3); P.-B. (1, 3, 4); Port. (3); Russ. (1-6); Serb. (1, 2); Suèd. (7); Suiss. (1-4).

Tilia vulgaris Hayne (***Tilia intermedia*** D.C.), Tilleul intermédiaire.
INFLORESCENCE (*Fleur*) : Dan. (5); Esp. (7); Russ. (1-3); Suèd. (7).

MALVACÉES

Althæa officinalis L., Guimauve officinale.
RACINE : Fr. (1-5); All. (1-5); Arg. (1); Autr. (1-8); Belg. (1-3); Ch. (1, 2); Cr. (1, 2); Dan. (1-7); Esp. (1-7); É.-U. (3-10); Finl. (1-5); Gr. (1-3); Hongr. (1-3); It. (1-3); Jap. (2, 3); Mex. (1-4); Norv. (1-4); P.-B. (1-4); Port. (1-3); Roum. (1-3); Russ. (1-6); Serb. (1, 2); Suèd. (1-9); Suiss. (1-4).
FEUILLE : Fr. (1-4); All. (1-5); Autr. (1-8); Belg. (1-3); Ch. (1); Cr. (1, 2); Dan. (1-3); Gr. (1-3); Hongr. (1-3); Jap. (3); P.-B. (1-4); Roum. (1-3); Serb. (1, 2); Suèd. (1-4); Suiss. (1-4).
FLEUR : Fr. (1-5); Autr. (1-3); Belg. (1-3); Ch. (1); É.-U. (4); Gr. (1); P.-B. (1); Port. (2); Roum. (1-3).
GRAINE : Esp. (3-5).

Althæa rosea Cav. (***Alcæa rosea*** L.), Rose trémière.
RACINE : Fr. (1); Jap. (1).
FLEUR : Fr. (1, 3); All. (1); Dan. (1, 3, 4); Gr. (1); Suèd. (5).

Malva Alcea L., Mauve Alcée.
FEUILLE, FLEUR : Fr. (1).

Malva nicæensis All., Mauve de Nice.
FEUILLE, FLEUR : It. (1-3).

Malva rotundifolia L. (*Malva vulgaris* Fries, *Malva neglecta* Wallroth), Mauve à feuilles rondes.
RACINE : Esp. (2-4); Port. (2, 3).
HERBE : Belg. (1); Dan. (5); Norv. (2-4); P.-B. (1); Suèd. (1-5).
FEUILLE : Fr. (1-4); All. (1-3); Autr. (2-8); Cr. (1, 2); Dan. (1, 2); Esp. (2-7); Finl. (1-3); Gr. (1-3); Hongr. (1); Mex. (1-4); Norv. (1); P.-B. (2); Port. (1-3); Roum. (1-3); Russ. (1-4); Serb. (1, 2); Suèd. (6); Suiss. (1-4).
FLEUR : Fr. (1, 2); Autr. (2-4); Belg. (1); Cr. (1, 2); Esp. (2-7); Mex. (1-4); Port. (2, 3); Roum. (1-3); Serb. (1, 2).
GRAINE : Esp. (2-6).

Malva sylvestris L., Mauve sauvage.
RACINE : Esp. (2, 4); Port. (2, 3).
HERBE : Dan. (3, 5); Norv. (2-4).
FEUILLE : Fr. (1-4); All. (1-5); Arg. (1); Autr. (1-8); Belg. (1, 2); Cr. (1, 2); Dan. (2, 4); Esp. (1, 2, 4-7); Hongr. (1-3); It. (1-3); P.-B. (2); Port. (1-3); Russ. (4); Serb. (1, 2); Suiss. (1-4).
FLEUR : Fr. (1-5); All. (1-5); Arg. (1); Autr. (1-8); Belg. (1-3); Ch. (1, 2); Cr. (1, 2); Esp. (1, 2, 4-7); Gr. (1-3); Hongr. (1-3); It. (1-3); Jap. (3); Port. (2, 3); Russ. (1-6); Serb. (1, 2); Suiss. (1-4).
GRAINE : Esp. (1, 2, 4-6).

Malvastrum scoparium A. Gray (*Malva scoparia* L'Hérit.).
RACINE : Mex. (1-4).

Sphæralcea angustifolia Don (*Malva angustifolia* Cav.).
PLANTE ENTIÈRE : Mex. (1-4).

Sida triloba Cav.
FLEUR : Mex. (1-4).

Malachra capitata L., Mauve de Caracas.
FEUILLE, FLEUR : Vén. (1, 2).

Hibiscus Abelmoschus L., Ambrette.
    Racine : Mex. (1-4).
    Graine : Fr. (1, 3); Esp. (5, 6); Mex. (1-4); Vén. (1, 2).

Hibiscus esculentus L., Nafé d'Arabie.
    Fruit : Mex. (2ˢ-4).

Hibiscus japonicus Miq.
    Racine : Jap. (3).

Hibiscus Sabdariffa L.
    Fleur : Mex. (2-4).

Kosteletzkya pentacarpa Ledeb. (***Hibiscus pentacar-
pos*** L.).
    Racine, Feuille, Fleur : Mex. (1-4).

Malvaviscus pentacarpus Moc. et Sesse.
    Racine, Feuille, Fleur : Mex. (1-4).

Gossypium arboreum L., Cotonnier en arbre.
    Poil du tégument de la graine (*Coton*) : Fr. (3-5);
    All. (2, 3); Mex. (1-4); Russ. (3-6).

Gossypium barbadense L., Cotonnier des Barbades.
    Écorce de la racine : Vén. (1, 2).
    Graine : Vén. (1, 2).
    Poil du tégument de la graine (*Coton*) : Fr. (3-5);
    Autr. (8); Finl. (4); R.-U. (3, 4); Russ. (3-6); Vén.
    (1, 2).

Gossypium herbaceum L., Cotonnier herbacé.
    Écorce de la racine : Arg. (1); É.-U. (5-9); Mex. (4);
    R.-U. (4ˢ, 5); Vén. (1, 2).
    Graine : Port. (3); Vén. (1, 2).
    Poil du tégument de la graine (*Coton*) : Fr. (1-5);
    All. (2, 3); Arg. (1); Autr. (8); Cr. (1, 2); Esp. (5-7);
    É.-U. (4-10); Finl. (4); Gr. (1ˢ-3); It. (1-3); Mex. (1-4);
    Port. (3); R.-U. (5); Russ. (3-6); Vén. (1, 2).
    Huile de la graine : É.-U. (7-10); Vén. (1, 2).

Gossypium divers non spécifiés.

Poil du tégument de la graine (*Coton*) : All. (4, 5); Belg. (3); Ch. (1, 2); Finl. (5); Gr. (1-3); Hongr. (2, 3); Jap. (1-3); P.-B. (3, 4); R.-U. (1, 2); Serb. (2); Suèd. (8, 9); Suiss. (4).

BOMBACACÉES

Pachira insignis Savign.

Écorce de la racine, Fleur : Mex. (2s-4).

Pachira macrocarpa Schlecht. et Cham.

Feuille, Fleur, Graine : Mex. (2s-4).

Eriodendron anfractuosum D.C.

Écorce de la racine, Fleur, Fruit, Graine : Mex. (1-3).

Eriodendron occidentale G. Don.

Feuille, Fleur : Mex. (3, 4).

Cheirostemon platanoides Humb. **et** Bonpl.

Fleur : Mex. (1-4).

STERCULIACÉES

Theobroma Cacao L., Cacaoyer commun.

Graine : Fr. (1-4); Autr. (5); Belg. (1-3); Dan. (1-7); Esp. (1-7); Finl. (1-3); Gr. (1-3); Mex. (1-4); Norv. (1, 2); P.-B. (4); Port. (1-3); Roum. (1-3); Russ. (1-4); Serb. (1); Suèd. (1-7); Suiss. (4); Vén. (1, 2).

Beurre de la graine (*Beurre de Cacao*) : Fr. (1-5); All. (1-5); Arg. (1); Autr. (1-8); Belg. (1-3); Ch. (1, 2); Cr. (1, 2); Dan. (2-7); Esp. (1-7); É.-U. (5-10); Finl. (1-5); Gr. (1-3); Hongr. (1-3); It. (1-3); Jap. (1-3); Mex. (1-4); Norv. (1-4); P.-B. (1-4); Port. (1-3); Roum. (1-3); R.-U. (2-5); Russ. (1-6); Serb. (1, 2); Suèd. (2-9); Suiss. (1-4); Vén. (1, 2).

Guazuma tomentosa H.B.K.

Écorce, Fruit : Mex. (2-4).

Guazuma ulmifolia Lamk. (*Theobroma Guazuma* L.).
   ÉCORCE : Mex. (2ˢ-4); Vén. (1,2).
   FRUIT : Mex. (2ˢ-4).

Cola acuminata Schott et Endl. (*Sterculia acuminata*
   Beauv.).
   GRAINE (*Noix de Cola*) : Fr. (4ˢ, 5); Arg. (1); Autr. (8);
     Belg. (3); Esp. (7); Gr. (2, 3); Hongr. (3); Mex. (3, 4);
     P.-B. (4ˢ); Roum. (3); Vén. (1, 2).

Cola vera Schumann.
   GRAINE (*Noix de Cola*) : Autr. (8); Hongr. (3); P.-B. (4);
     Suiss. (4).

PARIÉTALES

THÉACÉES (TERNSTRÉMIACÉES)

Ternstrœmia sylvatica Choisy.
   FEUILLE : Mex. (1-4).

Camellia Thea Link (*Thea sinensis* L., *Thea Bohea* L.,
   Thea viridis L., *Thea chinensis* Sims), Théier de
   Chine.
   FEUILLE : Fr. (1-5); Autr. (5-8); Cr. (2); Esp. (2-7);
     Gr. (1ˢ-3); Hongr. (4); Mex. (1-4); Port. (3); Serb.
     (2); Vén. (1,2).

GUTTIFÈRES

Hypericum Androsæmum L., Millepertuis Androsème.
   FEUILLE : Fr. (1).

Hypericum denticulatum H.B.K.
   SOMMITÉ FLEURIE : Mex. (1-4).

Hypericum fastigiatum H.B.K.
   SOMMITÉ FLEURIE : Mex. (1-4).

Hypericum formosum H.B.K.
   SOMMITÉ FLEURIE : Mex. (1-4).

Hypericum perforatum L. (*Hypericum vulgare* Lamk.),
Millepertuis perforé.
Sommité fleurie : Fr. (1-5); Autr. (1); Belg. (1); Dan.
(1-4); Esp. (1-7); Mex. (1-4); Norv. (1); Port. (3);
Roum. (1-3); Serb. (2); Suèd. (1-4); Suiss. (1, 2).

Hypericum quadrangulum L., Millepertuis à quatre
angles.
Sommité fleurie : Fr. (1).

Calophyllum Calaba Jacq. (*Callophyllum Inophyllum*
Sieber).
Oléo-résine (*Baume Marie*) : Esp. (6); Mex. (1, 2).

Calophyllum Tacamahaca Willd. (*Calophyllum Ino-*
phyllum Lamk.).
Oléo-résine (*Tacamahaque de Bourbon*) : Fr. (1); Esp.
(4-6); Mex. (3).

Garcinia Hanburyi Hook. f.
Gomme-résine (*Gomme-gutte*) [1] : Fr. (4, 5); All. (4, 5);
Arg. (1); Autr. (8); Belg. (2); É.-U. (7-10); Finl. (5);
Gr. (2, 3); It. (1-3); Jap. (3); Roum. (2, 3); R.-U.
(3, 4); Suèd. (8, 9); Suiss. (4).

Garcinia Morella Desr. (*Hebradendron cambogioides*
Grah., *Garcinia Gutta* Wight, *Garcinia cambogioi-*
des Royle).
Gomme-résine (*Gomme-gutte*) : Fr. (1, 3); All. (1-3);
Autr. (5); Belg. (1, 3); Ch. (1); Esp. (5, 7); Finl. (2-4);
Hongr. (1); Norv. (1); Port. (3); Roum. (1); R.-U. (4⁸);
Russ. (1-4); Serb. (1); Suèd. (6); Suiss. (3); Vén. (1,2).

Garcinia Morella Desr., var. *pedicellata* Desr.
Gomme-résine (*Gomme-gutte*) : Ch. (2); Esp. (6); É.-U.
(6); Mex. (1-4); Port. (3); R.-U. (1, 2); Suèd. (7).

---

[1] Les pharmacopées : Fr. (1, 2); Autr. (1); Belg. (2); Dan. (1); Esp. (2-4);
Finl. (1); Gr. (1); Port. (1); Suèd. (1-4) rapportent à tort la Gomme-gutte au
Garcinia Cambogia Desr. (*Cambogia Gutta* L., *Mangostana Cambogia* Gaertn.,
Garcinia Gutta Walt.).
Les pharmacopées É.-U. (3-5) rapportent cette drogue à un *Cambogia* non déter-
miné.

Garcinia spicata Hook. f. (*Stalagmites cambogioides* Murr.).

GOMME-RÉSINE (*Gomme-gutte*) : Autr. (2-4); Belg. (1); Dan. (2-5); É.-U. (1, 2); Port. (2); Roum. (1); Suèd. (5).

DIPTÉROCARPACÉES

Dipterocarpus divers non spécifiés.

OLÉO-RÉSINE (*Baume de Gurjun, Baume de Gurgum*) : Vén. (1, 2).

Vateria acuminata Hayne (*Elæocarpus copalliferus* Retz).

RÉSINE (*Copal*) : Fr. (1); Esp. (2-4).

Vateria indica L.

RÉSINE (*Copal*) : Fr. (1).

Shorea stenoptera Burck.

HUILE DES COTYLÉDONS : P.-B. (4).

Shorea Wiesneri Stapf.

RÉSINE (*Dammar*) : All. (4, 5); Finl. (5); Gr. (2); Jap. (3).

Hopea micrantha Hook. f.

RÉSINE (*Dammar*) : All. (2, 3); Russ. (4).

Hopea splendida De Vriese.

RÉSINE (*Dammar*) : All. (2, 3); Russ. (4).

Shorea, *Hopea* divers et autres espèces de Diptérocarpacées nominalement non désignées.

RÉSINE (*Dammar*) : Autr. (8); Serb. (2).

TAMARICACÉES

Tamarix gallica L., Tamaris de France.

ÉCORCE : Fr. (1); Dan. (1); Esp. (3-5).
FEUILLE : Esp. (3-5).

CISTACÉES

Cistus cyprius Lamk.

RÉSINE (*Ladanum*) : Belg. (1); Roum. (1).

Cistus ladaniferus L.
RÉSINE (*Ladanum*) : Belg. (1); Dan. (1); Esp. (1-7);
Finl. (2); Port. (3); Roum. (1).

Cistus polymorphus Willk. (***Cistus creticus*** L.).
RÉSINE (*Ladanum*) : Fr. (1, 3); Port. (1, 2); Suèd. (1-4).

Helianthemum canadense Michaux.
HERBE : É.-U. (4-6).

BIXACÉES

Bixa Orellana L., Rocouyer.
FEUILLE : P.-B. (4); Mex. (1-4).
PRODUIT TINCTORIAL FOURNI PAR LE FRUIT (*Rocou*) :
Dan. (3, 4); Mex. (1-4).

WINTÉRANACÉES

Canella alba Murr. (***Winterana Canella*** L.), Cannelle
blanche.
ÉCORCE : Fr. (1-4); Autr. (1); Dan. (1-3); Esp. (2-4);
É.-U. (1-6); Finl. (1); Gr. (1); Norv. (1); P.-B. (1);
Port. (3); R.-U. (2, 3); Suèd. (1-7); Vén. (1, 2).

Cinnamodendron corticosum Miers.
ÉCORCE (*Fausse écorce de Winter*) : Esp. (6).

VIOLACÉES

Viola canina L., Violette inodore.
FLEUR : Fr. (1).

Viola odorata L., Violette odorante.
FEUILLE : Esp. (1-6); Port. (3).
FLEUR : Fr. (1-5); Arg. (1); Autr. (1, 3-5); Belg. (1, 2);
Ch. (1, 2); Dan. (1-3); Esp. (1-7); Gr. (1-3); It. (1-3);
Mex. (1-4); P.-B. (1, 2); Port. (2, 3); Roum. (1-3);
Suèd. (1-4); Suiss. (1, 2); Vén. (1, 2).
GRAINE : Fr. (2); Dan. (1).

Viola pedata L.
PLANTE ENTIÈRE : É.-U. (1-5).
RACINE : É.-U. (6).

Viola tricolor L. (*Viola arvensis* Murr.), Pensée sauvage.
  Herbe fleurie : Fr. (1-4); All. (1-5); Autr. (1-8); Belg. (1, 2); Dan. (2-5); Esp. (5, 6); É.-U. (7); Finl. (1); Gr. (1-3); It. (1); Norv. (1); P.-B. (1, 2); Port. (3); Roum. (1-3); Russ. (1-4); Serb. (1); Suèd. (4-7); Suiss. (2-4).

Ionidium Ipecacuanha Vent. (*Viola Ipecacuanha* L.), Ionidie Ipécacuanha.
  Racine : Fr. (1); Esp. (1-4); Port. (1).

Ionidium oppositifolium Roem. et Schult.
  Racine : Mex. (2-4).

Ionidium polygalæfolium Vent. (*Viola verticillata* Ortega).
  Racine : Mex. (1-4).

FLACOURTIACÉES

Gynocardia odorata R. Br. (*Chaulmoogra odorata* Roxb., *Hydnocarpus odorata* Ait.).
  Huile de la graine : Jap. (3); Mex. (4); R.-U. (4ˢ); Vén. (1, 2).

Gynocardia Prainii Desp.
  Huile de la graine : R.-U. (4).

Taraktogenos Kurzii King.
  Huile de la graine : P.-B. (4); R.-U. (4ˢ, 5).

TURNÉRACÉES

Turnera diffusa Willd. (*Turnera aphrodisiaca* Ward).
  Feuille (*Damiana*) : Mex. (2ˢ-4); Vén. (1, 2).

PASSIFLORACÉES

Passiflora Dictamo D.C.
  Herbe : Mex. (2-4).

Passiflora mexicana A. Juss.
  Herbe : Mex. (2-4).

CARICACÉES

Carica Papaya, Papayer commun.
  Racine : Mex. (2-4).
  Feuille : Mex. (2-4); Vén. (1, 2).
  Fruit : Vén. (1, 2).
  Graine, Latex : Mex. (2-4).

LOASACÉES

Mentzelia hispida Willd.
  Racine : Mex. (1-4).

BÉGONIACÉES

Begonia gracilis H.B.K.
  Racine : Mex. (1-4).

Begonia tuberosa Lamk.
  Racine : Mex. (1-4).

OPUNTIALES

CACTACÉES

Opuntia Hernandezii D.C.
  Gomme : Mex. (1-4).

Opuntia Karwinskiana Salm-Dyck (*Opuntia Nopallila*
  Karw.).
  Racine : Mex. (1-4).

Opuntia rosea D.C.
  Gomme : Mex. (1-4).

Opuntia Tuna Mill.
  Fleur : Mex. (3, 4).
  Fruit, Gomme : Mex. (1-4).

Cereus flagelliformis Mill.
FLEUR, SUC DE LA TIGE : Mex. (1-4).

Cereus grandiflorus Mill. (*Cactus grandiflorus* L.).
FLEUR, SUC DE LA TIGE : Mex. (4)

Echinocactus Lewini Schum. (*Anhalonium Lewini* Henning).
TIGE : Mex. (4).

MYRTIFLORES

PÉNÉACÉES

Penæa fucata L. (*Penæa Sarcocolla* L.), Sarcocolier résineux.
GOMME (*Sarcocolle*) : Fr. (1); Dan. (1); Esp. (2-4).

THYMÉLÉACÉES

Aquilaria Agallocha Roxb. (*Aloexylum Agallochum* Lour.).
BOIS (*Bois d'Aloès vrai, Bois de Calambac*) [1] : Fr. (1-3); Dan. (1); Esp. (2-6).

Aquilaria malaccensis Lamk.
BOIS (*Bois d'Aigle*) : Fr. (1, 3); Dan. (1).

Daphne Gnidium L., Garou, Sainbois.
ÉCORCE : Fr. (1-4); Esp. (2-6); É.-U. (1-10); Gr. (1); It. (1); Port. (3); R.-U. (4); Suiss. (3).
FEUILLE : Esp. (2-5).
FRUIT : Fr. (1); Esp. (4, 5).

Daphne Laureola L., Lauréole commune.
ÉCORCE : Belg. (1, 2); Dan. (2-4); É.-U. (10); It (1); Roum. (1, 2); R.-U. (1-4); Suiss. (3).
FEUILLE : Esp. (3-5).
FRUIT : Fr. (1).

---

[1] Les pharmacopées : Fr. (2); Esp. (2-4) attribuent, à tort, le bois d'Aloès vrai à l'*Excœcaria Agallocha* L.

Daphne Mezereum L., Mézéréon.
   Écorce : Fr. (1, 3, 4); All. (1); Arg. (1); Autr. (1-5); Belg. (1, 2); Ch. (1, 2); Dan. (2-5); Esp. (2-6); É.-U. (1-10); Finl. (1-3); Gr. (1-3); It. (1); Jap. (3); Mex. (2-4); Norv. (1); P.-B. (1-3); Port. (1, 2); Roum. (1-3); R.-U. (1-4); Russ. (1-3); Suèd. (1-7); Suiss. (3, 4); Vén. (1).
   Feuille : Esp. (2-6).
   Fruit : Fr. (1); Dan. (1); Suèd. (1-4).

Thymelæa Sanamunda All. (***Daphne Thymelæa*** L.), Thymélée.
   Écorce, Feuille : Esp. (3, 4).

Daphnopsis salicifolia Meissn. (***Daphne salicifolia.*** H.B.K.). ·
   Feuille : Mex. (2-4).

LYTHRACÉES

Lythrum alatum Pursh.
   Feuille : Mex. (1-4).

Lythrum album H.B.K.
   Feuille : Mex. (1-4).

Lythrum Salicaria L., Salicaire commune.
   Herbe : Fr. (1); Autr. (1-4); Dan. (1); Esp. (2-4); Suèd. (1-4).

Cuphea lanceolata Ait.
   Plante entière : Mex. (1-4).

Nesæa salicifolia H.B.K. (***Heimia salicifolia*** Link et Otto).
   Feuille : Mex. (2-4).

Nesæa syphilitica Steud. (***Heimia syphilitica*** D.C.).
   Feuille : Mex. (2-4).

Lawsonia alba Lamk. (***Lawsonia inermis*** L.), Henné.
   Feuille : Fr. (1).

PUNICACÉES

Punica Granatum L., Grenadier commun.

ÉCORCE DE LA RACINE : Fr. (1-5); All. (1-5); Arg. (1); Autr. (4-8); Belg. (1-3); Ch. (1, 2); Cr. (1, 2); Dan. (4-7); Esp. (5-7); É.-U. (3-10); Finl. (2); Gr. (1-3); Hongr. (1-3); It. (1-3); Jap. (1-3); Mex. (1-4); Norv. (1); P.-B. (1-4); Port. (2, 3); Roum. (1-3); R.-U. (1-4); Russ. (1-6); Serb. (1, 2); Suèd. (1-6); Suiss. (2-4); Vén. (1, 2).

FLEUR (*Balauste*) : Fr. (1-4); Dan. (1); Esp. (1-6); Mex. (1-4); Port. (1-3); Suèd. (1-4);

ÉCORCE DU FRUIT (*Écorce de Grenade*) : Fr. (1-4); Belg. (1); Ch. (1); Dan. (1, 2); Esp. (1-6); É.-U. (1-6); Gr. (1); Mex. (1-4); P.-B. (4); Port. (1-3); Roum. (1-3); Suèd. (2-4).

GRAINE : Dan. (1).

SUC DE GRENADE : Fr. (1-4); Ch. (1); Esp. (1-7); Port. (2); Vén. (1).

LÉCYTHIDACÉES

Bertholletia excelsa Humb. et Bonpl., Châtaignier du Brésil.

GRAINE (*Noix de Para, Noix du Brésil*) : Port. (3).

RHIZOPHORACÉES

Rhizophora Mangle L., Manglier noir.

ÉCORCE : Mex. (1-4).

SUC RETIRÉ DU TRONC ET DESSÉCHÉ (*Kino de la Colombie*) : Mex. (1-4).

NYSSACÉES

Nyssa multiflora Wangenh. (*Nyssa aquatica* L.).

BOIS : Esp. (7).

COMBRÉTACÉES

Terminalia Bellerica Roxb. (*Myrobalanus Bellerica* Gaertn.).

FRUIT (*Myrobalan Belléric*) : Fr. (1); Esp. (2-4).

Terminalia Chebula Retz. (*Myrobalanus Chebula* Gaertn.).
FRUIT (*Myrobalan-Chébule*) : Fr. (1); Esp. (2-4); R.-U. (4ˢ, 5).

Terminalia citrina Roxb. (*Myrobalanus citrina* Gaertn.).
FRUIT (*Myrobalan Citrin*) : Fr. (1, 3).

Anogeissus latifolia Wall.
GOMME : R.-U. (4ˢ, 5).

MYRTACÉES

Psidium Guajava L. (*Psidium pomiferum* L., *Psidium pyriferum* L.), Goyavier.
RACINE : Mex. (1-4).
FEUILLE : Mex. (1-4); P.-B. (4).

Myrtus Arayan H.B.K.
FEUILLE : Mex. (1, 2).

Myrtus communis L. (*Myrtus acuta* Mill., *Myrtus lusitanica* Willd.), Myrte commun.
FEUILLE : Fr. (1, 2); Esp. (1-7); Port. (1-3).
FLEUR : Fr. (1, 2).
FRUIT : Esp. (1-7); Port. (1, 2).

Myrtus Ehrenbergii Berg.
FEUILLE : Mex. (3, 4).

Pimenta acris Wight (*Myrcia acris* D.C.).
FEUILLE : É.-U. (5-8); Vén. (1, 2).

Pimenta officinalis Lindl. (*Myrtus Pimenta* L., *Eugenia Pimenta* D.C.), Piment de la Jamaïque.
FRUIT : Fr. (1, 3); Autr. (1); Belg. (1); Dan. (1); Esp. (1-7); É.-U. (1-9); Finl. (1); Mex. (1-4); Norv. (1); Port. (3); R.-U. (1-4); Suèd. (1-6); Vén. (1, 2).
ESSENCE DU FRUIT : Belg. (1); Dan. (1); É.-U. (1-10); Roum. (1); R.-U. (1-4); Suèd. (1-6).

Eugenia caryophyllæa Wight (*Myrtus caryophyllata*
    L.).
    Écorce : Dan. (1, 3); Esp. (5).

Eugenia caryophyllata Thunb. (*Caryophyllus aroma-
    ticus* L., *Jambosa caryophyllus* Nied.), Giroflier
    aromatique.
    Bouton floral (*Clou de Girofle*) : Fr. (1-5); All. (1-5);
    Autr. (1-8); Belg. (1-3); Ch. (1, 2); Cr. (1, 2); Dan.
    (1-7); Esp. (1-7); É.-U. (1-10); Finl. (1-5); Gr. (1-3);
    Hongr. (1-3); It. (1-3); Jap. (1-3); Mex. (1-4); Norv.
    (1-4); P.-B. (4); Port. (1-3); Roum. (1-3); R.-U. (1-5);
    Russ. (1-6); Serb. (1, 2); Suiss. (1-4); Vén. (1, 2).
    Essence du bouton floral (*Essence de Girofle*) : Fr.
    (1-5); All. (1-5); Arg. (1); Autr. (1-7); Belg. (1, 2);
    Ch. (1, 2); Cr. (1, 2); Dan. (1-7); Esp. (1-7); É.-U.
    (1-10); Finl. (1-5); Gr. (1-3); Hongr. (1-3); It. (1-3);
    Jap. (1-3); Mex. (1-4); Norv. (1-3); P.-B. (1-4); Port.
    (1-3); Roum. (1-3); R.-U. (1-5); Russ. (1-6); Serb.
    (1, 2); Suèd. (1-7); Suiss. (1-4); Vén. (1, 2).
    Eugénol : Autr. (8); Belg. (3); É.-U. (9, 10); Norv. (4);
    P.-B. (4); Suèd. (8, 9); Vén. (2).

Eugenia Jambolana Lamk. (*Syzygium Jambolanum*
    D.C.), Jamelongue.
    Écorce, Graine : P.-B. (4).

Melaleuca Leucadendron L., var. *Cajaputi* Roxb. (*Me-
    laleuca Cajaputi* Roxb.).
    Essence de la feuille (*Essence de Cajeput*) : Fr. (1-4);
    All. (1, 2); Autr. (5,8); Belg. (1,2); Ch. (1); Dan. (1-6);
    Esp. (6, 7); É.-U. (1-10); Finl. (1-3); Gr. (1-3); It.
    (1-3); Jap. (1-3); Mex. (1, 2); Norv. (1-3); P.-B. (1-4);
    Port. (3); Roum. (1, 2); R.-U. (4, 5); Russ. (1-6); Serb.
    (1); Suèd. (1-7); Suiss. (3); Vén. (1, 2).

Melaleuca Leucadendron L., var. *minor* Sm. (*Melaleuca
    minor* Sm.).
    Essence de la feuille (*Essence de Cajeput*) : All. (1);

Esp. (2, 3, 6, 7); É.-U. (10); P.-B. (2, 3); R.-U. (1-3); Russ. (1-6); Suiss. (1, 2, 4).

Melaleuca Leucadendron L., var. *viridiflora* Gaertn. (*Melaleuca viridiflora* Gaertn.).
Essence de la feuille (*Goménol*) : Vén. (2).

Eucalyptus amygdalina Labill.
Essence de la feuille (*Essence d'Eucalyptus*) : Cr. (1); Hongr. (2); Norv. (3).

Eucalyptus citriodora Hook.
Produit d'exsudation de la tige (*Kino d'Eucalyptus*) : Mex. (2).

Eucalyptus dumosa A. Cunn.
Essence de la feuille (*Essence d'Eucalyptus*) : R.-U. (5).

Eucalyptus globulus Labill.
Écorce : Port. (3).
Feuille : Fr. (4, 5); Arg. (1); Belg. (2, 3); Ch. (2); Cr. (1, 2); Esp. (6, 7); É.-U. (7-10); Gr. (2, 3); Hongr. (2); It. (2, 3); Jap. (1, 3); Mex. (1-4); P.-B. (3, 4); Port. (3); Roum. (2, 3); Serb. (1, 2); Suiss. (2s-4); Vén. (1, 2).
Essence de la feuille (*Essence d'Eucalyptus*) : Fr. (4, 5); Arg. (1); Belg. (2); Cr. (2); Esp. (7); É.-U. (7-10); Hongr. (3); It. (3); Jap. (1-3); Mex. (1-4); Norv. (3); Roum. (2, 3); R.-U. (3-5).
Eucalyptol : Fr. (4, 5); Belg. (3); Esp. (7); É.-U. (8-10); Gr. (2, 3); It. (2, 3); Norv. (4); Port. (3); Suèd. (8, 9); Suiss. (4); Vén. (1, 2).

Eucalyptus resinifera Sm.
Produit d'exsudation de la tige (*Kino d'Eucalyptus*) : Belg. (1); Gr. (1); Roum. (1).

Eucalyptus rostrata Schlecht.
Produit d'exsudation de la tige (*Kino d'Eucalyptus*) : Mex. (2); R.-U. (3, 4).

— 150 —

Eucalyptus divers non spécifiés.
PRODUIT D'EXSUDATION DE LA TIGE (*Kino d'Eucalyptus*) : R.-U. (4s, 5).

ŒNOTHÉRACÉES

Œnothera pumila L.
HERBE : Mex. (1, 2).

HALORRHAGACÉES

Gunnera chilensis Lamk. (*Gunnera scabra* R. et P.), Pangue.
RHIZOME : Ch. (1, 2).

CYNOMORIACÉES

Cynomorium coccineum L., Champignon de Malte.
PLANTE : Esp. (3, 4); Suèd. (1-5).

OMBELLIFLORES

ARALIACÉES

Hedera Helix L., Lierre grimpant.
FEUILLE : Fr. (1-3); Esp. (2-6).
FRUIT : Fr. (1).
SUC RÉSINEUX (*Gomme-résine de Lierre*) : Fr. (1, 3); Dan. (1); Esp. (2-6).

Aralia nudicaulis L., Aralie à tige nue.
RHIZOME : É.-U. (1-6); Mex. (4).

Aralia quinquefolia Decne. et Planch. (*Panax quinquefolium* L., *Panax Ginseng* Mey.), Ginseng.
RACINE : Fr. (1, 3); Esp. (5); É.-U. (3-6); Mex. (4); Port. (3).

Aralia spinosa L., Aralie épineuse.
ÉCORCE DE LA RACINE : É.-U. (1-6); Mex. (4).

OMBELLIFÈRES

Hydrocotyle asiatica L., Hydrocotyle asiatique.
FEUILLE : Fr. (4); Esp. (7); Mex. (2-4); P.-B. (4); Vén. (1, 2).

Hydrocotyle umbellata L., Hydrocotyle ombellée.
Feuille : Mex. (2-4).

Eryngium amethystinum L.
Racine : Mex. (1, 2).

Eryngium campestre L., Panicaut.
Racine : Fr. (1-4); Dan. (1); Esp. (2-6).

Eryngium Cervantesii Delar.
Racine : Mex. (1, 2).

Eryngium comosum Delar.
Racine : Mex. (1, 4).

Eryngium gracile Delar.
Racine : Mex. (1, 2).

Eryngium præaltum A. Gray (*Eryngium aquaticum* Michaux).
Racine : É.-U. (1-4).

Astrantia major L., Grande Astrance.
Racine : Fr. (1).

Sanicula europæa L. Sanicle.
Feuille : Fr. (1-3); Dan. (1); Esp. (2-4).

Myrrhis odorata Scop. (*Chærophyllum odoratum* Lamk.), Cerfeuil musqué.
Herbe : Fr. (1); Dan. (1); Finl. (2, 3); Suèd. (5-7).

Anthriscus Cerefolium Hoffm. (*Chærophyllum sativum* Lamk., *Scandix Cerefolium* L.), Cerfeuil cultivé ou officinal.
Herbe : Fr. (1-3); Autr. (1); Belg. (1); Dan. (1, 2); Esp. (2-4); Port. (1-3); Suèd. (1-4).

Anthriscus sylvestris Hoffm. (*Chærophyllum sylvestre* L.), Cerfeuil sauvage.
Herbe : Fr. (1); Suèd. (5, 6).

Coriandrum sativum L., Coriandre cultivée.
Fruit : Fr. (1, 3-5); All. (1); Autr. (1-8); Belg. (1-3);

Ch. (1, 2); Cr. (1, 2); Dan. (1-7); Esp. (1-7); É.-U.
(1-10); Finl. (1-3); Gr. (1-3); Hongr. (1-3); Mex. (1-4);
Norv. (2-4); P.-B. (1-4); Port. (2, 3); Roum. (1-3);
R.-U. (1-5); Russ. (1-3); Serb. (1,2); Suèd. (1-7); Suiss.
(1, 2); Vén. (2).

ESSENCE DU FRUIT : É.-U. (7-10); Norv. (4); R.-U. (1-5).

Conium maculatum L. (***Cicuta major*** Lamk.), Ciguë
officinale, Grande Ciguë.

HERBE FLEURIE : All. (1-4); Autr. (1-8); Dan. (1-5);
Esp. (1-4); Finl. (4); Gr. (1-3); Hongr. (1); Norv. (2);
P.-B. (1-3); Port. (1-3); Roum. (1-3); Russ. (1-4); Serb.
(1); Suèd. (1-7); Suiss. (1,2).

FEUILLE : Fr. (1, 2); Arg. (1); Belg. (1, 2); Ch. (1); Esp.
(5-7); É.-U. (1-6); Finl. (1-3); It. (1); Mex. (1-4); Norv.
(1); R.-U. (1-4); Vén. (1, 2).

FRUIT : Fr. (1-5); Arg. (1); Belg. (2^s); Ch. (1, 2); Esp.
(5-7); É.-U. (2-9); It. (1); Mex. (1-4); Port. (2, 3);
R.-U. (1-4); Suiss. (3).

Arracacia atropurpurea Benth. et Hook.

FRUIT : Mex. (3, 4).

Bupleurum rotundifolium L., Buplèvre Percefeuille.

FEUILLE : Fr. (1).

Cuminum Cyminum L., Cumin.

FRUIT : Fr. (1-4); Belg. (1-3); Dan. (1, 3); Esp. (1-6);
Finl. (1); Gr. (2, 3); Mex. (1-4); Norv. (1); Port. (3);
Roum. (1-3); Suèd. (1-6).

ESSENCE DU FRUIT : Fr. (3, 4); Belg. (1); Dan. (1, 4);
Esp. (1-6); Norv. (1, 2); Roum. (1); Suèd. (1, 5, 6).

Apium graveolens L. (***Apium lusitanicum*** Mill.), Ache
des marais.

SOUCHE AVEC SES RACINES (*Racine*) : Fr. (1-5); Belg.
(2); Dan. (1); Esp. (2-7); It. (1-3); Mex. (1-4); Port.
(2, 3); Suèd. (1-4); Vén. (1, 2).

HERBE : Esp. (2-5).

FRUIT : Dan. (1); Esp. (2-6); Suèd. (1-4).

Cicuta virosa L., Ciguë vireuse.
HERBE : Fr. (1); Dan. (2); Suèd. (1, 5).

Carum Bulbocastanum Koch (*Bunium Bulbocastanum*
L.), Terre-noix.
FRUIT : Fr. (2).

Carum Carvi L., Carvi.
SOMMITÉ : Esp. (1).
FRUIT : Fr. (1, 3, 4); All. (1-5); Arg. (1); Autr. (1-8);
Belg. (1, 2); Ch. (1, 2); Dan. (1-5); Esp. (1-6); É.-U.
(1-10); Finl. (1-5); Gr. (1-3); Hongr. (1); Jap. (3);
Mex. (1-4); Norv. (1, 2, 4); P.-B. (1, 2); Port. (2, 3);
Roum. (1, 2); R.-U. (1-5); Russ. (1-4); Serb. (1); Suèd.
(1-9); Suiss. (3, 4); Vén. (1, 2).
ESSENCE DU FRUIT : Fr. (3, 4); All. (1-5); Autr. (1-7);
Belg. (1); Ch. (1, 2); Cr. (2); Dan. (1-5); Esp. (1-4);
É.-U. (1-10); Finl. (1-3); Gr. (1-3); Hongr. (1); Norv.
(1, 2, 4); P.-B. (1, 2); Port. (3); Roum. (1, 2); R.-U.
(1-5); Russ. (1-4); Serb. (1, 2); Suèd. (1-7); Suiss.
(2^8-4); Vén. (1, 2).
CARVONE : Autr. (8); Jap. (3); Suèd. (8, 9).

Carum copticum Benth. et Hook. f. (*Ptychotis coptica*
D.C., *Ptychotis Ajowan* D.C., *Sison Ammi* Jacq.,
Ammi copticum L.), Ammi officinal, Ajowan.
FRUIT : Fr. (1-4); Dan. (1); Esp. (2-5).
ESSENCE DU FRUIT : R.-U. (4^8, 5).

Carum Petroselinum Benth. et Hook. f. (*Petroselinum
sativum* Hoffm., *Apium Petroselinum* L.), Persil
commun.
RACINE : Fr. (1-5); Autr. (4, 5, 8); Dan. (1); Esp. (2-7);
É.-U. (1-6); It. (1, 2); Mex. (1-4); Port. (2, 3); Suèd.
(1-5); Vén. (1, 2).
FEUILLE : Fr. (1, 3, 4); Belg. (1); Dan. (1); Esp. (4-6);
Mex. (1-4); Norv. (1).
FRUIT : Fr. (1-4); All. (1); Belg. (1); Dan. (1-5); Esp.

(2-6); É.-U. (10); Finl. (1-4); Gr. (1); Norv. (1); P.-B. (2); Port. (3); Russ. (1-3); Suèd. (1-9); Suiss. (1-4).

ESSENCE DU FRUIT : Dan. (1, 6, 7); Norv. (2-4); Russ. (1-3).

APIOL : Fr. (5); Belg. (2); Gr. (2, 3); Port. (3); Roum. (3); Vén. (1, 2).

Sison Amomum L., Sison Amome.
FRUIT : Fr. (1); Dan. (1).

Pimpinella Anisum L. (*Anisum vulgare* Gaertn.), Anis vert.
FRUIT : Fr. (1-5); All. (1-4); Arg. (1); Autr. (1-8); Belg. (1-3); Ch. (1, 2); Cr. (1, 2); Dan. (1-7); Esp. (1-7); É.-U. (1-10); Finl. (1-5); Gr. (1-3); Hongr. (1-3); It. (1-3); Jap. (3); Mex. (1-4); Norv. (1-4); P.-B. (1-4); Port. (1-3); Roum. (1-3); R.-U. (3-5); Russ. (1-6); Serb. (1, 2); Suèd. (1-9); Suiss. (1-4); Vén. (1, 2).
ESSENCE DU FRUIT : Fr. (1-5); All. (1-5); Arg. (1); Autr. (1-7); Belg. (1, 2); Ch. (1, 2); Cr. (1, 2); Dan. (1-7); Esp. (1-7); É.-U. (1-10); Finl. (1-5); Gr. (1-3); Hongr; (1-3); It. (1-3); Mex. (1-4); Norv. (1-4); P.-B. (1-4). Port. (2, 3); Roum. (1-3); R.-U. (1-5); Russ. (1-6); Serb. (1, 2); Suèd. (1-7); Suiss. (1-4); Vén. (1, 2).
ANÉTHOL : Autr. (8); Belg. (3); Jap. (3); P.-B. (4); Suèd. (8, 9).

Pimpinella magna L., Grande Saxifrage.
RHIZOME ET SES RACINES (*Racine*) : Fr. (1, 3); All. (1-5); Dan. (6, 7); Russ. (3, 4); Suiss. (1, 2, 4).

Pimpinella Saxifraga L., Petite Saxifrage.
RHIZOME ET SES RACINES (*Racine*) : Fr. (1); All. (1-5); Autr. (1-3); Belg. (1); Dan. (1-7); Finl. (1); Gr. (1-3); Norv. (1-4); Roum. (1); Russ. (3, 4); Suèd. (1-9); Suiss. (1-4).

Sium erectum Huds. (*Berula angustifolia* Koch), Berle à feuilles étroites.
HERBE : Fr. (1).

Sium latifolium L., Berle à feuilles larges.
  HERBE : Fr. (1).

Sium Ninsi L., Ninsi de la Chine.
  RACINE : Fr. (1).

Sium Sisarum L., Chervi.
  RACINE, FRUIT : Esp. (3, 4).

Athamanta cretensis L., Daucus de Crète.
  FRUIT : Fr. (1-4); Esp. (2-5).

Athamanta macedonica Spreng. (*Bubon macedonicus*
      L.), Persil de Macédoine.
  HERBE : Esp. (4).
  FRUIT : Fr. (1, 2); Esp. (4).

Seseli tortuosom L., Séséli officinal.
  FRUIT : Fr. (1-3); Esp. (2-5).

Fœniculum vulgare Mill. (*Fœniculum officinale* All.,
    Fœniculum capillaceum Gilib., *Fœniculum dulce*
    Mill.), Fenouil.
  RACINE : Fr. (1-5); Autr. (1); Belg. (2); Dan. (1, 2);
    Esp. (3-7); It. (3); Mex. (1-4); P.-B. (1); Port. (1-3);
    Suèd. (1-4).
  FEUILLE : Fr. (2-5); Autr. (1); Esp. (1-5); Mex. (1-4);
    Port. (1, 2).
  FRUIT : Fr. (1, 3-5); All. (1-5); Arg. (1); Autr. (1-8);
    Belg. (1-3); Ch. (1, 2); Cr. (1, 2); Dan. (1-7); Esp. (1-7);
    É.-U. (1-10); Finl. (1-5); Gr. (1-3); Hongr. (1-3); It.
    (1-3); Jap. (1-3); Mex. (1-4); Norv. (1-4); P.-B. (1-4);
    Port. (1-3); Roum. (1-3); R.-U. (1-5); Russ. (1-6);
    Serb. (1, 2); Suèd. (1-9); Suiss. (1-4); Vén. (1, 2).
  ESSENCE DU FRUIT : Fr. (1-4); All. (1-5); Autr. (1-8);
    Belg. (1-3); Ch. (1); Cr. (1, 2); Dan. (1-7); Esp. (1-6);
    É.-U. (1-10); Finl. (1-5); Gr. (1-3); Hongr. (1-3); Jap.
    (1-3); Norv. (1-4); P.-B. (1-4); Port. (2, 3); Roum.
    (1-3); Russ. (1-6); Serb. (1, 2); Suèd. (1-8); Suiss. (1-4);
    Vén. (1, 2).

Œnanthe Phellandrium Lamk. (**Phellandrium aquaticum** L.), Phellandrie aquatique.
FRUIT : Fr. (1-5); All. (1, 2); Autr. (2-5); Belg. (1, 2);
Dan. (1-5); Esp. (5-7); Finl. (1-3); Gr. (1-3); Hongr.
(1); It. (2, 3); Norv. (1); P.-B. (1, 2); Port. (3); Roum.
(1-3); Russ. (1-3); Serb. (1); Suèd. (5-7); Suiss. (2).

Æthusa Cynapium L., Petite Ciguë.
FEUILLE : Fr. (1).

Meum athamanticum Jacq. (**Æthusa Meum** Murr.),
Méum.
RACINE : Fr. (1-3); Esp. (5).
FRUIT : Esp. (2-5).

Crithmum maritimum L., Christe marine.
FEUILLE : Fr. (1).

Levisticum officinale Koch (**Ligusticum Levisticum**
L.), Livèche officinale.
RHIZOME ET SES RACINES (*Racine*) : Fr. (1-4); All. (1-5);
Autr. (1-5); Belg. (1); Dan. (1, 2); Gr. (1-3); Suèd.
(1-6); Suiss. (2-4).
HERBE : Suèd. (1-5).
FRUIT : Fr. (1-4); Belg. (1, 2); Dan. (1); Suèd. (1-4).

Angelica sylvestris L., Angélique sauvage.
RACINE : Fr. (1).

Archangelica atropurpurea Hoffm. (**Angelica atropurpurea** L.).
RACINE, FEUILLE : É.-U. (1-4).

Archangelica officinalis Hoffm. (**Angelica Archangelica**
L.), Angélique officinale.
RHIZOME ET SES RACINES (*Racine*) : Fr. (1-5); All. (1-5);
Autr. (1-8); Belg. (1, 2); Ch. (1, 2); Cr. (1, 2); Dan.
(1-5); Esp. (2-6); É.-U. (5); Finl. (1-3); Gr. (1-3);
Hongr. (1-3); It. (1, 2); Mox. (1 4); Norv. (1, 2);

P.-B. (1, 2); Port. (1-3); Roum. (1-3); Russ. (1-6); Serb. (1); Suèd. (1-7); Suiss. (1-4); Vén. (1, 2).
Feuille : Fr. (1, 2, 5); Vén. (1, 2).
Fruit : Fr. (1-4); Dan. (1); Esp. (2-6); Suèd. (1-4); Vén. (1, 2).

Ferula alliacea Boiss.
Gomme-résine (*Asa fœtida*) : Fr. (4); Esp. (7).

Ferula Assa-fœtida L. (*Scorodosma fœtidum* Bunge).
Gomme-résine (*Asa fœtida*) : Fr. (1-5); All. (1, 4, 5); Arg. (1); Autr. (1-6); Belg. (1-3); Ch. (1, 2); Dan. (1-7); Esp. (1-7); É.-U. (1-4, 10); Finl. (1-3, 5); Gr. (1-3); Hongr. (1, 2); It. (1-3); Jap. (1-3); Mex. (1-4); Norv. (1-4); P.-B. (1-4); Port. (1-3); Roum. (1-3); Russ. (1-6); Suèd. (1-9); Suiss. (1, 2, 4); Vén. (1, 2).

Ferula fœtida Regel (*Ferula Scorodosma* Bentley et Trim.*).
Gomme-résine (*Asa fœtida*) : All. (2, 3, 5); Autr. (7, 8); Belg. (3); Cr. (1, 2); É.-U. (7-10); Finl. (4, 5); Jap. (1); P.-B. (3, 4); R.-U. (3-5); Russ. (5, 6); Serb. (1, 2); Suèd. (9); Suiss. (3, 4).

Ferula galbaniflua Boiss. et Buhse (*Peucedanum galbanifluum* Baill.).
Gomme-résine (*Galbanum*) : Fr. (4, 5); All. (1-5); Autr. (7, 8); Belg. (3); Ch. (2); Dan. (6, 7); Esp. (6, 7); É.-U. (2-7) [1]; Finl. (2-4); Gr. (1-3); Hongr. (1); Jap. (1, 3); Mex. (1-4); Norv. (1-4); P.-B. (1-4); Port. (3); Roum. (2, 3); R.-U. (1-4); Russ. (1-6); Serb. (1); Suèd. (7-9); Suiss. (1-4); Vén. (1, 2).

Ferula Narthex Boiss. (*Narthex Asafœtida* Falc.).
Gomme-résine (*Asa fœtida*) : Fr. (4, 5); All. (2-5); Autr. (7, 8); Belg. (2, 3); Ch. (2); Cr. (1, 2); Dan. (5);

---

[1] Les pharmacopées É.-U. (2-6) ne spécifient pas la plante fournissant le Galbanum.

Esp. (6, 7); É.-U. (5-7); Finl. (4, 5); It. (1-3); Jap. (1-3); Norv. (2-4); P.-B. (2, 3); Port. (3); R.-U. (1-3); Russ. (5, 6); Serb. (1, 2); Suèd. (7-9); Suiss. (3).

Ferula persica Willd.

Gomme-résine (*Sagapenum*) [1] : Fr. (1-3); Belg. (1); Dan. (1, 2); Esp. (1-6); Gr. (1); Mex. (1, 2); Port. (1-3); Roum. (1); Suèd. (1-4).

Ferula rubricaulis Boiss. (*Ferula erubescens* Boiss. ex parte) [2].

Gomme-résine (*Galbanum*) [3] : All. (1, 2); Autr. (5-8); Belg. (1-3); Dan. (5, 6); Finl. (4); Hongr. (1); It. (1-3); Mex. (1-4); Norv. (3, 4); P.-B. (3); Port. (3); R.-U. (3, 4); Russ. (1-6); Suèd. (7).

Ferula Schair Borszcyov.

Gomme-résine (*Galbanum*) : Russ. (5, 6).

Ferula Sumbul Hook. f. (*Euryangium Sumbul* Kauffmann), Sumbul.

Racine : É.-U. (7-10); Gr. (2, 3); Mex. (2-4); Port. (3); R.-U. (2-4); Russ. (2, 3).

Dorema Ammoniacum Don (*Peucedanum Ammoniacum* Baill.).

Gomme-résine (*Gomme ammoniaque*) [4] : Fr. (2-5); All. (1-5); Arg. (1); Autr. (4-8); Belg. (1-3); Ch. (1, 2); Cr. (1, 2); Dan. (1-7); Esp. (1-7); É.-U. (2-8); Finl. (1-4); Gr. (1); Hongr. (1, 2); It. (1-3); Jap. (1-3); Mex. (1-4); Norv. (1-4); P.-B. (1-4); Port. (3); Roum. (1-3); R.-U. (1-5); Russ. (1-6); Serb. (1, 2); Suèd. (6-9); Suiss. (2-4); Vén. (1, 2).

---

[1] Les pharmacopées : Dan. (1, 2); Esp. (1-4); Port. (1-3); Suèd. (1-4) ne spécifient pas la *Ferula* fournissant le Sagapenum.

[2] L'Index de Kew renvoie pour *Ferula erubescens* Boiss. à *Ferula galbaniflua* Boiss. et Buhse et à *Ferula rubricaulis* Boiss.

[3] Les pharmacopées : Belg. (1, 2); Dan. (3, 4); Esp. (5); Finl. (2, 3); Hongr. (1); Roum. (1); Suèd. (6) rapportent le Galbanum au *Galbanum officinale* Don.

[4] Les pharmacopées : Dan. (1, 2); Esp. (1-4) ne spécifient pas la plante fournissant la Gomme ammoniaque.

Dorema Aucheri Boiss.
GOMME-RÉSINE (*Gomme ammoniaque*) : Esp. (7); Jap. (1);
P.-B. (4); Russ. (5, 6).

Dorema aureum Stok.
GOMME-RÉSINE (*Gomme ammoniaque*) : P.-B. (4).

Peucedanum Galbanum Benth. et Hook. (*Bubon Galbanum* L.).
GOMME-RÉSINE (*Galbanum*) : Fr. (1, 2); Autr. (1-4);
Dan. (1, 2); Esp. (1-4); É.-U. (1); Finl. (1); Gr. (1);
Port. (1, 2); Suèd. (1-5).

Peucedanum graveolens Benth. et Hook. (*Anethum graveolens* L.), Aneth.
SOMMITÉ : Esp. (2-5); Suèd. (1-4).
FRUIT : Fr. (1-4); Autr. (1); Dan. (1, 3); Esp. (2-5);
É.-U. (1); Gr. (2, 3); Mex. (1-4); P.-B. (1, 2); Port. (3);
R.-U. (1-5); Suèd. (1-5).
ESSENCE DU FRUIT : Dan. (1); R.-U. (1-5); Suèd. (1).

Peucedanum officinale L., Peucédan officinal.
RACINE : Fr. (1); Esp. (2-4).

Peucedanum Oreoselinum Moench (*Athamanta Oreoselinum* L.), Persil de montagne.
HERBE : Dan. (1).
FRUIT : Fr. (1).

Peucedanum Ostruthium Koch (*Imperatoria Ostruthium* L.), Impératoire.
RHIZOME : Fr. (1-4); All. (1, 2); Autr. (1-5); Dan. (1);
Esp. (2-4); Gr. (1); Suèd. (1-6); Suiss. (2, 3).

Peucedanum sativum Benth. et Hook. (*Pastinaca sativa* L.), Panais cultivé.
FRUIT : Fr. (1); Suèd. (1-5).

Heracleum lanatum Michaux.
RACINE : É.-U. (1-4).

Heracleum pubescens Bieb. (*Heracleum gummiferum* Willd.).
GOMME-RÉSINE (*Gomme ammoniaque*) : Autr. (1-3); É.-U. (1); Port. (1, 2); Suèd. (1-5) [1].

Heracleum Sphondylium L.
RACINE : Fr. (1).

Tordylium officinale L., Séséli de Crète.
FRUIT : Esp. (2-4).

Opopanax Chironium Koch (*Laserpitium Chironium* L.).
GOMME-RÉSINE (*Opopanax*) : Fr. (3, 4); Esp. (5, 6); Mex. (1, 2); Port. (3).

Opopanax hispidium Griseb. (*Pastinaca Opopanax* L.).
GOMME-RÉSINE (*Opopanax*) : Fr. (1, 2); Belg. (1); Dan. (1, 2); Esp. (1-4); Port. (1-3); Suèd. (1-4).

Laserpitium latifolium L., Laser à larges feuilles.
RACINE : Fr. (1); Suèd. (1-4).
FRUIT : Esp. (6, 7).

Laserpitium Siler L., Laser Sermontain.
FRUIT : Fr. (1); Dan. (1); Esp. (7).

Silaus flavescens Bernh. (*Peucedanum Silaus* L.), Saxifrage des Anglais.
RACINE : Fr. (1).

Thapsia garganica L.
RACINE : Fr. (3, 4); Belg. (2); Esp. (6, 7); Mex. (2-4); Port. (3).
RÉSINE DE L'ÉCORCE DE LA RACINE : Fr. (3-5); Belg. (2, 3); Esp. (6, 7); Gr. (2, 3); Mex. (2-4); Port. (3); Vén. (1, 2).

---

[1] Les pharmacopées Suèd. (1-4) ne spécifient pas la plante fournissant la Gomme ammoniaque.

Thapsia villosa L.
  Fruit : Esp. (7)..

Elæoselinum Asclepium Bertol. (*Thapsia Asclepium* L.).
  Racine : Esp. (4, 5).
  Fruit : Esp. (3-5); Mex. (1, 2).

Daucus Carota L., Carotte.
  Racine : Fr. (1-4); Autr. (2, 3); Dan. (2); Esp. (6);
    Gr. (1); Mex. (1-4); Port. (3); Suèd. (1-4, 6).
  Feuille : Suèd. (1-4).
  Fruit : Fr. (1, 3); Autr. (1); Dan. (1); Esp. (2-6); É.-U.
    (1-6).

CORNACÉES

Cornus alba L.
  Écorce : Mex. (1, 2).

Cornus Amomum Mill. (*Cornus sericea* L'Hérit.).
  Écorce : É.-U. (1-6).

Cornus circinata L'Hérit.
  Écorce : É.-U. (1-6).

Cornus excelsa H.B.K.
  Écorce : Mex. (3, 4).

Cornus florida L.
  Écorce : É.-U. (1-7).

Cornus Mas L., Cornouiller mâle.
  Fruit : Fr. (1); It. (1).

MÉTACHLAMYDÉES

ERICALES

PIROLACÉES

Chimaphila umbellata Nutt. (*Pyrola umbellata* L.),
  Pyrole ombellée.
  Feuille : Fr. (3); Arg. (1); É.-U. (1-9).

Pyrola rotundifolia L., Pyrole à feuilles rondes.
HERBE : Fr. (1); Dan. (1); Esp. (2-4).

ERICACÉES

Ledum palustre L., Lédon des marais.
SOMMITÉ FLEURIE : Fr. (1); Autr. (1-4); Dan. (1); Fin̄l.
(1-3); Suèd. (1-7).

Rhododendron chrysanthum Pall.
FEUILLE : Gr. (1).

Gaultheria procumbens L., Gaulthérie couchée.
FEUILLE : Fr. (3, 4); É.-U. (1-7); Mex. (3, 4).
ESSENCE DE LA FEUILLE (*Essence de Wintergreen*) :
Fr. (3, 4); Arg. (1); É.-U. (1-10); R.-U. (4s, 5); Vén.
(1, 2).

Arbutus Unedo L., Arbousier.
RACINE, FEUILLE, FRUIT : Fr. (3, 4).

Arctostaphylos arguta Zucc. (*Arctostaphylos discolor* D.C.).
FEUILLE, FRUIT : Mex. (1-4).

Arctostaphylos mucronifera D.C.
FEUILLE, FRUIT : Mex. (1-4).

Arctostaphylos polifolia H.B.K.
FEUILLE, FRUIT : Mex. (1-4).

Arctostaphylos pungens H.B.K.
FEUILLE, FRUIT : Mex. (1-4).

Arctostaphylos tomentosa Lindl.
FEUILLE, FRUIT : Mex. (1-4).

Arctostaphylos Uva-ursi Spreng. (*Arbutus Uva-ursi* L.,
Arctostaphylos officinalis Wimm.), Busserole.
FEUILLE : Fr. (1-5); All. (1-5); Arg. (1); Autr. (1-8);
Belg. (1-3); Ch. (1, 2); Cr. (2), Dan. (1-7); Esp. (2-6);

É.-U. (1-10); Finl. (1-5); Gr. (1-3); Hongr. (1, 3); It. (1-3); Jap. (1-3); Norv. (1-4); P.-B. (1-4); Port. (1-3); Roum. (1-3); R.-U. (1-5); Russ. (1-6); Serb. (1, 2); Suèd. (1-9); Suiss. (2-4); Vén. (1, 2).
Fruit : Esp. (2-5).

Vaccinium Myrtillus L., Airelle Myrtille.
Fruit : Fr. (1, 3, 4); All. (1); Autr. (8); Belg. (1); Dan. (1, 6); Esp. (2-5); Finl. (1-3); Mex. (2); Norv. (1-4); P.-B. (4); Port. (3); Suèd. (1-9); Suiss. (3, 4); Vén. (2).

Vaccinium Vitis-Idæa L., Airelle ponctuée.
Fruit : Fr. (1); Dan. (1, 2); Gr. (1); Suèd. (1-6).

Oxycoccus (Oxycoccos) palustris Pers. (*Vaccinium Oxycoccos* L.), Airelle Canneberge.
Fruit : Fr. (1); Dan. (2); Finl. (1-3, 5); Russ. (1-4); Suèd. (1-6).

Calluna vulgaris Salisb. (*Erica vulgaris* L.), Bruyère commune.
Herbe : Fr. (1).

PRIMULALES

MYRSINACÉES

Embelia Ribes Burmann f.
Fruit : R.-U. (4s, 5).

Embelia robusta Roxb.
Fruit : R.-U. (4s, 5).

PRIMULACÉES

Primula officinalis Jacq., Primevère officinale.
Racine : Fr. (1, 3).
Herbe : Esp. (2-4).
Fleur : Fr. (1, 3); All. (1); Dan. (1); Suèd. (1-4); Suiss. (1, 2).

Cyclamen europæum L., Cyclame d'Europe.
 Tubercule radical : Fr. (1, 3); Dan. (1); Esp. (2-7);
 Port. (3).

Lysimachia Nummularia L., Nummulaire.
 Herbe : Fr. (1).

Lysimachia vulgaris L., Lysimaque vulgaire.
 Herbe fleurie : Fr. (1).

Anagallis arvensis L. (*Anagallis cærulea* Lamk., *Anagallis phœnicea* Scop.), Mouron des champs [1].
 Herbe fleurie : Fr. (1); Autr. (1); Dan. (1, 2); Mex. (2ᵇ-4).

PLOMBAGINALES

PLOMBAGINACÉES

Plumbago europæa L., Dentelaire d'Europe.
 Racine : Fr. (1).

Plumbago pulchella Boiss.
 Herbe : Mex. (3, 4).

Plumbago scandens L.
 Feuille : Mex. (1-4).

Statice Limonium L., Béhen rouge.
 Racine : Fr. (1).

Statice Limonium L., var. *caroliniana* Walt. (*Statice caroliniana* Walt.).
 Racine : É.-U. (1-6).

ÉBÉNALES

SAPOTACÉES

Payena Leerii Burck.
 Latex desséché (*Gutta-Percha*) : Cr. (1, 2); Serb. (2).

---

[1] La pharmacopée Fr. (1) mentionne *Anagallis cærulea* Lamk., Mouron bleu, et *Anagallis phœnica* Scop., Mouron rouge; les autres pharmacopées mentionnent *Anagallis arvensis* L.

Payena Maingayi Clarke.
LATEX DESSÉCHÉ (*Gutta-Percha*) : Cr. (1, 2); Serb. (2).

Palaquium oblongifolium Burck.
LATEX DESSÉCHÉ (*Gutta-Percha*) : Fr. (5).

Dichopsis Gutta Benth. et Hook. (*Palaquium Gutta*
Burck, *Isonandra Gutta* Hook.).
LATEX DESSÉCHÉ (*Gutta-Percha*) : Fr. (3-5); All. (1, 2);
Autr. (5); Dan. (5); Esp. (6, 7); É.-U. (5-7); Hongr.
(1, 2); Port. (3); Roum. (3); R.-U. (2ˢ, 3); Russ. (3, 4);
Suèd. (7-9); Vén. (1, 2).

Payena, Palaquium et autres Sapotacées non spécifiées.
LATEX DESSÉCHÉ (*Gutta-Percha*) : All. (3-5); Belg. (3);
Gr. (2); Jap. (1-3); P.-B. (3, 4); Suiss. (4).

Achras Sapota L. (*Sapota Achras* Mill.), Sapotillier.
ÉCORCE, FRUIT : Mex. (1-4).

Lucuma Bonplandia H.B.K.
GRAINE : Mex. (2-4).

Lucuma glycyphlœa Mart. et Eichl. (*Chrysophyllum
glycyphlœum* Casar., *Chrysophyllum Buranhem*
Riedel).
ÉCORCE (*Écorce de Monésia*) : Fr. (3); Belg. (2); Mex.
(2ˢ-4); Port. (3); Roum. (1-3); Vén. (1, 2).

Lucuma mammosa Gaertn.
GRAINE : Mex. (1, 4).

Lucuma salicifolia H.B.K.
FRUIT : Mex. (2-4).

Mimusops Kauki L. (*Mimusops Balata* Gaertn.).
LATEX DESSÉCHÉ (*Balata*) : P.-B. (4).

ÉBÉNACÉES

Diospyros Ebenum Koen. (*Diospyros obtusifolia* H.B.K.,
Diospyros Ebenaster Retz).
ÉCORCE, FEUILLE : Mex. (2-4).

Diospyros obtusifolia Willd.
ÉCORCE, FEUILLE : Mex. (2-4).

Diospyros virginiana L.
ÉCORCE : É.-U. (1-3).
FRUIT : É.-U. (4-6).

SYMPLOCACÉES

Symplocos odoratissima Choisy.
FEUILLE : P.-B. (4).

STYRACACÉES

Styrax Benzoin Dryand. (*Benzoin officinale* Hayne),
Styrax Benjoin.
BAUME SOLIDE (*Benjoin*) [1] : Fr. (1-5); All. (1-5);
Arg. (1); Autr. (1-8); Belg. (1-3); Ch (1, 2); Cr. (1, 2);
Dan. (1-7); Esp. (1-7); É.-U. (1-10); Finl. (1-5); Gr.
(1-3); Hongr. (1-3); It. (1-3); Jap. (1-3); Mex. (1-4);
Norv. (1-4); P.-B. (1-4); Port. (1-3); Roum. (1-3);
R.-U. (1-5); Russ. (1-6); Serb. (1, 2); Suèd. (1-9);
Suiss. (1-4); Vén. (1, 2).

Styrax officinale L., Styrax officinal.
BAUME SOLIDE (*Storax, Styrax solide*) : Fr. (1, 2); Autr.
(1-5); Belg. (1); Dan. (1-4); Esp. (1-5); É.-U. (2, 3);
Finl. (1); Gr. (1); Norv. (1); Port. (1-3); Roum. (1);
Suèd. (1-6).

CONTORTÉES

OLÉACÉES

Fraxinus excelsior L., Frêne commun.
ÉCORCE : Fr. (1, 3, 4); Dan. (1, 2); Esp. (2-6); Finl. (1);
Mex. (1-4); Suèd. (2-6).
FEUILLE : Fr. (1, 3, 4); Mex. (1-4).
GRAINE : Dan. (1); Esp. (2-5).

---

[1] La pharmacopée Dan. (1) rapporte le Benjoin au *Laurus Benzoin* L.; les pharmacopées : Esp. (1-3); Suèd. (1-8), au *Terminalia angustifolia* Jacq. (*Terminalia Benzoe* Pers., *Croton Benzoe* Murr.), et les pharmacopées : All. (3-5); Autr. (8); Hongr. (3), à un *Styrax* inconnu du Siam.

Fraxinus Ornus L. (*Fraxinus rotundifolia* Lamk., *Ornus europæa* Pers.), Frêne à la Manne.
SUC CONCRÉTÉ (*Manne*) : Fr. (1-5); All. (1-5); Arg. (1); Autr. (1-8); Belg. (1-3); Ch. (1, 2); Cr. (1, 2); Dan. (1-7); Esp. (1-7); É.-U. (1-10); Finl. (1-5); Gr. (1-3); Hongr. (1-3); It. (1-3); Jap. (1-3); Mex. (1-4); Norv. (1-4); P.-B. (1, 2); Port. (1-3); Roum. (1-3); R.-U. (1-3); Russ. (1-6); Serb. (1, 2); Suèd. (1-9); Suiss. (1-4); Vén. (1, 2).

Fraxinus viridis Bosc., var. **Berlandieriana** D.C.
RACINE, ÉCORCE, FEUILLE : Mex. (3, 4).

Olea europæa L. (*Olea sativa* Hoffmseg et Link), Olivier.
ÉCORCE : Mex. (2, 3).
FEUILLE : Mex. (2, 3); Port. (3).
FRUIT (*Olive*) : Mex. (2, 3); Port. (3); Suèd. (1).
RÉSINE : Mex. (2, 3).
HUILE DU PÉRICARPE DU FRUIT (*Huile d'Olive*) : Fr. (1-5); All. (1-5); Arg. (1); Autr. (1-8); Belg. (1-3); Ch. (1, 2); Cr. (1, 2); Dan. (1-7); Esp. (1-7); É.-U. (1-10); Finl. (1-5); Gr. (1-3); Hongr. (1); It. (1-3); Jap. (1-3); Mex. (1-4); Norv. (1-4); P.-B. (1-4); Port. (1-3); Roum. (1-3); R.-U. (1-5); Russ. (1-6); Serb. (1, 2); Suèd. (1-9); Suiss. (1-4); Vén. (1, 2).

Jasminum officinale L., Jasmin officinal.
FLEUR : Fr. (1); Dan. (1, 2); Esp. (2-4).

LOGANIACÉES

Gelsemium sempervirens Ait. (*Gelsemium nitidum* Michaux).
RHIZOME ET RACINES : Arg. (1); Belg. (2); Ch. (2); Esp. (6); É.-U. (5-10); Gr. (2, 3); Jap. (3); Mex. (2-4); P.-B. (3); R.-U. (3-5); Suiss. (3, 4); Vén. (1, 2).

Spigelia Anthelmia L., Spigélie anthelminthique.
PLANTE FLEURIE : Fr. (1, 3, 4); Belg. (1, 2); Dan. (1, 2); Vén. (1, 2).

Spigelia longiflora Mart.
RHIZOME ET RACINES : Mex. (1-4).

Spigelia marilandica L., Spigélie de Maryland.
RHIZOME ET RACINES : Fr. (1); Arg. (1); Dan. (2);
Esp. (2); É.-U. (1-10); Port. (1-3); Suèd. (5).
HERBE : Dan. (2); Suèd. (1-5).

Strychnos Castelnæi Wedd. (*Strychnos Castelnæana*
Baill.).
EXTRAIT PRÉPARÉ DE L'ÉCORCE (*Curare*) : Fr. (4);
Mex. (1-4); Vén. (1, 2).

Strychnos còlubrina L.
BOIS (*Bois de couleuvre*) : Fr. (1); Esp. (2-4).

Strychnos Crevauxiana Baill. (*Strychnos Crevauxii*
Planch.).
EXTRAIT PRÉPARÉ DE L'ÉCORCE (*Curare*) : Vén. (1, 2).

Strychnos Ignatii Berg. (*Ignatia amara* L. f.), Vomi-
quier de Saint-Ignace.
GRAINE (*Fève de Saint-Ignace*) : Fr. (1-5); Arg. (1);
Autr. (5); Belg. (2); Ch. (2); Dan. (1); Esp. (2-7);
É.-U. (5-7); Gr. (1-3); Mex. (1-4); Port. (3); Suèd.
(1-4); Vén. (1, 2).

Strychnos malaccensis Benth. (*Strychnos Gaultheriana*
Pierre).
ÉCORCE (*Hoang-Nan*) : Vén. (1, 2).

Strychnos Nux-vomica L., Vomiquier.
ÉCORCE (*Écorce de fausse Augusture*) : Esp. (5, 6).
GRAINE (*Noix vomique*) : Fr. (1-5); All. (1-5); Arg. (1);
Autr. (4-8); Belg. (1-3); Ch. (1, 2); Cr. (1, 2); Dan.
(1-7); Esp. (2-7); É.-U. (1-10); Finl. (1-5); Gr. (1-3);
Hongr. (1-3); It. (1-3); Jap. (1-3); Mex. (1-4); Norv.
(1-4); P.-B. (1-4); Port. (2, 3); Roum. (1-3); R.-U.
(1-5); Russ. (1-6); Serb. (1, 2); Suèd. (1-9); Suiss.
(1-4); Vén. (1, 2).

Strychnos toxifera Benth.
EXTRAIT PRÉPARÉ DE L'ÉCORCE (*Curare*) : Fr. (3);
Esp. (6) [1]; Mex. (1-4); Vén. (1, 2).

Strychnos triplinervia Mart.
GRAINE : Mex. (3, 4).

Buddleia americana L. (*Buddleia decurrens* Cham. et
Schlecht.).
ÉCORCE DE LA RACINE : Mex. (1-4).
FEUILLE : Mex. (4).

Buddleia globosa Hope.
FEUILLE : Ch. (1).

Buddleia occidentalis L.
ÉCORCE DE LA RACINE : Mex. (1-4).

Buddleia perfoliata H. B. K.
FEUILLE ET SOMMITÉ FLEURIE : Mex. (4).

Buddleia verticillata H. B. K.
FEUILLE : Mex. (1-4).

GENTIANACÉES

Frasera caroliniensis Walt. (*Frasera Walteri* Michaux).
RACINE : É.-U. (1-6).

Erythræa Centaurium Pers. (*Centaurium minus*
Moench), Petite Centaurée.
SOMMITÉ FLEURIE : Fr. (1-5); All. (1-5); Autr. (1-8);
Belg. (1-3); Ch. (2); Cr. (1, 2); Dan. (1-4); Esp. (1-7);
Gr. (1-3); Hongr. (1-3); It. (1-3); P.-B. (1-4); Port.
(1, 2); Roum. (1-3); Russ. (1-6); Serb. (1, 2); Suèd.
(1-6); Suiss. (1-4).

Erythræa chilensis Pers. (*Gentiana Canchalagua* R. et
P., *Gentiana Cachalahuen* Mol.), Canchalagua.
SOMMITÉ FLEURIE : Ch. (1, 2); Esp. (3-7); Mex. (1-4).

---

[1] La pharmacopée Esp. (6) mentionne que le Curare est préparé avec divers
Strychnos non spécifiés.

Erythræa major Hoffmseg. et Link.
SOMMITÉ FLEURIE : Port. (3).

Erythræa stricta Schlecht.
SOMMITÉ FLEURIE : Mex. (1-4).

Schultesia stenophylla Mart. (*Erythræa jorulensis* H.B.K.).
SOMMITÉ FLEURIE : Mex. (1-4).

Sabbatia angularis Pursh (*Chironia angularis* L.).
SOMMITÉ FLEURIE : É.-U. (1-6).

Gentiana Amarella L.
HERBE : Dan. (1).

Gentiana lutea L., Gentiane jaune.
RHIZOME ET RACINES (*Racine*) : Fr. (1-5); All. (1-5); Arg. (1); Autr. (1-8); Belg. (1-3); Ch. (1, 2); Cr. (1, 2); Dan. (3-7); Esp. (1-7); É.-U. (1-10); Finl. (1-5); Gr. (1-3); Hongr. (1-3); It. (1-3); Jap. (3); Mex. (1-4); Norv. (3, 4); P.-B. (1-4); Port. (1-3); Roum. (1-3); R.-U. (1-5); Russ. (1-6); Serb. (1, 2); Suèd. (1-9); Suiss. (1-4); Vén. (1, 2).

Gentiana pannonica Scop.
RHIZOME ET RACINES (*Racine*) : All. (2-5); Autr. (1-8); Cr. (1, 2); Dan. (6, 7); Hongr. (1-3); Jap. (3); Norv. (3, 4); Russ. (5, 6); Serb. (1, 2); Suèd. (7); Suiss. (3, 4).

Gentiana punctata L.
RHIZOME ET RACINES (*Racine*) : All. (2-5); Cr. (1, 2); Dan. (6, 7); Hongr. (2, 3); Jap. (3); Russ. (5, 6); Suiss. (2-4).

Gentiana purpurea L.
RHIZOME ET RACINES (*Racine*) : All. (2-5); Cr. (1, 2); Dan. (1, 2, 6, 7); Hongr. (2, 3); Jap. (3); Norv. (1-4); P.-B. (1); Russ. (5, 6), Suèd. (5-7); Suiss. (2-4).

Gentiana Saponaria L. (*Gentiana Catesbæi* Walt.).
RACINE : É.-U. (1-6).

Gentiana scabra Bunge, var. *Buergeri* Maxim.
RHIZOME ET RACINES (*Racine*) : Jap. (1-3).

Swertia (Sweertia) Chirata Buch.-Ham. (*Ophelia Chirata*
Griseb., *Agathotes Chirayta* D. Don), Chirette.
PLANTE ENTIÈRE : Arg. (1); É.-U. (5-9); Port. (3);
R.-U. (1-5).

Menyanthes trifoliata L., Ményanthe.
RHIZOME : Esp. (5-7).
FEUILLE : Fr. (1-5); All. (1-5); Autr. (1-8); Belg. (1, 2);
Cr. (1, 2); Dan. (1-7); Esp. (5-7); É.-U. (1); Finl. (1-5);
Gr. (1-3); Hongr. (1-3); It. (1, 2); Jap. (3); Norv.
(1-4); P.-B. (1-4); Port. (1-3); Roum. (1-3); Russ.
(1-6); Serb. (1, 2); Suèd. (1-9); Suiss. (1-4).

APOCYNACÉES

Hancornia, *Vahea* et autres Apocynacées non spéci-
fiées.
CAOUTCHOUC [1] : Fr. (4); All. (4); Dan. (7); É.-U. (8, 9);
Gr. (2, 3); Jap. (3); P.-B. (4).

Aspidosperma Quebracho-blanco Schlecht., Québracho
blanc.
ÉCORCE : Arg. (1); Autr. (7, 8); Ch. (2); Esp. (7); É.-U.
(10); Gr. (2, 3); It. (1); Mex. (2s-4); Serb. (2); Suiss.
(3, 4); Vén. (1, 2).

Plumeria alba L., Frangipanier blanc.
RACINE, FRUIT : Mex. (1, 2).

Plumeria rubra L., Frangipanier rouge.
ÉCORCE, FRUIT, FLEUR, LATEX : Mex. (1-4).

---

[1] Les pharmacopées : All. (4); Dan. (7); Jap. (3); P.-B. (4) citent le Caoutchouc comme étant fourni également par diverses Moracées, Urticacées et Euphor-
biacées.

Vinca major L., Grande Pervenche.
FEUILLE : Fr. (1-4).

Vinca minor L., Petite Pervenche.
FEUILLE : Fr. (1-5); Autr. (5); Esp. (2-5); Russ. (1-3).

Alstonia constricta F. Muell.
ÉCORCE : R.-U. (4^8, 5).

Alstonia scholaris R. Br.
ÉCORCE (*Écorce de Dita*) : Fr. (4); R.-U. (4^8, 5).

Rauwolfia serpentina Benth. (**Ophioxylon serpentinum** Willd.), Ophiose Serpentaire.
RACINE : Fr. (1).

Alyxia stellata Roem. et Schult. (**Gynopogon stellatum** Forst.).
ÉCORCE : P.-B. (4).

Thevetia Yccotli D.C.
GRAINE : Mex. (1-4).

Macrosiphonia hypoleuca Muell. Arg. (**Echites hypoleuca** Benth.).
HERBE : Mex. (1-4).

Apocynum androsæmifolium L.
RHIZOME : É.-U. (1-6).

Apocynum cannabinum L., Chanvre du Canada.
RHIZOME : É.-U. (2-9); Mex. (3, 4).

Nerium Oleander L., Laurier-rose.
FEUILLE : Fr. (1); Mex. (3, 4).

Wrightia zeylanica R. Br. (**Nerium antidysentericum** L.), Laurose antidysentérique.
ÉCORCE : Fr. (1).

Strophantus hispidus [1] D.C.
   Graine : Fr. (4s, 5); All. (3); Autr. (7); Belg. (2s, 3);
     Ch. (2); Cr. (2); Esp. (7); É.-U. (10); It. (1-3); Mex.
     (3, 4); Norv. (3); Roum. (3); Russ. (4-6); Suiss. (3);
     Vén. (1, 2).

Strophantus Kombe [2] Oliver.
   Graine : All. (3-5); Arg. (1); Autr. (8); Dan. (6, 7);
     Esp. (7); É.-U. (8-10); Finl. (5); Gr. (2, 3); Hongr. (3);
     Jap. (2, 3); Norv. (3, 4); P.-B. (4); R.-U. (3-5); Russ.
     (4-6); Serb. (2); Suèd. (8, 9); Suiss. (4); Vén. (1, 2).

ASCLÉPIADACÉES

Hemidesmus indicus R. Br.
   Racine : R.-U. (1-4).

Calotropis gigantea Ait.
   Écorce de la racine : R.-U. (4s).

Calotropis procera Ait.
   Écorce de la racine : R.-U. (4s).

Morrenia brachystephana Griseb.
   Plante entière : Arg. (1).

Asclepias curassavica L.
   Racine, Tige, Feuille, Latex : Mex. (2-4).

Asclepias incarnata L.
   Racine : É.-U. (1-6).

Asclepias Linaria Cav.
   Fleur, Latex : Mex. (1-4).

Asclepias syriaca L. (***Asclepias Cornuti*** Decne.).
   Racine : É.-U. (1-6); Mex. (2s-4).
   Latex : Mex. (2s-4).

---

[1] Les pharmacopées : Fr. (4s); Belg. (3); Mex. (3, 4) mentionnent le *Strophantus hispidus* D. C., var. *Kombe*.
[2] Les pharmacopées : Gr. (2, 3); Jap. (2, 3), ne spécifient pas l'espèce de *Strophantus*.

Asclepias tuberosa L.
RACINE : É.-U. (1-8).

Cynanchum acutum L. (*Cynanchum monspeliacum*
L.).
EXTRAIT DU SUC (*Scammonée de Montpellier*) : Fr. (1).

Vincetoxicum officinale Moench (*Gynanchum Vincetoxicum* Pers., *Asclepias Vincetoxicum* L.), Asclé-
piade Dompte-venin.
RHIZOME (*Racine*) : Fr. (1-5); Dan. (1-4); Esp. (2-6);
Suèd. (1-4).

Solenostemma Argel Hayne (*Cynanchum Argel* Del.).
FEUILLE : Fr. (1).

Tylophora asthmatica Wight et Arn.
FEUILLE : R.-U. (4s).

Marsdenia Cundurango Nichols. (*Gonolobus Cundu-
rango* Triana).
ÉCORCE DE LA TIGE (*Écorce de Condurango*) : Fr. (5);
All. (2, 3); Arg. (1); Autr. (7); Belg. (3); Ch. (2); Cr.
(2); Dan. (6); Esp. (7); Gr. (2, 3); It. (1); Jap. (2, 3);
Mex. (3, 4); Norv. (3, 4); P.-B. (3, 4); Russ. (4-6);
Serb. (2); Suèd. (8); Suiss. (3); Vén. (1, 2).

Marsdenia erecta R. Br. (*Cynanchum erectum* L.).
ÉCORCE DE LA RACINE : Gr. (1s).

Marsdenia Reichenbachii Triana (*Marsdenia Cundu-
rango* Reichb. f.).
ÉCORCE DE LA TIGE (*Écorce de Condurango*) : All. (4, 5);
Autr. (8); Dan. (7); Finl. (5); Hongr. (3); Suèd. (9);
Suiss. (4).

TUBIFLORES

CONVOLVULACÉES

Calystegia sepium R. Br. (*Convolvulus sepium* L.),
Liseron des haies.
RACINE : Fr. (1).

Calystegia Soldanella R. Br. (*Convolvulus Soldanella*
L.), Liseron Soldanelle.
RACINE : Fr. (1).

Convolvulus arvensis L., Liseron des champs.
HERBE : Autr. (2).

Convolvulus Scammonia L.
RACINE : All. (1); Belg. (2s); Esp. (6, 7); É.-U. (10); P.-B.
(1, 2); R.-U. (1-5); Russ. (3); Suiss. (4).
SUC GOMMO-RÉSINEUX DE LA RACINE (*Scammonée*) : Fr.
(1-5); Arg. (1); Autr. (1, 3-5); Belg. (1, 2); Ch. (1, 2);
Dan. (1-5); Esp. (2-7); É.-U. (1-9); Finl. (1-3); Gr. (1);
Hongr. (1); It. (1); Mex. (1-4); Norv. (1, 2); Port.
(1-3); Roum. (1-3); R.-U. (1-4); Russ. (1-3); Serb.
(1); Suèd. (1-7); Suiss. (1-3); Vén. (1, 2).
RÉSINE DE SCAMMONÉE : Fr. (1-5); All. (1); Arg. (1);
Belg. (2, 3); É.-U. (5-10); Gr. (2, 3); It. (1-3); Mex.
(1-4); Norv. (3); P.-B. (1, 2); R.-U. (1-5); Suèd. (7);
Suiss. (2s); Vén. (1, 2).

Convolvulus scoparius L.
BOIS (*Bois de Rose des Canaries, Bois de Rhodes* [1]) :
Fr. (1-3); Dan. (1, 3); Esp. (2-4); Suèd. (1-5).
ESSENCE DE BOIS DE RHODES : Fr. (1, 2); Dan. (1);
Suèd. (1-5).

Ipomœa armata Roem. et Schult. (*Ipomœa capillacea*
Don).
RACINE : Mex. (2-4).

Ipomœa Batatas Poir. (*Batatas edulis* Choisy), Patate
douce.
TUBERCULE : Mex. (2-4).

Ipomœa fastigiata Sweet (*Convolvulus panduratus* L.).
RACINE : É.-U. (1-4).

---

[1] Les pharmacopées : Dan. (1); Esp. (2-4) attribuent le Bois de Rhodes au
Cytisus canariensis Steud. (*Genista canariensis* L.).

Ipomœa hederacea Jacq.
GRAINE (*Kaladana*) : R.-U. (4⁸, 5).
RÉSINE DE KALADANA : R.-U. (4⁸, 5).

Ipomœa Jalapa Hayne (**Convolvulus Mechoacana** Vitm.,
Convolvulus Jalapa L.), Méchoacan.
RACINE : Fr. (1); Dan. (1); Esp. (3-5); Mex. (1-4).

Ipomœa murucoides Roem. et Schult.
BOIS : Mex. (1-4).

Ipomœa orizabensis Ledenois.
RACINE (*Jalap fusiforme*) : Mex. (1-4); R.-U. (5).

Ipomœa Purga Hayne (**Exogonium Purga** Lindl., *Ipomœa Jalapa* Schiede, **Convolvulus Purga** Wend.).
RACINE [1] (*Jalap officinal*) : Fr. (1-5); All. (1-5); Arg.
(1); Autr. (1-8); Belg. (1-3); Ch. (1, 2); Cr. (1, 2); Dan.
(1-7); Esp. (1-7); É.-U. (1-10); Finl. (1-5); Gr. (1-3);
Hongr. (1-3); It. (1-3); Jap. (1-3); Mex. (1-4); Norv.
(1-4); P.-B. (1-4); Port. (1-3); R.-U. (1-5); Roum.
(1-3); Russ. (1-6); Serb. (1, 2); Suèd. (1-9); Suiss. (1-4);
Vén. (1, 2).
RÉSINE DE LA RACINE : Fr. (1-5); All. (1-5); Arg. (1);
Autr. (1-8); Belg. (1-3); Ch. (1, 2); Cr. (1, 2); Dan.
(1-7); Esp. (5-7); É.-U. (5-10); Finl. (1-5); Gr. (1-3);
Hongr. (1-3); It. (1-3); Jap. (1-3); Mex. (1-4); Norv.
(1-4); P.-B. (1-4); Port. (1-3); R.-U. (1-5); Roum.
(1-3); Russ. (1-6); Serb. (1, 2); Suèd. (1-4, 7-9); Suiss.
(1-4); Vén. (1, 2).

Ipomœa simulans Hanbury.
RACINE (*Jalap de Tampico*) : Mex. (2-4).

Ipomœa stans Cav.
RACINE : Mex. (1-4).

---

[1] Les pharmacopées : Fr. (1); Dan. (2); Esp. (1-4); Suèd. (1, 5) attribuent le
Jalap au *Convoloulus Jalapa* L.; les pharmacopées : Dan. (1); Suèd. (2-4) au *Mirabilis Jalapa* l.

Ipomœa triflora Velasco.
  Racine : Mex. (2-4).

Ipomœa Turpethum R. Br. (*Convolvulus Turpethum*
  L., *Operculina Turpethum* Silva Mansò).
  Rhizome et racine (*Turbith végétal*) : Fr. (1-5); Belg.
  (2); Ch. (2); Dan. (1); Esp. (2-7); Gr. (2, 3); Mex.
  (1-4); Port. (2, 3); Roum. (3); R.-U. (4^s, 5); Vén. (1, 2).
  Résine de Turbith : Fr. (2, 3).

Piptostegia Gomesii Mart.
  Tubercule radical : Port. (3).

Piptostegia Pisonis Mart.
  Tubercule radical : Port. (3).

Cuscuta americana L., Cuscute d'Amérique.
  Herbe : Mex. (2-4).

Cuscuta Epithymum Murr., Cuscute Epithym.
  Herbe : Fr. (1); Esp. (2-4).

Cuscuta europæa L., Cuscute d'Europe.
  Herbe : Fr. (1); Dan. (1).

Cuscuta racemosa Mart.
  Herbe : Port. (3).

Cuscuta umbellata H.B.K.
  Herbe : Port. (3).

POLÉMONIACÉES

Lœselia coccinea G. Don.
  Plante entière : Mex. (1-4).

Lœselia cœrulea G. Don.
  Plante entière : Mex. (1-4).

HYDROPHYLLACÉES

Eriodictyon crassifolium Benth. (*Eriodictyon califor-
  nicum* Decne.).
  Feuille : É.-U. (8-10).

Wigandia caracasana H.B.K.
Feuille : Vén. (1).

BORRAGINACÉES

Cordia Boissieri D.C.
Bois : Gr. (1); Mex. (1-4).

Cordia Myxa L.
Fruit : Fr. (1).

Cordia Sebestena L.
Fruit : Esp. (3).

Bourreria Huanita Hemsl.
Écorce : Mex. (1-4).

Tournefortia mexicana Vatke.
Feuille : Mex. (1-4).

Heliotropium europæum L., Herbe aux verrues.
Herbe : Fr. (1).

Heliotropium indicum L.
Feuille : Vén. (1).

Cynoglossum clandestinum Desf. (*Cynoglossum officinale* Brot).
Racine : Port. (3).

Cynoglossum officinale L., Cynoglosse officinale.
Racine : Fr. (1, 3); Belg. (1, 2); Dan. (1-7); Esp. (1,
2, 7); Mex. (1-4); Norv. (1-4).
Écorce de la racine : Fr. (2, 4, 5); Ch. (1, 2); Esp.
(3-6).
Herbe : Esp. (2-5).

Symphytum officinale L. (*Symphytum Consolida* Ledeb.), Grande Consoude.
Racine : Fr. (1-5); Autr. (1-5); Belg. (1, 2); Dan. (1);

Esp. (1-6); Hongr. (1); P.-B. (1, 2); Port. (3); Roum. (1, 2); Serb. (1); Suèd. (1-4).
Feuille : Dan. (1); Esp. (1-6).

Symphytum tuberosum L.
Racine : Esp. (4, 5).

Borago (Borrago) officinalis, Bourrache officinale.
Feuille : Fr. (1-4); Belg. (1, 2); Ch. (1); Dan. (1, 3, 4); Esp. (2-6); Mex. (1-4); Port. (2, 3); Roum. (1-3); Vén. (1, 2).
Fleur : Fr. (1-5); Autr. (5); Belg. (1, 2); Esp. (2-7); Mex. (1-4); Port. (2, 3); Roum. (1-3).

Anchusa italica Retz. (**Anchusa officinalis** Gouan), Buglosse d'Italie.
Feuille : Fr. (1-4); Esp. (6); Port. (3).
Fleur : Fr. (1-4); Esp. (6, 7); Port. (3).

Anchusa officinalis L., Buglosse officinale.
Racine : Dan. (1); Mex. (1, 2).
Feuille : Fr. (1, 3, 4); Dan. (1); Esp. (2-5).

Pulmonaria officinalis L., Pulmonaire officinale.
Feuille : Fr. (1-4); Autr. (5); Dan. (1); Esp. (2-6); Mex. (1, 2); Roum. (1).

Alkanna tinctoria Tausch (**Anchusa tinctoria** L.), Orcanette.
Racine : Fr. (1-4); All. (1); Autr. (5); Belg. (1); Dan. (2-6); Esp. (5, 6); Finl. (1); Gr. (1); Mex. (1-4); Norv. (1, 2); Roum. (1); Russ. (3); Serb. (1); Suèd. (1-7); Suiss. (1); Vén. (1, 2).

Lithospermum fruticosum L.
Sommité fleurie : Port. (3).

Lithospermum officinale L., Herbe aux perles.
Graine : Fr. (1); Dan. (1); Esp. (2-6).

Onosma echioides L.
Racine : Fr. (1).

Echium vulgare L., Vipérine commune.
HERBE : Fr. (1, 3).

VERBÉNACÉES

Lippia callicarpæfolia H.B. K.
SOMMITÉ FLEURIE : Mex. (4).

Lippia citriodora H.B.K. (*Verbena triphylla* L'Hérit.,
 Aloysïa citriodora Ortega), Verveine odorante.
FEUILLE : Fr. (1, 3, 4); Esp. (3-7); Mex. (1-4).

Lippia dulcis Trevir.
FEUILLE : Mex. (1-4).

Lippia graveolens H.B. K.
FEUILLE : Mex. (1-4).

Verbena officinalis L., Verveine officinale.
HERBE FLEURIE : Fr. (1, 3, 4); Dan. (1); Esp. (2-5);
 Mex. (1, 2); Port. (3).

Vitex Agnus-castus L., Agnus-castus.
FRUIT : Fr. (1); Dan. (1); Esp. (2-5).

Avicennia officinalis L. (*Avicennia tomentosa* Jacq.).
FRUIT : Esp. (3).

LABIATÉES

Ajuga Chamæpitys Schreb. (*Teucrium Chamæpitys* L.),
 Ivette.
SOMMITÉ FLEURIE : Fr. (1-4); Dan. (1); Esp. (3-6); Suèd.
 (1-4).

Ajuga genevensis L., Bugle velue.
HERBE : Fr. (1).

Ajuga Iva Schreb. (*Teucrium Iva* L.), Ivette musquée.
SOMMITÉ FLEURIE : Fr. (1, 3, 4).

Ajuga reptans L., Bugle rampante.
HERBE : Fr. (1); Esp. (2-4).
FEUILLE : Fr. (2-4).
FLEUR : Fr. (2).

Teucrium Chamædrys L., Germandrée Petit Chêne.
SOMMITÉ FLEURIE : Fr. (1-5); Autr. (1); Belg. (1, 2);
Dan. (1); Esp. (1-6); Port. (1-3); Suèd. (1-4).

Teucrium creticum L., Germandrée de Crète.
HERBE : Fr. (1); Dan. (1).

Teucrium flavum L.
HERBE : Esp. (4, 5).

Teucrium Marum L., Germandrée maritime.
HERBE : Fr. (1, 2); Dan. (1); Esp. (2-6); Gr. (1); Suèd.
(1-6).
SOMMITÉ FLEURIE : Fr. (2); Esp. (2-6).

Teucrium montanum L., Germandrée de montagne.
HERBE FLEURIE : Fr. (1, 3).

Teucrium Polium L., Germandrée tomenteuse.
SOMMITÉ FLEURIE : Fr. (1, 3) [1]; Esp. (3-6).

Teucrium Scordium L., Germandrée d'eau.
HERBE FLEURIE : Fr. (3-5); Esp. (1-7); Mex. (1-4).
HERBE : Fr. (1, 2); Autr. (1-5); Belg. (1, 2); Dan. (1, 2);
Esp. (1-6); Finl. (1); Gr. (1); Port. (1, 2); Roum. (1-3);
Suèd. (1-6).

Teucrium Scorodonia L., Scorodone.
HERBE : Fr. (1).

Rosmarinus officinalis L., Romarin officinal.
SOMMITÉ FLEURIE : Fr. (3-5); Esp. (1-6); Mex. (1-4);
Port. (2, 3); Vén. (2).

---

[1] La pharmacopée Fr. (1) cite en outre *Teucrium capitatum* L., et les pharmacopées Fr. (1, 3), *Teucrium aureum* Schreb., variétés de *Teucrium Polium* L.

Feuille : Fr. (1, 2); All. (1); Autr. (1-8); Belg. (1-3);
Ch. (2); Cr. (1, 2); Dan. (1-4); Esp. (1-7); É.-U. (1-7);
Finl. (1-4); Gr. (1-3); Hongr. (1-3); It. (1-3); Norv.
(1); P.-B. (1, 2); Port. (1); Roum. (1-3); Russ. (1-6);
Serb. (2); Suèd. (1-7); Suiss. (1-4).

Fleur : Fr. (1); Autr. (1); Dan. (1, 2); Esp. (4, 5); Gr.
(2, 3); Norv. (1); Port. (1); Russ. (1-3); Suèd. (1).

Essence de la sommité fleurie : Fr. (1-5); All. (1-5);
Arg. (1); Autr. (1-8); Belg. (1-3); Ch. (1, 2); Cr. (1, 2);
Dan. (1-7); Esp. (5-7); É.-U. (1-10); Finl. (1-3); Gr.
(1-3); Hongr. (1, 2); It. (1-3); Jap. (1-3); Norv. (1-4);
P.-B. (1-4); Port. (3); Roum. (1-3); R.-U. (1-5); Russ.
(1-6); Serb. (1, 2); Suèd. (1-9); Suiss. (1-4); Vén. (1, 2).

Scutellaria galericulata L.
Herbe : Dan. (1).

Scutellaria lateriflora L.
Plante entière : Arg. (1); É.-U. (5-9).

Lavandula Spica D.C. (**Lavandula latifolia** Ehrh.),
Lavande Spic.
Sommité fleurie : Fr. (1); Esp. (5); It. (1-3).
Fleur : Belg. (1); Dan. (1-5); Esp. (5); Port. (1-3);
Roum. (1-3).
Essence de la sommité fleurie (*Essence d'Aspic*) :
Fr. (2-4); Dan. (1).

Lavandula Stœchas L., Lavande Stœchas.
Sommité fleurie : Esp. (2-7).
Feuille : Esp. (4-6).
Fleur : Fr. (1-4); Dan. (1); Gr. (1); Mex. (1-4).

Lavandula vera D.C. (**Lavandula officinalis** Chaix),
Lavande vraie.
Sommité fleurie : Fr. (1, 5); Esp. (1-7); It. (1-3).
Fleur : Fr. (2-4); All. (1-5); Autr. (1-8); Belg. (1-3);
Ch. (2); Dan. (1-7); Esp. (1-5); É.-U. (1-7); Finl. (1-3);

Gr. (1-3); Hongr. (1); Jap. (3); Mex. (1-4); Norv.
(1-4); P.-B. (1, 2, 4⁸); Port. (1-3); Roum. (1-3); Russ.
(1-6); Serb. (1); Suèd. (1-7); Suiss. (1-4).
ESSENCE DE LA SOMMITÉ FLEURIE (*Essence de Lavande*) :
Fr. (1-5); All. (1-5); Arg. (1); Autr. (1-8); Belg. (1-3);
Ch. (1, 2); Cr. (1, 2); Dan. (1-7); Esp. (1-7); É.-U.
(1-10); Finl. (2, 3); Gr. (1-3); Hongr. (1-3); It. (1-3);
Jap. (1-3); Norv. (1-4); P.-B. (1-4); Port. (1-3); Roum.
(1-3); R.-U. (1-5); Russ. (1-6); Serb. (1, 2); Suèd.
(1-9); Suiss. (1-4); Vén. (1, 2).

Marrubium vulgare L., Marrube blanc.
FEUILLE ET SOMMITÉ FLEURIE : Fr. (1-4); Esp. (2-5);
É.-U. (6-9); Mex. (1-4).
HERBE : Autr. (1-5); Belg. (1, 2); Dan. (1-3); Esp. (6);
É.-U. (1-5); Gr. (1-3); P.-B. (1); Port. (1-3); Roum.
(1, 2); Russ. (1-3); Suèd. (1-4); Suiss. (1, 2).

Cedronella mexicana Benth., Cédronelle du Mexique.
HERBE FLEURIE : Mex. (1-4).

Cedronella triphylla Moench (**Dracocephalum canariense** L.).
HERBE : Dan. (1).

Dracocephalum Moldavica L., Mélisse de Moldavie.
HERBE FLEURIE : Fr. (3).
HERBE : Fr. (1); Dan. (1).

Nepeta Cataria L., Cataire.
HERBE FLEURIE : Fr. (2, 3).
HERBE : Fr. (1); Belg. (1, 2); Dan. (1); É.-U. (3-6);
Suèd. (1).

Nepeta Glechoma Benth. (**Glechoma hederacea** L.), Lierre
terrestre.
HERBE FLEURIE : Fr. (3-5); Belg. (1, 2); Mex. (1, 2).
HERBE : Fr. (1); Autr. (1-4); Dan. (1); Gr. (1); Port.
(1-3); Roum. (1, 2); Suèd. (1-5).
FEUILLE : Fr. (2); Esp. (1-7).

*Prunella (**Brunella**) **vulgaris*** L., Brunelle ou Prunelle commune.
HERBE : Fr. (1); Dan. (1); Esp. (2-4).

Melittis Melissophyllum L., Mélitte à feuilles de Mélisse.
HERBE : Fr. (1).

Lamium album L., Ortie blanche.
HERBE : Esp. (3).
FLEUR : Fr. (1, 3, 4); Dan. (1).

Galeopsis ochroleuca Lamk. (*Galeopsis villosa* Huds.).
HERBE FLEURIE : All. (1); Autr. (5-8); P.-B. (1); Serb. (1).

Leonurus Cardiaca L., Agripaume.
HERBE : Fr. (1); Esp. (3).

Leonurus lanatus Spreng. (*Ballota lanata* L.), Ballote laineuse.
HERBE : Hongr. (3); Russ. (1-3); Serb. (1).

Ballota nigra L., Ballote noire.
SOMMITÉ FLEURIE : Fr. (1).

Stachys Betonica Benth. (*Betonica officinalis* L.), Bétoine.
FEUILLE : Fr. (1-5); Belg. (1); Dan. (1); Esp. (1-6); Mex. (1-4); Suèd. (1).

Stachys recta L., Crapaudine.
HERBE : Esp. (2-4).

Salvia axillaris Moc. et Sesse.
FEUILLE ET INFLORESCENCE : Mex. (1-4).

Salvia Chia Fernald.
GRAINE : Mex. (1, 2).

Salvia Columbariæ Benth.
GRAINE : Mex. (3, 4).

Salvia Horminum L., Sauge Hormin.
> HERBE FLEURIE : Dan. (1); Esp. (2-4).
> GRAINE : Dan. (1).

Salvia lavandulæfolia Vahl.
> FEUILLE : Esp. (7).

Salvia officinalis L. (***Salvia grandiflora*** Tenore), Sauge officinale.
> FEUILLE : Fr. (1-5); All. (1-5); Autr. (1-8); Belg. (1, 2); Ch. (2); Cr. (1, 2); Dan. (1-7); Esp. (1-7) [1]; É.-U. (3-9); Finl. (1-3); Gr. (1-3); Hongr. (1-3); It. (1-3); Jap. (1-3); Mex. (1-4); Norv. (1-4); P.-B. (1-4); Port. (1-3); Roum. (1-3); Russ. (1-6); Serb. (1, 2); Suèd. (1-9); Suiss. (1-4); Vén. (1, 2).
> ESSENCE DE LA FEUILLE : Fr. (1-4); Autr. (1-4); Belg. (1, 2); Dan. (1, 3, 4); Esp. (5, 6); Gr. (2); Port. (2); Roum. (1, 2); Russ. (1-3); Suiss. (1, 2); Vén. (1, 2).

Salvia polystachia Ort.
> GRAINE : Mex. (3, 4).

Salvia pratensis L., Sauge des prés.
> FEUILLE : Fr. (1).

Salvia Sclarea L., Sauge Sclarée.
> FEUILLE : Fr. (1, 3); Dan. (1); Esp. (2, 4, 5).
> FLEUR : Esp. (2, 4, 5).

Monarda punctata L.
> HERBE, ESSENCE DE L'HERBE : É.-U. (1-6).

Melissa officinalis L., Mélisse officinale.
> HERBE FLEURIE : Fr. (2, 4); Arg. (1); Esp. (3-7); It. (1-3); Port. (1-3).

---

[1] Les pharmacopées Esp. (1-6) mentionnent les sommités et les feuilles de la Sauge officinale.

La pharmacopée Esp. (7) mentionne, en sous-titre, « summitates », mais ne décrit que les feuilles.

Herbe : Fr. (1, 5); Autr. (1-4); Dan. (1-3, 6, 7); É.-U. (3-8); Finl. (1-3); Gr. (1); Norv. (1-4); P.-B. (1); Roum. (1-3); Suèd. (1-7).
Feuille : Fr. (3); All. (1-5); Autr. (5-8); Belg. (1-3); Ch. (1, 2); Cr. (1, 2); Dan. (4, 5); Esp. (1, 2); Gr. (2, 3); Hongr. (1-3); Jap. (3); Russ. (1-4); Serb. (1, 2); Suiss. (1-4); Vén. (1, 2).
Graine : Dan. (1).
Essence de l'herbe fleurie : Belg. (1-3); Dan. (1); Gr. (2, 3); Roum. (1-3); Russ. (1-4); Vén. (1, 2).

Hedeoma piperita Benth.
Feuille : Mex. (3, 4).

Hedeoma pulegioides Pers.
Herbe fleurie : É.-U. (2-9).
Essence de l'herbe fleurie : É.-U. (1-9).

Calamintha macrostema Benth.
Herbe fleurie : Mex. (3, 4).

Calamintha Nepeta Savi (**Melissa Nepeta** L.).
Herbe fleurie : Fr. (1).

Calamintha officinalis Moench (**Melissa Calamintha** L.), Calament officinal.
Herbe fleurie : Fr. (1-5); Esp. (2-6).

Satureia hortensis L., Sarriette des jardins.
Herbe fleurie : Fr. (1-5); Autr. (2-5); Dan. (1); Esp. (2-4); Suèd. (1-4).

Satureia Thymbra L., Sarriette de Crète.
Herbe fleurie : Fr. (1).

Thymbra spicata L.
Sommité fleurie : Esp. (3, 4).

Hyssopus officinalis L., Hysope officinale.
Herde fleurie : Fr. (1-5); Autr. (1-5); Belg. (1, 2);

Ch. (1); Dan. (1, 2); Esp. (1-7); Finl. (1-3); Gr. (2, 3); Port. (1-3); Roum. (1-3); Russ. (1-3); Suèd. (1-9); Suiss. (1, 2).
ESSENCE DE L'HERBE FLEURIE : Belg. (1, 2); Roum. (1, 2).

Origanum Dictamnus L. (**Amaracus Dictamnus** Benth.), Dictame de Crète.
HERBE FLEURIE : Fr. (3-5).
FEUILLE : Fr. (1, 2); Dan. (1); Esp. (1-7); Mex. (1-4); Suèd. (1-4).

Origanum Majorana L. (**Majorana hortensis** Moench), Marjolaine.
SOMMITÉ FLEURIE : Fr. (1-5); All. (1); Autr. (1, 5, 8); Belg. (1, 2); Dan. (1-5); Esp. (1-7); Finl. (2, 3); Gr. (2, 3); It. (1-3); Mex. (2-4); P.-B. (1-4); Port. (1, 2); Roum. (1-3); Russ. (1-3); Suèd. (1-5); Suiss. (1-4).
ESSENCE DE LA SOMMITÉ FLEURIE : All. (1); Autr. (1, 5); Belg. (1); Cr. (1); Dan. (1-6); Hongr. (2); Roum. (1); Suèd. (1); Suiss. (1, 2); Vén. (1, 2).

Origanum Onites L. (**Origanum smyrnæum** L.).
SOMMITÉ FLEURIE : Gr. (1).

Origanum virens Hoffmseg. et Link.
SOMMITÉ FLEURIE : Port. (3).

Origanum vulgare L., Origan commun.
SOMMITÉ FLEURIE : Fr. (1-5); Autr. (1-8); Belg. (1, 2); Ch. (2); Dan. (1-7); Esp. (2-7); É.-U. (1, 2, 4, 6, 7); Finl. (1); Gr. (2, 3); Hongr. (1); Mex. (1-4); Norv. (1-4); P.-B. (1, 2); Port. (1, 2); Roum. (1, 2); Russ. (1-6); Serb. (1); Suèd. (1-4); Vén. (1, 2).
ESSENCE DE LA SOMMITÉ FLEURIE : Autr. (1-4); Belg. (1); É.-U. (1-4, 6); Finl. (1); Gr. (1); Hongr. (1); Mex. (1-4); Norv. (1, 2); Roum. (1); Russ. (1-3).

Origanum vulgare L., var. **creticum** L. (**Origanum creticum** L.).
SOMMITÉ FLEURIE : Dan. (3, 4); Suèd. (1-5).

ESSENCE DE LA SOMMITÉ FLEURIE : Dan. (1-5); Suèd.
(1-6).

Thymus capitatus Hoffmseg. et Link (***Satureia capitata*** L.), Thym de Crète.
SOMMITÉ FLEURIE : Fr. (1); Esp. (3, 4).

Thymus Mastichina L.
SOMMITÉ FLEURIE : Esp. (3, 4).

Thymus Serpyllum L., Thym Serpolet.
SOMMITÉ FLEURIE : Fr. (1-5); All. (1-5); Autr. (1-8);
Belg. (1, 2); Dan. (1-4); Esp. (2-6); Gr. (1-3); Port.
(2, 3); Roum. (1-3); Russ. (1-6); Serb. (1); Suèd. (1-4);
Suiss. (1-4); Vén. (1, 2).
ESSENCE DE LA SOMMITÉ FLEURIE : Autr. (1-4); Belg.
(1-3); Dan. (4); Gr. (1); Roum. (1-3); Russ. (1-3);
Suèd. (1).

Thymus sylvestris Hoffmseg. et Link (***Thymus Zygis***
Brot.).
SOMMITÉ FLEURIE : Port. (3).

Thymus vulgaris L., Thym commun.
SOMMITÉ FLEURIE : Fr. (1-5); All. (1-5); Autr. (1);
Belg. (1-3); Ch. (2); Dan. (1-4); Esp. (1-7); Finl. (1-5);
Gr. (2, 3); It. (1-3); Mex. (1-4); Norv. (4); P.-B. (1, 2);
Port. (1-3); Roum. (1, 2); Russ. (1-6); Suèd. (1-7);
Suiss. (3, 4); Vén. (1, 2).
GRAINE : Dan. (1).
ESSENCE DE LA SOMMITÉ FLEURIE : Fr. (1-5); All. (1-5);
Arg. (1); Belg. (1, 2); Ch. (1, 2); Dan. (1-7); Esp. (5-7);
É.-U. (5-10); Gr. (2, 3); Jap. (3); Norv. (2-4); P.-B.
(1, 2); Port. (2); Roum. (1, 2); Russ. (1-6); Serb. (1, 2);
Suèd. (6, 7); Suiss. (1-4); Vén. (1, 2).
THYMOL : Fr. (4, 5); All. (2-5); Arg. (1); Autr. (7, 8);
Belg. (2s, 3); Ch. (2); Cr. (1, 2); Dan. (6, 7); Esp. (6, 7);
É.-U. (7-10); Finl. (5); Gr. (2, 3); Hongr. (2, 3); It.
(1-3); Jap. (1-3); Norv. (3, 4); P.-B. (3, 4); Roum. (3);

R.-U. (3-5); Russ. (4-6); Serb. (2); Suèd. (8, 9); Suiss. (3, 4); Vén. (1, 2).

Thymus Zygis L.
Sommité fleurie : Port. (3).

Lycopus virginicus L.
Herbe : É.-U. (2-6).

Mentha aquatica L., Menthe aquatique.
Herbe fleurie : Fr. (1, 2); Autr. (2, 3); Esp. (3).

Mentha aquatica L., var. ***crispa*** L. (***Mentha crispa*** L.), Menthe crépue.
Herbe fleurie : Fr. (1-3); Autr. (1-4); Dan. (1-3); Finl. (1-3); Gr. (1); Norv. (1); P.-B. (1, 2); Port. (1, 2); Suèd. (5-7); Vén. (1, 2).
Feuille : All. (1, 2); Autr. (5-7); Belg. (1, 2); Dan. (4, 5); Hongr. (1, 2); Roum. (1, 2); Russ. (1-3); Serb. (1); Suèd. (1-4); Suiss. (1).
Essence de l'herbe fleurie : All. (1); Autr. (1-6); Belg. (1, 2); Cr. (1); Dan. (1-5); Gr. (1); Hongr. (1, 2); Norv. (1, 2); P.-B. (1, 2); Port. (2); Roum. (1, 2); Russ. (1-6); Serb. (1); Suèd. (1); Vén. (1, 2).

Mentha arvensis L., Menthe des champs.
Herbe fleurie : Fr. (1); Dan. (1); Esp. (5, 6).
Essence de l'herbe fleurie : Esp. (5, 6).

Mentha arvensis L., var. ***piperascens*** Holmes.
Feuille, Essence de la feuille : Jap. (1-3).

Mentha gentilis L., Menthe des jardins.
Herbe fleurie : Fr. (1).

Mentha piperita L., Menthe poivrée.
Herbe fleurie : Fr. (1-5); Arg. (1); Dan. (1-3, 6, 7); Esp. (2-7); É.-U. (1-10); Finl. (1-4); Norv. (2-4); Port. (1-3); Roum. (1-3); Suèd. (1-9); Vén. (1, 2).

    Feuille : All. (1-5); Autr. (1-8); Belg. (1-3); Ch. (1, 2);
Cr. (1, 2); Dan. (4, 5); Gr. (1-3); Hongr. (1-3); It. (1-3);
Mex. (1-4); P.-B. (1-4); Russ. (1-6); Serb. (1, 2); Suiss.
(1-4).

    Essence de l'herbe fleurie : Fr. (1-5); All. (1-5);
Arg. (1); Autr. (1-8); Belg. (1-3); Ch. (1, 2); Cr. (1, 2);
Dan. (1-7); Esp. (1-7); É.-U. (1-10); Finl. (1-5); Gr.
(1-3); Hongr. (1-3); It. (1-3); Mex. (1-4); Norv. (2-4);
P.-B. (1-4); Port. (1-3); Roum. (1-3); R.-U. (1-5);
Russ. (1-6); Serb. (1, 2); Suèd. (1-9); Suiss. (1-4); Vén.
(1, 2).

    Menthol : Fr. (4, 5); All. (3-5); Arg. (1); Autr. (7, 8);
Belg. (3); Ch. (2); Cr. (2); Dan. (6, 7); Esp. (7); É.-U.
(8-10); Finl. (5); Gr. (2, 3); Hongr. (3); It. (1-3); Jap.
(2, 3); Norv. (3, 4); P.-B. (4); Roum. (3); R.-U. (3-5);
Russ. (4-6); Serb. (2); Suèd. (8, 9); Suiss. (3, 4); Vén.
(1, 2).

**Mentha Pulegium L. (Pulegium vulgare Mill., Mentha
tomentella Hoffmseg. et Link), Menthe Pouliot.**

    Herbe fleurie : Fr. (1-4); Autr. (1-5); Belg. (1, 2);
Dan. (1); Esp. (1-6); Gr. (1); Mex. (1-4); Port. (1-3);
Roum. (1, 2); Suèd. (1-4).

    Essence de l'herbe fleurie : Belg. (1); Roum. (1).

Mentha rotundifolia Huds., Menthe à feuilles rondes.

    Herbe fleurie : Fr. (1); Port. (3).

    Feuille : Esp. (4-6).

    Essence de l'herbe fleurie : Port. (3).

Mentha sativa L., Menthe cultivée.

    Herbe fleurie : Esp. (1-4).

Mentha sylvestris L., Menthe sauvage.

    Herbe fleurie : Fr. (1).

**Mentha viridis L. (Mentha spicata Crantz), Menthe
verte.**

    Herbe fleurie : Fr. (4); É.-U. (1-10); Port. (3); Vén.
(1, 2).

Feuille : Mex. (1-4); Russ. (1-3).
Essence de l'herbe fleurie : É.-U. (1-10); Port. (3); R.-U. (1-5); Vén. (1, 2).

Hyptis pectinata Poit.
Fleur : Vén. (1, 2).

Peltodon radicans Pohl.
Herbe fleurie : Port. (3).

Ocimum Basilicum L., Grand Basilic.
Herbe fleurie : Fr. (1-5); Belg. (1, 2); Dan. (1, 3); Esp. (2-4); Gr. (1); Suèd. (1-4).
Feuille : Mex. (2-4); Vén. (1, 2).
Essence de l'herbe fleurie : Fr. (1, 2); Belg. (1); Roum. (1).

Orthosiphon stamineus Benth.
Feuille : P.-B. (4).

SOLANACÉES

Nicandra physaloides Gaertn., Belladone du Mexique.
Feuille : Mex. (2^8-4).

Lycium europæum L.
Feuille : Port. (3).

Atropa Belladonna L., Belladone officinale.
Racine : Fr. (1-4); All. (1); Arg. (1); Autr. (1-8); Belg. (1, 2); Ch. (2); Cr. (1); Dan. (3-5); Esp. (2-7); É.-U. (5-10); Finl. (1-3); Gr. (1-3); Hongr. (1, 2); It. (1, 2); Mex. (1-4); Norv. (1); P.-B. (1, 2); Port. (3); Roum. (1-3); R.-U. (1-5); Russ. (1-4); Serb. (1); Suèd. (4-7); Suiss. (1-4); Vén. (1, 2).
Feuille : Fr. (1-5); All. (1-5); Arg. (1); Autr. (1-8); Belg. (1-3); Ch. (1, 2); Cr. (2); Dan. (1-7); Esp. (2-7); É.-U. (1-10); Finl. (1-5); Gr. (1-3); Hongr. (1, 3); It. (1-3); Jap. (1, 3); Mex. (1-4); Norv. (1-4); P.-B. (1-4);

Port. (2, 3); Roum. (1-3); R.-U. (1-5); Russ. (1-6); Serb. (1, 2); Suèd. (1-9); Suiss. (1-4); Vén. (1, 2).
GRAINE : Fr. (1, 2, 4); Esp. (5).

Scopolia carniolica Jacq.
RHIZOME : É.-U. (9).

Scopolia japonica Maxim.
RHIZOME : Jap. (2, 3).
HERBE FLEURIE : Jap. (2).

Hyoscyamus albus L., Jusquiame blanche.
FEUILLE : Fr. (1); Gr. (1); Mex. (1, 2).
GRAINE : Fr. (1, 3, 4); Mex. (1, 2).

Hyoscyamus niger L., Jusquiame noire.
RACINE : Esp. (3-5).
FEUILLE [1] : Fr. (1-5); All. (1-5); Arg. (1); Autr. (1-8); Belg. (1-3); Ch. (1, 2); Cr. (1, 2); Dan. (1-7); Esp. (1-7); É.-U. (1-10); Finl. (1-5); Gr. (1-3); Hongr. (1-3); It. (1-3); Jap. (1-3); Mex. (1-4); Norv. (1-4); P.-B. (1-4); Port. (1-3); Roum. (1-3); R.-U. (1-5); Russ. (1-6); Serb. (1, 2); Suèd. (1-9); Suiss. (1-4); Vén. (1, 2).
GRAINE : Fr. (1, 2, 4, 5); All. (1); Autr. (1-5); Belg. (1, 2); Ch. (1); Dan. (1-7); Esp. (1-7); É.-U. (3-6); Gr. (1); Hongr. (1); Mex. (1-4); Norv. (1-3); Port. (2, 3); Roum. (1-3); Russ. (1-4); Suèd. (1-6); Suiss. (2).

Physalis Alkekengi L., Coqueret Alkékenge.
HERBE : Vén. (1, 2).
FRUIT : Fr. (1-5); Ch. (1); Dan. (1); Esp. (2-6); Suèd. (1); Vén. (1, 2).

Physalis angulata L.
HERBE : Mex. (1-4).

---

[1] Les pharmacopées : É.-U. (8-10); R.-U. (1-4) mentionnent la feuille et la sommité fleurie.

Physalis Coztomatl Moc. et Sesse.
RACINE, FEUILLE, FRUIT : Mex. (2-4).

Physalis pubescens L.
FRUIT : Mex. (1-4).

Capsicum annuum L. (***Capsicum longum*** D.C.).
FRUIT (*Piment des jardins*) : Fr. (1, 3, 4); All. (1-5);
Autr. (5, 7ª, 8); Belg. (1-3); Ch. (2); Cr. (2); Dan. (2-7);
Esp. (5, 6); É.-U. (1-6); Finl. (1-3, 5); Gr. (1-3);
Hongr. (3); Jap. (3); Mex. (1-4); Norv. (1, 4); P.-B.
(4); Port. (3); Roum. (1, 2); Russ. (1-6); Suèd. (1-9);
Suiss. (2ª-4); Vén. (1, 2).

Capsicum frutescens L.
FRUIT (*Piment de Cayenne*) : Fr. (3, 4); É.-U. (10);
Vén. (1, 2).

Capsicum minimum Roxb. (***Capsicum fastigiatum***
Blume).
FRUIT (*Poivre de Guinée*) : Arg. (1); É.-U. (6-9); R.-U.
(1-5); Vén. (1, 2).

Solanum crispum R. et P. (***Witheringia crispa*** Remy).
FEUILLE : Ch. (1).

Solanum Dulcamara L., Morelle Douce-Amère.
TIGE : Fr. (1-5); All. (1); Arg. (1); Autr. (1-8); Belg.
(1, 2); Ch. (1); Dan. (1-5); Esp. (2-7); É.-U. (1-8);
Finl. (1-3); Gr. (1-3); Hongr. (1); It. (1); Mex. (1-4);
Norv. (1, 2); P.-B. (1, 2); Port. (1-3); Roum. (1, 2);
R.-U. (1, 2); Russ. (1-3); Serb. (1); Suèd. (1-7); Suiss.
(1-3); Vén. (1, 2).
FEUILLE : Esp. (3-5).

Solanum Gayanum Phil. (***Witheringia Gayana*** Remy).
FEUILLE : Ch. (2).

Solanum Melongena L.
FRUIT : Esp. (4).

Solanum nigrum L., Morelle noire.
  Herbe fleurie : Port. (3).
  Feuille (*Tige feuillée*) : Fr. (1-5); Belg. (2); Dan. (1, 2);
    Esp. (1-7); Gr. (1); Mex. (1-4); Suèd. (1-4); Vén. (1, 2).
  Fruit : Esp. (1, 2).

Solanum Tomatillo Phil. (*Witheringia Tomatillo*
  Remy).
  Feuille : Ch. (2).

Solanum tuberosum L., Morelle tubéreuse.
  Fécule du tubercule (*Fécule de Pomme de terre*) : Fr.
    (1-5); Belg. (1-3); Dan. (3); Esp. (5, 6); Jap. (2, 3);
    Mex. (1-4); Norv. (1); P.-B. (3, 4); Port. (2, 3); Suèd.
    (6).

Lycopersicum esculentum Mill. (*Solanum Lycopersicum* L.), Morelle Pomme d'amour.
  Fruit (*Tomate*) : Fr. (1); Mex. (2-4).

Saracha Jaltomata Schlecht.
  Feuille, Fruit : Mex. (1-4).

Mandragora officinarum L., Mandragore officinale.
  Racine : Fr. (1, 3); Esp. (2-6); Suèd. (1-4).
  Feuille : Fr. (1-3); Esp. (2-6).
  Fruit : Esp. (2-5).

Datura arborea L.
  Feuille : Mex. (3, 4).

Datura fastuosa L., var. *alba* Nees (*Datura alba* Nees).
  Feuille : Jap. (3); P.-B. (4); R.-U. (4s, 5).
  Graine : R.-U. (4s, 5).

Datura Metel L.
  Feuille : R.-U. (4s, 5).

Datura Stramonium L., Datura Stramoine.
  Racine : É.-U. (3, 4).

Feuille : Fr. (1-5); All. (1-5); Arg. (1); Autr. (1, 4-8);
Belg. (1-3); Ch. (1, 2); Dan. (1-7); Esp. (2-7); É.-U.
(1-10); Finl. (1); Gr. (1-3); Hongr. (1); It. (1-3); Mex.
(1-4); Norv. (1-4); P.-B. (1-4); Port. (2, 3); Roum.
(1-3); R.-U. (1-5); Russ. (1-6); Serb. (1); Suèd. (1-9);
Suiss. (1-4); Vén. (1, 2).

Graine : Fr. (1-4); All. (1); Arg. (1); Autr. (4, 5);
Belg. (1-3); Ch. (1, 2); Dan. (3-5); É.-U. (1-8); Finl.
(2, 3); Gr. (1); Hongr. (1); Norv. (1); P.-B. (1, 2);
Port. (3); Roum. (1, 2); R.-U. (1-4); Russ. (1-3); Suèd.
(6, 7); Suiss. (1-4); Vén. (1, 2).

Cestrum nocturnum L.
Feuille, Fruit : Mex. (3, 4).

Cestrum Parqui L'Hérit.
Feuille : Ch. (1).

Fabiana imbricata R. et P., Pichi.
Ramuscule feuillé : Arg. (1); Ch. (2).

Nicotiana glauca Grah.
Feuille : Mex. (1-4).

Nicotiana mexicana Schlecht.
Feuille : Mex. (1-4).

Nicotiana pilosa Dun.
Feuille : Mex. (1-4).

Nicotiana pusilla L.
Feuille : Mex. (1-4).

Nicotiana rustica L., Nicotiane rustique.
Feuille : Mex. (1-4).

Nicotiana Tabacum L., Nicotiane Tabac.
Feuille : Fr. (1-4); All. (1-4); Autr. (1-5); Belg. (1, 2);
Dan. (1-5); Esp. (2-5); É.-U. (1-8); Finl. (1-3, 5); Gr.
(1-3); Mex. (1-4); Norv. (1-2); Port. (1-3); Roum.

(1-3); R.-U. (1-3); Russ. (3, 4); Serb. (1); Suèd. (1-7);
Suiss. (2, 3); Vén. (1, 2).
GRAINE : Esp. (2-5).

Duboisia myoporoides R. Br.
FEUILLE : Esp. (6, 7); Mex. (2); Vén. (1, 2)

SCROFULARIACÉES

Verbascum crassifolium Hoffmseg. et Link.
FEUILLE, FLEUR : Port. (3).

Verbascum nigrum L., Molène noire.
FEUILLE, FLEUR : Fr. (1).

Verbascum phlomoides L.
FEUILLE : Fr. (1); Autr. (2-4).
FLEUR : Fr. (1); All. (2-5); Autr. (2-8); Dan. (7); Hongr.
(1); Jap. (3); Norv. (2); Roum. (3); Russ. (1-6); Serb.
(1, 2); Suèd. (6, 7); Suiss. (1-4).

Verbascum thapsiforme Schrad.
FEUILLE : Belg. (1, 2); Roum. (1, 2).
FLEUR : Fr. (5); All. (1-5); Belg. (1, 2); Dan. (5-7); Finl.
(2-4); Gr. (1-3); Hongr. (1); Jap. (3); Norv. (2); Roum.
(1-3); Russ. (1-4); Suèd. (6, 7); Suiss. (1-4).

Verbascum Thapsus L.
FEUILLE : Fr. (1-4); Autr. (1-4); Belg. (1, 2); Esp. (1-6);
Port. (3); Roum. (1, 2); Suèd. (1-4).
FLEUR : Fr. (1-4); Autr. (1-5); Belg. (1-3); Dan. (1-7);
Esp. (2-5); Gr. (1-3); Norv. (1, 2); Port. (3); Roum.
(1-3); Russ. (1-6); Suèd. (1-7).

Linaria spuria Mill. (**Antirrhinum spurium** L.), Muflier
bâtard.
HERBE FLEURIE : Fr. (1).

Linaria vulgaris Mill. (**Antirrhinum Linaria** L.),
Linaire commune.
HERBE FLEURIE : Fr. (1); All. (1); Autr. (1, 5); Dan.
(1); Esp. (2-4); Suèd. (1-4).

Antirrhinum majus L., Muflier des jardins.
Herbe fleurie : Fr. (1).

Antirrhinum Orontium L.
Herbe fleurie : Dan. (1).

Scrophularia aquatica L., Scrofulaire aquatique.
Rhizome : Fr. (1, 4).
Sommité fleurie : Fr. (1, 4); Esp. (2-5).

Scrophularia nodosa L., Scrofulaire noueuse.
Rhizome : Fr. (1, 3, 4); Autr. (1); Dan. (1).
Sommité fleurie : Fr. (1, 3, 4); Esp. (2).
Feuille : Autr. (1).

Gratiola linifolia Vahl (*Gratiola officinalis* Brot.).
Herbe fleurie : Port. (3).

Gratiola officinalis L., Gratiole officinale.
Rhizome : Autr. (1-5); Dan. (2).
Herbe fleurie : Fr. (1, 3, 4); All. (1); Autr. (1-5);
Dan. (1, 2); Esp. (2-6); Finl. (1-3); Gr. (1); It. (1);
P.-B. (1, 2); Roum. (1); Russ. (1-3); Serb. (1); Suèd.
(1-7); Suiss. (1, 2).

Capraria biflora L.
Feuille : Vén. (1, 2).

Veronica Anagallis L., Véronique Mouron.
Herbe : Fr. (1); Esp. (2-4).

Veronica Beccabunga L., Véronique Beccabunga.
Herbe : Fr. (1-4); Autr. (1); Belg. (1, 2); Dan. (1, 2);
Esp. (2-6); Port. (3); Roum. (1, 2); Suèd. (1); Suiss.
(1, 2).

Veronica Chamædrys L., Véronique Petit Chêne.
Herbe fleurie : Fr. (1).

Veronica officinalis L., Véronique officinale.
Herbe fleurie : Fr. (1-3, 5); Autr. (1-4); Belg. (1, 2);

Dan. (1-7); Esp. (2-5); Port. (1-3); Roum. (1, 2); Russ. (1-3); Suèd. (1-5).

Veronica peregrina L.
HERBE FLEURIE : Mex. (1-4).

Veronica Teucrium L., Germandrée bâtarde.
HERBE FLEURIE : Fr. (1); Esp. (3).

Veronica virginica L. (***Leptandra virginica*** Nutt.).
RHIZOME ET RACINE : Arg. (1); É.-U. (1, 5-9).

Picrorhiza Kurroa Royle.
RHIZOME : R.-U. (4s, 5).

Digitalis purpurea L., Digitale pourprée.
FEUILLE : Fr. (1-5); All. (1-5); Arg. (1); Autr. (1-8); Belg. (1-3); Ch. (1, 2); Cr. (1, 2); Dan. (2-7); Esp. (5-7); É.-U. (1-10); Finl. (1-5); Gr. (1-3); Hongr. (1-3); It. (1-3); Jap. (1-3); Mex. (1-4); Norv. (1-4); P.-B. (1-4); Port. (1-3); Roum. (1-3); R.-U. (1-5); Russ. (1-6); Serb. (1, 2); Suèd. (5-9); Suiss. (1-4); Vén. (1, 2).

Castilleja canescens Benth.
HERBE : Mex. (2s-4).

Escobedia scabrifolia R. et P.
RACINE : Mex. (2-4).

Euphrasia officinalis L., Euphraise officinale.
HERBE : Fr. (1, 3); Dan. (1); Esp. (2-6).

BIGNONIACÉES

Tecoma Stans Juss.
PLANTE ENTIÈRE : Mex. (4).

Parmentiera alata Miers (***Crescentia alata*** H. B. K.).
FRUIT : Mex. (1-4).

Parmentiera edulis D. C.
RACINE, FEUILLE : Mex. (1-4).

Crescentia Cujete L., Calebassier.
FRUIT : Fr. (1); Mex. (1-4); Vén. (1, 2).

PÉDALIACÉES

Craniolaria annua L.
RACINE : Vén. (1, 2).

Sesamum indicum L. (*Sesamum orientale* L.), Sésame.
FEUILLE : É.-U. (2-6).
GRAINE : Fr. (1); Esp. (2-4); Mex. (1-4).
HUILE DE LA GRAINE : All. (5); Autr. (8); Cr. (1, 2); Esp.
(2-4); É.-U. (1-8, 10); Finl. (5); Hongr. (2, 3); Jap.
(1-3); Mex. (1-4); P.-B. (4); R.-U. (4^8, 5); Russ. (4-6);
Serb. (2); Suiss. (4); Vén. (1, 2).

LENTIBULARIACÉES

Pinguicula vulgaris L.
FEUILLE : Dan. (1).

GLOBULARIACÉES

Globularia Alypum L., Globulaire Turbith.
FEUILLE : Fr. (1).

ACANTHACÉES

Hygrophila spinosa Anders. (*Asteracantha longifolia*
Nees).
HERBE AVEC LA RACINE : R.-U. (4^8).

Acanthus mollis L., Acanthe molle.
RACINE : Fr. (1); Esp. (5).
FEUILLE : Fr. (1); Dan. (1); Esp. (2-5).

Andrographis paniculata Nees.
PLANTE ENTIÈRE : R.-U. (4^8).

Adhatoda Vasica Nees (*Justicia Adhatoda* L.).
FEUILLE : R.-U. (4^8).

Dianthera pectoralis Gmel. (*Justicia pectoralis* Jacq.),
   Carmentine.
   HERBE : Fr. (1).

Rhinacanthus communis Nees.
   RACINE : P.-B. (4).

Jacobinia Mohintli Benth.
   FEUILLE : Mex. (1-4).

PLANTAGINALES

PLANTAGINACÉES

Plantago arenaria Waldst. et Kit., Plantain des sables.
   GRAINE : Fr. (3, 4).

Plantago lanceolata L., Plantain lancéolé.
   FEUILLE : Fr. (1, 3, 4); Mex. (1-4).

Plantago macrorhiza Poir. (*Plantago coronopifolia*
   Brot.).
   HERBE FLEURIE : Port. (3).

Plantago major L., Grand Plantain.
   FEUILLE : Fr. (1-4); Arg. (1); Dan. (1); Esp. (2-7); Mex.
   (1-4); Vén. (1, 2).
   HERBE FLEURIE : Port. (3).
   GRAINE : Dan. (1); Esp. (2-5).

Plantago media L., Plantain moyen.
   FEUILLE : Fr. (1, 3, 4); Autr. (1); Mex. (1-4).

Plantago ovata Forsk. (*Plantago Ispaghula* Roxb.),
   Ispaghula.
   GRAINE : R.-U. (4^s, 5).

Plantago Psyllium L., Psyllium.
   GRAINE : Fr. (1, 3, 4); Dan. (1); Esp. (2-7); Finl. (1);
   Gr. (1), Mex. (1-4); Suéd. (1-4).

RUBIALES

RUBIACÉES

Ophiorrhiza Mungos L., Ophiorrhize de l'Inde.
RACINE : Fr. (1); Esp. (2).

Houstonia angustifolia Michx. (*Hedyotis americana*
Jacq.).
RACINE : Mex. (1-3).

Houstonia longiflora A. Gray (*Bouvardia longiflora*
H. B. K.).
FLEUR : Mex. (2-4).

Didymæa mexicana Hook.
PLANTE ENTIÈRE : Mex. (4).

Cinchona Calisaya Wedd.
ÉCORCE (*Quinquina jaune*) : Fr. (3-5); All. (1); Arg. (1);
Autr. (5, 6); Belg. (2, 3); Ch. (1, 2); Cr. (1); Dan. (4, 5);
Esp. (4-7); É.-U. (3-10); Hongr. (1, 2); It. (1-3);
Mex. (1-4); Norv. (2); P.-B. (1, 2); Port. (3); R.-U.
(1-3); Roum. (1-3); Russ. (1-6); Serb. (1); Suèd. (6, 7);
Suiss. (2, 3); Vén. (1, 2).

Cinchona cordifolia Mut. (*Cinchona pubescens* Vahl).
ÉCORCE (*Quinquina de Guayaquil*) : Fr. (1, 2); Arg. (1);
Autr. (2-4); Dan. (3); É.-U. (1, 2); Finl. (1); Mex.
(1-4); Suèd. (5).

Cinchona glandulifera R. et P.
ÉCORCE (*Quinquina gris*) : Autr. (5); Belg. (1); Roum.
(1); Suèd. (6).

Cinchona lancifolia Mut. (*Cinchona angustifolia* Ruiz).
ÉCORCE (*Quinquina de Colombie*) : Fr. (1, 4); Arg. (1));
Autr. (2); Belg. (1); Dan. (3); É.-U. (1, 2); Gr. (1);
Mex. (2-4); Norv. (1); P.-B. (1); R.-U. (3); Suèd. (6).

Cinchona Ledgeriana Moens.

ÉCORCE (*Quinquina des Indes*) : Fr. (4); Arg. (1); Belg. (3); É.-U. (8-10); It. (1-3); Russ. (5, 6); Suèd. (9); Suiss. (3).

Cinchona macrocalyx Pav. (**Cinchona heterophylla** Pav.).

ÉCORCE (*Quinquina de Guayaquil*) : Autr. (6); Arg. (1); Ch. (1); Dan. (5); Hongr. (1); P.-B. (2); Russ. (1-3).

Cinchona micrantha R. et P.

ÉCORCE (*Quinquina de Huanuco*) : Fr. (1-4); All. (1); Arg. (1); Autr. (5, 6); Belg. (2); Dan. (5); É.-U. (4-6); Hongr. (1); Mex. (1-4); P.-B. (2); Port. (3); Russ. (1-3); Suiss. (2).

Cinchona nitida R. et P.

ÉCORCE (*Quinquina de Huanuco*) : Fr. (1, 2, 4); Arg. (1); Autr. (5); Belg. (2); Esp. (4); Norv. (1); Port. (3); Suiss. (2).

Cinchona officinalis L. (**Cinchona Condaminea** Humb. et Bonpl., **Cinchona Chahuarguera** Pav.).

ÉCORCE (*Quinquina gris de Loxa*) : Fr. (1, 2, 4); Arg. (1); Autr. (1-6); Belg. (1); Dan. (1-5); Esp. (1-7); É.-U. (4-9); Finl. (1); Gr. (1-3); Hongr. (1); Mex. (1-4); Norv. (1); P.-B. (1, 2); Port. (1-3); Roum. (1-3); R.-U. (1-3); Russ. (1-6); Serb. (1); Suèd. (1-5); Suiss. (1, 2); Vén. (1, 2).

Cinchona peruviana How.

ÉCORCE (*Quinquina de Huanuco*) : Fr. (4); Arg. (1); Belg. (2); Mex. (2, 4); Suiss. (2).

Cinchona pitayensis Wedd.

ÉCORCE (*Quinquina de Pitayo*) : Fr. (4); Arg. (1).

Cinchona purpurea R. et P.

ÉCORCE (*Quinquina de Huamalies*) : Arg. (1).

Cinchona scrobiculata Humb. et Bonpl.
Écorce : Autr. (5); P.-B. (1).

Cinchona succirubra Pav.
Écorce (*Quinquina rouge*) : Fr. (3-5); All. (1-5); Arg.
(1); Autr. (6-8); Belg. (2, 3); Ch. (1); Cr. (1, 2); Dan.
(4-7); Esp. (6, 7); É.-U. (3-10); Finl. (2-5); Hongr.
(2, 3); It. (1-3); Jap. (1-3); Mex. (1-4); Norv. (3, 4);
P.-B. (2-4); Port. (2, 3); Roum. (2, 3); R.-U. (1-5);
Russ. (1-6); Serb. (1, 2); Suèd. (8, 9); Suiss. (3, 4);
Vén. (1, 2).

Cinchona umbellulifera Pav.
Écorce (*Quinquina de Guayaquil*) : Arg. (1).

Cascarilla macrocarpa Wedd. (***Cinchona macrocarpa***
Vahl).
Écorce (*Quinquina blanc de Mutis*) : Fr. (1).

Cascarilla magnifolia Wedd. (***Cinchona magnifolia***
R. et P.).
Écorce (*Quinquina rouge de Mutis*) : Fr. (1, 2); Belg. (1);
Dan. (1); É.-U. (1, 2); Norv. (1); Roum. (1).

Bouvardia angustifolia H.B. K.
Feuille : Mex. (1, 2).

Bouvardia hirtella H.B. K.
Feuille : Mex. (1, 2).

Bouvardia triphylla Salisb.
Feuille : Mex. (1, 2).

Exostemma caribæum Roem. et Schult. (***Cinchona***
caribæa Jacq.).
Écorce (*Quinquina des Antilles*) : Fr. (1).

Exostemma floribundum Roem. et Schult. (***Cinchona***
floribunda Sw.).
Écorce (*Quinquina Piton*) : Fr. (1).

Uncaria Gambir Roxb. (***Nauclea Gambir*** Hunt., ***Ou-rouparia Gambir*** Baill.).
EXTRAIT PRÉPARÉ AVEC LA FEUILLE (*Gambir, Cachou Gambir*) : Fr. (2, 3); All. (2-4); Ch. (1); É.-U. (9, 10); Jap. (1-3); P.-B. (4); Roum. (3); R.-U. (1-5).

Chiococca brachiata R. et P. (*Chiococca auguifuga* Mart.).
RACINE (*Racine de Caìnça*) : Fr. (2, 3); Autr. (5); Belg. (1, 2); Esp. (5, 6); Gr. (1); Mex. (1-4).

Chiococca racemosa L.
RACINE (*Racine de Caìnça*) : Autr. (5); Port. (2, 3).

Coffea arabica L., Caféier.
GRAINE (*Café*) : Fr. (1-4); Esp. (2-7); É.-U. (5, 6); Gr. (1-3); Mex. (1-4); Port. (3); Vén. (1, 2).

Rudgea viburnoides Benth. (***Palicourea densiflora*** Mart.).
ÉCORCE (*Écorce de Coto*) : Mex. (3, 4); Vén. (1, 2).

Psychotria emetica L. f.
RACINE (*Ipécacuanha strié violet*) : Fr. (1); Autr. (1, 2); Dan. (2); Finl. (1); Mex. (1-4); Port. (1); Suèd. (1-5).

Psychotria Ipecacuanha Stokes (***Uragoga Ipecacuanha*** Baill., ***Cephaëlis Ipecacuanha*** Rich., ***Calliococca Ipecacuanha*** Brot.).
RACINE (*Ipécacuanha annelé ou officinal*) : Fr. (1-5); All. (1-5); Arg. (1); Autr. (3-8); Belg. (1-3); Ch. (1, 2); Cr. (1, 2); Dan. (3-7); Esp. (5-7); É.-U. (1-10); Finl. (1-5); Gr. (1-3); Hongr. (1-3); It. (1-3); Jap. (1-3); Mex. (1-4); Norv. (1-4); P.-B. (1-4); Port. (2, 3); Roum. (1-3); R.-U. (1-5); Russ. (1-6); Serb. (1, 2); Suèd. (6-9); Suiss. (1-4); Vén. (1, 2).

Cephaëlis acuminata Karsten.
RACINE (*Ipécacuanha de Carthagène*) : É.-U. (8-10).

Richardsonia pilosa H.B.K. (***Richardsonia brasiliensis*** Hayne).
RACINE (*Ipécacuanha ondulé*) : Mex. (1-4).

Asperula odorata L , Aspérule odorante.
HERBE : Fr. (1); Dan. (1); Suèd. (4); Suiss. (1, 2).

Galium Aparine L., Grateron.
HERBE : Fr. (1).

Galium Cruciata Scop., Croisette velue.
HERBE : Fr. (1).

Galium mexicanum H.B.K., Galiet du Mexique.
PLANTE ENTIÈRE : Mex. (3, 4).

Galium Mollugo L., Caille-lait blanc.
SOMMITÉ FLEURIE : Fr. (1, 3, 4).

Galium verum L. (***Galium luteum*** Lamk.), Caille-lait jaune.
SOMMITÉ FLEURIE : Fr. (1-4); Dan. (1); Esp. (2-4).

Rubia tinctorum L., Garance des teinturiers.
RACINE : Fr. (1-4); Autr. (1-4); Belg. (1, 2); Dan. (1-3); Esp. (1-6); É.-U. (1-6); Gr. (1); Mex. (1-4); Port. (1-3); Roum. (1-3); Suèd. (1-5).

CAPRIFOLIACÉES

Sambucus australis Cham. et Schlecht.
FLEUR : Ch. (1).

Sambucus canadensis L., Sureau du Canada.
FLEUR : É.-U. (3-8).
FRUIT : É.-U. (1, 2).

Sambucus Ebulus L., Hièble.
ÉCORCE INTÉRIEURE DE LA RACINE : Esp. (1-6); Port. (1, 2); Suèd. (1-4).
FEUILLE : Esp. (1-6); Port. (1, 2); Suèd. (1-4).

Fruit : Fr. (1-4); Autr. (1-5); Dan. (1); Esp. (1-6);
Port. (1, 2); Roum. (1); Suèd. (1-4).
Graine : Port. (1, 2).

Sambucus mexicana D.C., Sureau du Mexique.
Écorce moyenne ou intérieure des branches :
Mex. (1-3).
Fleur : Mex. (1-4).
Fruit : Mex. (1-3).

Sambucus nigra L. (**Sambucus vulgaris** Neck.), Sureau
noir.
Écorce moyenne ou intérieure des branches :
Fr. (1-4); Autr. (1); Belg. (1); Dan. (1, 2); Esp. (2-6);
P.-B. (1); Roum. (1); Suèd. (1-5).
Feuille : Esp. (2-6).
Fleur : Fr. (2-5); All. (1-5); Autr. (1-8); Belg. (1-3);
Ch. (2); Cr. (1, 2); Dan. (1-7); Esp. (1-7); Finl. (1-4);
Gr. (1-3); Hongr. (1-3); It. (1-3); Jap. (1, 3); Norv.
(1-4); P.-B. (2-4); Port. (1-3); Roum. (1-3); R.-U.
(1-4); Russ. (1-6); Serb. (1, 2); Suèd. (1-9); Suiss.
(1-4); Vén. (1, 2).
Fruit : Fr. (1, 3, 4); Belg. (1-3); Cr. (1, 2); Dan. (1-4);
Esp. (1-6); Gr. (1); Hongr. (1, 2); It. (1-3); Norv. (1);
P.-B. (2-4); Port. (1-3); Roum. (1-3); Russ. (1, 2);
Suèd. (1-6).
Rob de Sureau, du fruit : Fr. (1-3); All. (1); Autr.
(1-8); Cr. (1, 2); Dan. (1-5); Esp. (5-7); Finl. (1);
Hongr. (1-3); It. (1); P.-B. (2-4); Roum. (1-3); Serb.
(1); Suèd. (1-6); Suiss. (1-4).

Viburnum Lentago L.
Écorce : É.-U. (8-10).

Viburnum Opulus L.
Écorce : É.-U. (8, 9).

Viburnum prunifolium L.
Écorce : Fr. (5); Arg. (1); Autr. (8); Esp. (7); É.-U.

(7-10); Mex. (3, 4); P.-B. (4); R.-U. (4ᵇ, 5); Serb. (2);
Vén. (1, 2).

Linnæa borealis L.
HERBE : Dan. (1); Suèd. (1).

Lonicera Caprifolium L., Chèvrefeuille commun.
FLEUR : Fr. (1-4); Esp. (5).

Triosteum perfoliatum L.
RACINE : É.-U. (1-6).

VALÉRIANACÉES

Nardostachys Jatamansi D.C. (*Valeriana Jatamansi*
Wall.).
RHIZOME (*Nard indien, Spicanard*) [1] : Fr. (1, 2); Dan.
(1); Esp. (3-5).

Valerianella olitoria Pollich, Mâche.
HERBE : Fr. (1).

Valeriana celtica L., Valériane celtique.
SOUCHE (*Nard celtique*) : Fr. (1-3); Autr. (2-5); Dan. (1);
Esp. (2-5).

Valeriana ceratophylla H.B.K.
SOUCHE : Mex. (3, 4).

Valeriana mexicana D.C., Valériane du Mexique.
SOUCHE : Mex. (1-4).

Valeriana officinalis L., Valériane officinale.
RHIZOME AVEC LES RACINES : Fr. (1-5); All. (1-5);
Arg. (1); Autr. (1-8); Belg. (1-3); Ch. (1, 2); Cr. (1, 2);
Dan. (1-7); Esp. (1-7); É.-U. (1-10); Finl. (1-5); Gr.
(1-3); Hongr. (1-3); It. (1-3); Jap. (1-3); Norv. (1-4);
P.-B. (1-4); Port. (1-3); Roum. (1-3); R.-U. (1-5);

---

[1] Les pharmacopées : Fr. (1); Esp. (3, 4) attribuent, à tort, le Nard indien à
l'*Andropogon Nardus* L.

Russ. (1-6); Serb. (1, 2); Suèd. (1-9); Suiss. (1-4); Vén. (1, 2).

ESSENCE DU RHIZOME ET DES RACINES : All. (1); Autr. (1-8); Belg. (1, 2); Cr. (1); Dan. (3, 4); É.-U. (5-7); Finl. (2, 3); Gr. (1-3); Hongr. (1, 2); P.-B. (1-3); Port. (3); Roum. (1, 2); Russ. (1-3); Serb. (1); Suèd. (7); Suiss. (2).

Valeriana officinalis L., var. **angustifolia** Miq.
RHIZOME AVEC LES RACINES : Jap. (3).

Valeriana Phu L., Grande Valériane.
RHIZOME AVEC LES RACINES : Fr. (1, 3); Dan. (2); Esp. (2, 4); Suèd. (5).

Valeriana toluccana D.C.
RHIZOME AVEC LES RACINES : Mex. (1-4).

Valeriana Wallichii D.C.
RHIZOME AVEC LES RACINES : R.-U. (4⁶, 5).

DIPSACACÉES

Dipsacus Fullonum L., Cardère cultivée.
RACINE : Fr. (1).

Dipsacus sylvestris Mill., Cardère sauvage.
RACINE : Fr. (1).

Scabiosa arvensis L. (**Knautia arvensis** Coult.), Scabieuse des champs.
HERBE FLEURIE : Esp. (2-4).
FEUILLE : Fr. (1, 2); Autr. (1-5); Belg. (1); Dan. (1); Esp. (5, 6); Roum. (1).
FLEUR : Fr. (1, 2); Belg. (1); Dan. (1); Esp. (5, 6); Roum. (1).

Scabiosa maritima L. (**Scabiosa atropurpurea** L.).
HERBE FLEURIE : Mex. (1-4).

Scabiosa Succisa L. (*Succisa pratensis* Moench), Scabieuse officinale.
RACINE : Dan. (1).
HERBE FLEURIE : Port. (3).
FEUILLE : (1, 3, 4).
FLEUR : Fr. (1, 3, 4).

CUCURBITALES

CUCURBITACÉES

Momordica Balsamina L., Momordique Balsamine.
FEUILLE : Esp. (5, 6).
FRUIT (*Pomme de merveille*) : Fr. (1); Dan. (1); Esp.
(5, 6).

Momordica Charantia L.
RACINE, FEUILLE : Mex. (1-4).

Luffa purgans Mart. (*Luffa operculata* Cogn.).
FRUIT : Mex. (2-4); Vén. (1, 2).

Bryonia alba L.
RACINE : Belg. (1); Dan. (1, 2); Esp. (1-4); É.-U. (7, 8);
Mex. (4); Port. (3); Suèd. (1-4); Vén. (1, 2).

Bryonia dioica Jacq., Bryone dioïque.
RACINE : Fr. (1-4); Autr. (1); Belg. (1, 2); Esp. (5, 6);
É.-U. (7, 8); Gr. (2, 3); Mex. (4); Port. (3).

Bryonopsis laciniosa Naud. (*Bryonia variegata* Mill.).
RACINE : Mex. (1-3).

Cayaponia racemosa Cogn. (*Bryonia racemosa* Sw.).
RACINE : Mex. (4).

Ecballium Elaterium A. Rich. (*Momordica Elaterium*
L.), Concombre d'âne.
RACINE : Esp. (1-6).
FRUIT : Fr. (1-4); Autr. (5); Dan. (1); Esp. (2-6); Finl.
(2, 3); Gr. (1); Port. (3); Suèd. (1-4).

Extrait du suc du fruit (*Élatérium officinal*) : Esp. (3, 4); É.-U. (1-10) [1]; Mex. (1-4); R.-U. (1-4); Suèd. (1-7); Vén. (1, 2).

Citrullus Colocynthis Schrad. (**Cucumis Colocynthis** L.), Coloquinte.
Fruit : Fr. (1-5); All. (1-5); Arg. (1); Autr. (1-8); Belg. (1-3); Ch. (1, 2); Cr. (1, 2); Dan. (1-7); Esp. (1-6); É.-U. (1-10); Finl. (1-5); Gr. (1-3); Hongr. (1-3); It. (1-3); Jap. (1-3); Mex. (1-4); Norv. (1-4); P.-B. (1-4); Port. (1-3); Roum. (1-3); R.-U. (1-5); Russ. (1-4); Serb. (1, 2); Suèd. (1-9); Suiss. (1-4); Vén. (1, 2).

Citrullus vulgaris Schrad. (**Cucurbita Citrullus** L.), Melon d'eau.
Fruit : Esp. (3-5).
Graine : Fr. (1, 2); Dan. (1, 2); Esp. (1-4, 6); Mex. (1-4); Port. (3).

Cucumis Melo L., Melon.
Fruit : Esp. (3-5).
Graine : Fr. (1, 2); Autr. (1-5); Dan. (1, 2); Esp. (1-4, 6); It. (1); Mex. (1-4); Port. (2, 3); Suèd. (1).

Cucumis sativus L., Concombre.
Fruit : Fr. (2-4); Dan. (2); Esp. (5, 6); Port. (3).
Graine : Fr. (1-4); Dan. (1).

Lagenaria vulgaris Ser. (**Cucurbita Lagenaria** L.), Calebasse d'Europe, Gourde.
Fruit : Esp. (2-4); Port. (3).
Graine : Fr. (1-4); Suèd. (1-4).

Cucurbita maxima Duch. (**Cucurbita Potiro** Pers.), Courge Potiron.
Fruit : Fr. (1); Mex. (1-4).

---

[1] Les pharmacopées É.-U. (7-10) ne citent que l' « élatérine, principe retiré de Élatérium ».

GRAINE : Fr. (1-5); Gr. (2, 3); Mex. (1-4); Port. (3); R.-U. (4^s, 5).

Cucurbita Pepo L., Courge Citrouille.
FRUIT : Fr. (1); Esp. (1-7); Mex. (1-4).
GRAINE : Fr. (1, 3, 5); Arg. (1); Autr. (1-5); Dan. (1); Esp. (1-7); É.-U. (5-10); Gr. (2, 3); Mex. (1-4); Port. (3); R.-U. (4).

Sechium edule Sw., Chayotte.
TUBERCULE, FRUIT : Mex. (1-4).

Microsechium ruderale Naud. (***Sicyos Helleri*** Peyr.).
RHIZOME : Mex. (4).

CAMPANULATÉES

CAMPANULACÉES

Lobelia inflata L., Lobélie enflée.
HERBE FLEURIE : Fr. (3-5); All. (1-5); Arg. (1); Autr. (5-8); Belg. (1-3); Ch. (1, 2); Cr. (1, 2); Dan. (3-7); É.-U. (1-10); Finl. (2); Gr. (2, 3); Hongr. (1-3); It. (1-3); Jap. (1-3); Mex. (2-4); Norv. (1-4); P.-B. (2-4); Port. (3); Roum. (1-3); R.-U. (1-5); Russ. (1-4); Serb. (1, 2); Suèd. (7-9); Suiss. (1-4); Vén. (1, 2).

Lobelia laxiflora H.B.K.
HERBE FLEURIE : Mex. (2^s-4).

COMPOSITÉES

Brickellia Cavanillesii A. Gray.
FEUILLE : Mex. (4).

Brickellia veronicæfolia A. Gray. (***Eupatorium veronicæfolium*** H.B.K.).
FEUILLE : Mex. (1-4).

Piqueria trinervia Cav. (***Ageratum febrifugum*** Sesse).
HERBE FLEURIE : Mex. (1-4).

Stevia salicifolia Cav.
SOMMITÉ FLEURIE : Mex. $(2^s\text{-}4)$.

Eupatorium cannabinum L., Eupatoire d'Avicenne.
RACINE : Fr. (1); Suèd. (1).
HERBE : Fr. (1); Dan. (1); Esp. (2-4); Suèd. (1).

Eupatorium collinum D.C.
HERBE : Mex. (1-4).

Eupatorium perfoliatum L.
HERBE FLEURIE : Arg. (1); É.-U. (1-9).

Eupatorium purpureum L.
RACINE : É.-U. (1).

Eupatorium teucrifolium Willd.
HERBE : É.-U. (1).

Eupatorium triplinerve Vahl (*Eupatorium Ayapana* Vent.), Aya-Pana.
FEUILLE : Fr. (3, 4).

Mikania amara Willd. (*Mikania Guaco* Humb. et Bonpl.).
FEUILLE : Mex. (2-4).

Mikania cordifolia Willd.
FEUILLE : Vén. (1, 2).

Mikania radicans Ernst.
FEUILLE : Vén. (1, 2).

Mikania scandens Willd.
FEUILLE : Vén. (1, 2).

Solidago montana Hill.
HERBE FLEURIE : Mex. (1-4).

Solidago odora Ait.
FEUILLE : É.-U. (1-6).

— 213 —

Solidago paniculata D.C. (*Solidago mexicana* H.B.K.).
Herbe fleurie : Mex. (2^s, 4).

Solidago velutina D.C.
Herbe fleurie : Mex. (3, 4).

Solidago Virgaurea L., Verge d'or.
Sommité fleurie : Fr. (1, 3); Dan. (1); Esp. (2-4).

Grindelia camporum Greene.
Sommité fleurie : É.-U. (10); R.-U. (5).

Grindelia cuneifolia Nutt.
Sommité fleurie : É.-U. (10).

Grindelia glutinosa Dunal.
Sommité fleurie : Mex. (1, 2).

Grindelia robusta Nutt.
Sommité fleurie : Fr. (5); Arg. (1); É.-U. (7-9); Gr.
(2); R.-U. (4^s); Russ. (5, 6); Vén. (1, 2).

Grindelia squarrosa Dunal.
Sommité fleurie : É.-U. (7-10); R.-U. (4^s).

Heterotheca inuloides Cass.
Fleur : Mex. (2^s-4).

Bigelowia veneta A. Gray.
Herbe fleurie : Mex. (1-4).

Bellis perennis L., Pâquerette.
Herbe fleurie : Fr. (1); Dan. (1); Esp. (2-4).

Erigeron acris L., Vergerette âcre.
Herbe fleurie : Fr. (1).

Erigeron canadensis L., Conyze du Canada.
Herbe fleurie : É.-U. (1-6).
Essence de l'herbe fleurie : É.-U. (4-9).

Erigeron heterophyllus Kunth.
Herbe fleurie : É.-U. (2-6).

Erigeron philadelphicus L.
Herbe fleurie : É.-U. (1-6).

Lænnecia filaginoides D.C.
Herbe fleurie : Mex. (2ˢ-4).

Baccharis conferta H.B.K. (*Baccharis xalapensis* H.B.K.).
Herbe fleurie : Mex. (1-4).

Baccharis glutinosa Pers. (*Baccharis Alamanni* D.C.).
Herbe fleurie : Mex. (1-4).

Baccharis multiflora H.B.K.
Herbe fleurie : Mex. (1-4).

Gymnosperma corymbosum D.C.
Herbe fleurie : Mex. (2-4).

Blumea balsamifera D.C.
Feuille : P.-B. (4).

Pluchea odorata Cass.
Feuille : Vén. (1, 2).

Antennaria dioica Gaertn. (*Gnaphalium dioicum* L.), Pied de chat.
Fleur : Fr. (1-5); Belg. (1-3).

Gnaphalium Berlandieri D.C.
Fleur : Mex. (3, 4).

Gnaphalium canescens D.C.
Fleur : Mex. (1, 2).

Gnaphalium conoideum H.B.K.
Fleur : Mex. (3, 4).

Helichrysum arenarium Moench (*Gnaphalium arenarium* L.), Gnaphale des sables.
  FLEUR : Fr. (1); Dan. (1).

Helichrysum Stœchas D.C. (*Gnaphalium Stœchas* L.), Gnaphale citrine.
  FLEUR : Fr. (1).

Inula Conyza D.C., Conyze vulgaire.
  HERBE : Fr. (1).

Inula Helenium L., Aunée officinale.
  RACINE : Fr. (1-5); All. (1, 2); Autr. (1-5); Belg. (1, 2); Dan. (1-5); Esp. (1-6); É.-U. (1-8); Finl. (1-3); Gr. (1-3); It. (1); Mex. (1-4); Norv. (1); P.-B. (1-4); Port. (1-3); Roum. (1-3); Russ. (1-3); Serb. (1); Suèd. (1-7); Suiss. (1, 2); Vén. (1, 2).

Inula squarrosa L.
  HERBE : Autr. (5).

Inula viscosa Ait. (*Erigeron viscosus* L.).
  HERBE : Esp. (3-5).

Pulicaria dysenterica Gaertn. (*Inula dysenterica* L.), Aunée antidysentérique.
  HERBE : Fr. (1); Suèd. (1).

Parthenium Hysterophorus L.
  HERBE FLEURIE : Mex. (2^s-4).

Ambrosia artemisiæfolia L.
  HERBE FLEURIE : Mex. (1-4); Vén. (1, 2).

Xanthium Strumarium L., Herbe aux écrouelles.
  FEUILLE : Fr. (1).

Montanoa floribunda Koch (*Montagnæa floribunda* D.C.).
  HERBE : Mex. (1-4).

Montanoa tomentosa La Llave (*Montagnæa tomentosa* D.C.).
HERBE : Mex. (1-4).

Iostephane heterophylla Benth. (*Echinacea heterophylla* Don).
RACINE : Mex. (1-4).

Sanvitalia procumbens Lamk.
HERBE : Mex. (1-4).

Siegesbeckia orientalis L., Herbe divine.
HERBE : Mex. (3, 4).

Helianthus thurifer Molina (*Flourensia thurifera* D.C., *Helianthus glutinosus* Hook. et Arn.).
RÉSINE DE LA RACINE : Mex. (2-4).

Helianthus tuberosus L., Topinambour.
TUBERCULE : Fr. (1).

Spilanthes Acmella Murr., Cresson des Indes
HERBE : Fr. (1).

Spilanthes Acmella Murr., var. *oleracea* L. (*Spilanthes oleracea* L.), Cresson du Para.
HERBE FLEURIE : All. (1); Autr. (5-7); Hongr. (1); Port. (3); Roum. (1); Serb. (1); Suiss. (2ˢ); Vén. (1, 2).
FEUILLE, FLEUR : Fr. (1, 3, 4).

Calea Zacatechichi Schlecht.
HERBE FLEURIE : Mex. (1-4).

Verbesina Capitaneja Nees.
HERBE : Mex. (2ˢ, 4).

Verbesina crocata Less. (*Bidens crocata* Cav.).
HERBE : Mex. (1-4).

Bidens pilosa L. (***Bidens leucantha*** Willd.).
FEUILLE : Mex. (4); P.-B. (4).

Bidens tetragona D.C.
FEUILLE : Mex. (1-4).

Bidens tripartita L.
HERBE : Russ. (1-3).

Helenium autumnale L.
HERBE FLEURIE : Mex. (1, 2).

Helenium mexicanum H.B.K.
HERBE FLEURIE : Mex. (1, 2^s, 4).

Milleria trifolia Mill.
HERBE : Mex. (1-3).

Tagetes erecta L.
FLEUR : Mex. (1-4).

Tagetes lucida Cav.
HERBE FLEURIE : Mex. (1-4).

Athanasia amara L.
HERBE : Mex. (1-4).

Santolina Chamæcyparissus L., Santoline.
SOMMITÉ FLEURIE : Fr. (1, 3, 4).

Anthemis Cotula L., Camomille puante.
HERBE : Fr. (1, 3); É.-U. (1-6); Suèd. (1).
FLEUR : Fr. (3); Dan. (1).

Anthemis nobilis L., Camomille romaine.
HERBE : Fr. (1); Esp. (1-3, 5).
FLEUR : Fr. (1-5); All. (1); Arg. (1); Autr. (2-8); Belg.
(1-3); Ch. (1, 2); Dan. (1-6); Esp. (1-7); É.-U. (1-9);
Gr. (1); Hongr. (1); It. (1-3); Jap. (3); Mex. (1-4);
Norv. (1); P.-B. (1-4); Port. (1-3); Roum. (1, 2); R.-U.

(1-5); Russ. (1-3); Serb. (1); Suèd. (1-5); Suiss. (1-4);
Vén. (1, 2).

Essence de la fleur : Fr. (1, 2); Belg. (1, 3); Ch. (2);
Dan. (1); Esp. (1-6); Port. (2); Roum: (1, 2); R.-U.
(1-5); Serb. (1).

Anthemis tinctoria L., Camomille des teinturiers.
Herbe : Fr. (1).

Diotis candidissima Desf. (**Diotis maritima** Sm.), Santoline maritime.
Herbe : Fr. (1).

Anacyclus officinarum Hayne, Pyrèthre d'Allemagne.
Racine : All. (1); Ch. (1); Dan. (4-6); Norv. (1); Russ.
(1-3); Suèd. (7).

Anacyclus Pyrethrum D.C. (**Anthemis Pyrethrum** L.),
Pyrèthre d'Afrique.
Racine : Fr. (1-5); Autr. (1-8); Belg. (1, 2); Dan. (1, 3);
Esp. (2-7); É.-U. (1-10); Gr. (1-3); Hongr. (1); Mex.
(1-4); Port. (1-3); Roum. (1-3); R.-U. (2-5); Serb. (1);
Suèd. (1-6); Suiss. (2); Vén. (1, 2).

Anacyclus radiatus Loisel. (**Anacyclus aureus** Brot.).
Fleur : Port. (3).

Achillea Ageratum L., Eupatoire de Mésué.
Herbe : Fr. (1); Dan. (1).
Fleur : Fr. (1).

Achillea atrata L., Achillée à feuilles de Camomille.
Herbe fleurie : Fr. (1).

Achillea Millefolium L., Millefeuille.
Herbe fleurie : Fr. (1, 3, 4); Autr. (1-8); Belg. (1, 2);
Dan. (1-5); Esp. (2-6); É.-U. (5, 6); Finl. (1-3); Gr.
(1-3); Mex. (1-4); Roum. (1-3); Suèd. (1-6); Suiss.
(1, 2, 4).
Feuille : All. (1); Port. (1-3); Russ. (1-3).

Fleur : All. (1); Finl. (4); Port. (1, 2); Russ. (1-6); Suèd. (7).

Achillea moschata Jacq., Achillée musquée.
Herbe fleurie : Fr. (1).

Achillea nana L., Achillée naine.
Herbe fleurie : Fr. (1).

Achillea Ptarmica L., Achillée Ptarmique.
Racine : Fr. (1); Dan. (1, 2).
Herbe : Fr. (1).

Matricaria Chamomilla L., Camomille commune.
Herbe fleurie : Autr. (2); It. (1); Port. (1); Suèd. (1-4).
Fleur : Fr. (1-4); All. (1-5); Autr. (1-8); Belg. (1, 2); Ch. (1, 2); Cr. (1, 2); Dan. (1-7); Esp. (6, 7); É.-U. (3-10); Finl. (1-5); Gr. (1-3); Hongr. (1-3); It. (1-3); Jap. (1-3); Mex. (1-4); Norv. (1-4); P.-B. (1-4); Port. (2); Roum. (1-3); Russ. (1-6); Serb. (1, 2); Suèd. (1-9); Suiss. (1-4); Vén. (1, 2).
Essence de la fleur : Fr. (3, 4); All. (1); Autr. (1-5); Belg. (2); Ch. (1, 2); Dan. (1, 3, 4); Finl. (2, 3); Gr. (1-3); It. (1-3); P.-B. (1, 2); Russ. (1-3); Suèd. (1-5); Suiss. (1-4).

Chrysactinia mexicana A. Gray.
Herbe fleurie : Mex. (4).

Chrysanthemum Balsamita L. (***Tanacetum Balsamita*** L.), Balsamite odorante.
Herbe fleurie : Fr. (1-4); Esp. (2-7); Suèd. (1).

Chrysanthemum coccineum Willd. (***Pyrethrum carneum*** Bieb.).
Fleur (*Pyrèthre du Caucase*) : Fr. (3, 4); Mex. (2ᵇ-4).

Chrysanthemum Leucanthemum L., Grande Marguerite.
Herbe fleurie : Fr. (1).

Chrysanthemum Marschallii Aschers. (**Pyrethrum roseum** Bieb.).
FLEUR (*Pyrèthre du Caucase*) : Fr. (3, 4); Mex. (2s-4).

Chrysanthemum Parthenium Bernh. (**Matricaria Parthenium** L., **Pyrethrum Parthenium** Smith), Matricaire.
HERBE FLEURIE [1] : Fr. (1-4); Autr. (1, 4); Belg. (1, 2); Dan. (1, 2); Esp. (2-5); Gr. (1); Mex. (1-4); Port. (1, 2); Suèd. (1-4).
FLEUR : Esp. (5, 6).

Tanacetum vulgare L., Tanaisie.
HERBE FLEURIE [2] : Fr. (1-4); Autr. (1-5); Dan. (1, 2); Esp. (1-6); É.-U. (1-8); Finl. (1-3); Gr. (1-3); Norv. (1, 2); P.-B. (1); Port. (2, 3); Roum. (1-3); Suèd. (5, 6).
FEUILLE : Suèd. (1-4).
FLEUR : Belg. (1-3); Dan. (3-5); Russ. (1-3); Suèd. (1-4, 7).
GRAINE : Dan. (1-4); Suèd. (1-4).
ESSENCE DE L'HERBE FLEURIE : Fr. (1-4); Autr. (1-4); Belg. (1); Dan. (1-4); Finl. (1-3); Gr. (1); Hongr. (1); Roum. (1); Russ. (1-3); Suèd. (1-6).

Cotula aurea Loefl., Cotule dorée.
HERBE : Esp. (2, 4).
FLEUR : Esp. (2-4, 6, 7).

Artemisia Abrotanum L., Aurone mâle.
HERBE FLEURIE : Fr. (1, 3, 4); Autr. (1-4); Dan. (1, 2); Esp. (2-6); Gr. (1); Port. (2, 3); Suèd. (1-5).

Artemisia Absinthium L., Grande Absinthe.
HERBE FLEURIE : Fr. (1-4); All. (1-5); Autr. (1-8); Belg. (1-3); Ch. (1, 2); Dan. (1-7); Esp. (1-7); É.-U. (3-8);

---

[1] Les pharmacopées Fr. (1-4) mentionnent la sommité fleurie.
[2] Les pharmacopées · Fr. (1-4); Dan. (1, 2); Esp. (1-6); É. U. (6-8); Suèd. (5, 6) mentionnent la sommité fleurie.

Finl. (1-4); Gr. (1-3); Hongr. (1-3); It. (1-3); Jap.
(3); Norv. (1-4); P.-B. (1-4); Port. (1-3); Roum. (1-3);
Russ. (1-6); Serb. (1, 2); Suèd. (1-9); Suiss. (1-4);
Vén. (1).
FEUILLE : Fr. (5); Vén. (2).
ESSENCE DE L'HERBE FLEURIE : Fr. (1-4); Autr. (1);
Belg. (1); Dan. (1-5); Esp. (1-6); Finl. (1); Norv.
(1, 2); P.-B. (1, 2); Port. (2); Roum. (1); Russ. (1-3);
Suèd. (1-6); Suiss. (1, 2); Vén. (1, 2).

Artemisia campestris L., Aurone des champs.
FEUILLE ET SOMMITÉ FLEURIE : Fr. (1, 3).

Artemisia chinensis L., Armoise de Chine.
FEUILLE : Fr. (1).

Artemisia Cina Berg.
CAPITULE FLORAL (*Semen-Contra*) : Fr. (4); All. (4, 5);
Autr. (7, 8); Ch. (1); Cr. (2); Esp. (6, 7); É.-U. (6);
Gr. (1-3); Hongr. (3); It. (1-3); Jap. (2, 3); Mex. (1, 2);
Norv. (1-4); P.-B. (1-4); Port. (3); Russ. (1-6); Serb.
(1, 2); Suèd. (7-9); Suiss. (4).

Artemisia Dracunculus L., Estragon.
HERBE : Fr. (1, 3); Esp. (1-6); Suèd. (1-4).

Artemisia glacialis L., Genipi vrai.
HERBE FLEURIE : Fr. (1, 3, 4).

Artemisia Herba-alba Asso (*Artemisia Contra* L., *Artemisia Sieberi* Bess.).
CAPITULE FLORAL (*Semen-Contra*) : Fr. (1-3); Autr.
(3-6); Belg. (1, 2); Dan. (3); Esp. (5); É.-U. (5); Finl.
(1); Hongr. (1); Port. (1, 2); Roum. (1, 2); Suèd. (1-6);
Vén. (1, 2).

Artemisia judaica L., Armoise de Judée.
CAPITULE FLORAL (*Semen-Contra*) : Fr. (1); Autr. (1-3);
Dan. (1-3); Finl. (1); Mex. (1, 2); Port. (1, 2).

Artemisia maritima L., Absinthe maritime.
FEUILLE ET SOMMITÉ FLEURIE : Fr. (1, 3, 4); Dan. (5, 6).
CAPITULE FLORAL (*Semen-Contra*) : Belg. (3); Ch. (2);
Vén. (1, 2).

Artemisia maritima L., var. **pauciflora** Ledeb. (**Artemisia pauciflora** [Ledeb.] Weber).
CAPITULE FLORAL (*Semen-Contra*) : Fr. (5); Dan. (7);
Esp. (7); É.-U. (8-10) [1]; It. (1-3); Mex. (1, 2); Port.
(3).

Artemisia maritima L., var. **Stechmanniana** Besser.
CAPITULE FLORAL (*Semen-Contra*) : É.-U. (7); It. (1-3);
Jap. (1); R.-U. (3-5) [2]; Suiss. (3).

Artemisia maritima L., variété du Turkestan non désignée.
CAPITULE FLORAL (*Semen Contra*) : All. (2, 3); Dan. (6);
Finl. (2-4).

Artemisia divers non spécifiés.
CAPITULE FLORAL (*Semen-Contra*) : All. (1); Dan. (4, 5);
R.-U. (1, 2); Suiss. (1, 2).

Artemisia mexicana Willd., Absinthe du Mexique.
FEUILLE ET SOMMITÉ FLEURIE : Mex. (1-4).

Artemisia mollis Gay.
FEUILLE : Port. (3).

Artemisia Mutellina Vill., Genipi blanc.
HERBE FLEURIE : Fr. (1).

Artemisia pontica L., Absinthe pontique.
HERBE FLEURIE : Fr. (1-3); Autr. (1); Dan. (1); Esp. (5);
Suèd. (1).

Artemisia procera Willd., Armoise panniculée.
HERBE FLEURIE : Fr. (1).

---

[1] La pharmacopée É.-U. (10) ne mentionne que la Santonine.
[2] Les pharmacopées R.-U. (4, 5) ne mentionnent que la Santonine.

Artemisia Santonicum L.
CAPITULE FLORAL (*Semen-Contra*) : Autr. (2-4); Dan. (1-3); Esp. (2-4).

Artemisia spicata Jacq., Genipi noir.
HERBÉ FLEURIE : Fr. (1).

Artemisia Vahliana Kostel (***Artemisia Contra*** Vahl).
CAPITULE FLORAL (*Semen-Contra*) : Autr. (5, 6); Hongr. (1); It. (1-3).

Artemisia vallesiana Lamk., Armoise du Valais.
HERBE FLEURIE : Fr. (1).

Artemisia vulgaris L., Armoise commune.
RHIZOME : Fr. (3, 4); All. (1); Autr. (4); Belg. (1); Dan. (3-5); Finl. (2, 3); Gr. (1-3); Norv. (2); P.-B. (1, 2); Roum. (1, 2); Russ. (1-3); Suèd. (5, 6).
HERBE FLEURIE : Fr. (1-5); Belg. (1); Dan. (1); Esp. (1-6); Gr. (2, 3); Mex. (1, 2); Port. (1-3); Roum. (1, 2); Suèd. (1-4); Suiss. (4).

Tussilago Farfara L., Tussilage commun.
RACINE : Dan. (1, 2).
FEUILLE : All. (1-5); Autr. (1-5, 8); Belg. (1, 2); Ch. (1); Dan. (1-7); Esp. (2-7); Gr. (1-3); Jap. (3); Mex. (1, 2); Norv. (1-4); Port. (1-3); Roum. (1-3); Russ. (1-6); Suèd. (1-6).
FLEUR : Fr. (1-5); Belg. (1, 2); Dan. (1); Mex. (1, 2); Port. (2, 3); Suèd. (1, 3-5); Suiss. (2).

Petasites officinalis Moench, Pétasite officinale.
RACINE : Dan. (1); Suèd. (1).
FEUILLE : Fr. (1); Esp. (2-4).

Arnica montana L., Arnica des montagnes.
RHIZOME : Fr. (1, 3, 4); All. (1); Arg. (1); Autr. (1-8); Belg. (1); Cr. (1, 2); Dan. (3); Esp. (4-7); É.-U. (1-3, 7, 8); Finl. (1-3); Gr. (1-3); Hongr. (1, 2); It.

(1-3); Jap. (1); Mex. (1-4); P.-B. (1, 2); Port. (1-3);
Roum. (1-3); R.-U. (1-4); Russ. (1-3); Serb. (1, 2);
Suèd. (2, 4, 6, 7); Suiss. (1, 2).
Feuille : Fr. (3, 4); Arg. (1); Autr. (1-6); Cr. (1, 2);
Dan. (1, 2); Esp. (2-6); Hongr. (1, 2); Mex. (1-4); Port.
(1, 2); Suèd. (1-5); Vén. (1, 2).
Fleur : Fr. (1-5); All. (1-5); Arg. (1); Autr. (1-8);
Belg. (1-3); Ch. (1, 2); Cr. (1, 2); Dan. (1-7); Esp. (2-7);
É.-U. (4-10); Finl. (1-4); Gr. (1-3); Hongr. (1, 2); It.
(1-3); Jap. (1-3); Mex. (1-4); Norv. (1-4); P.-B. (1-4);
Port. (1-3); Roum. (1-3); R.-U. (4^8, 5); Russ. (1-6);
Serb. (1, 2); Suèd. (1-9); Suiss. (1-4); Vén. (1, 2).

Doronicum Pardalianches L., Doronic à feuilles en cœur
Racine : Fr. (1); Dan. (1); Esp. (2-4).
Graine : Esp. (2-4).

Doronicum plantagineum L., Doronic à feuilles de Plantain.
Racine : Fr. (1).

Senecio Canicida Moc.
Plante entière : Mex. (1-4).

Senecio cervariæfolius Sch.
Rhizome et racine : Mex. (2-4).

Senecio Cineraria D.C.
Feuille : Vén. (1, 2).

Senecio Grayanus Hemsl.
Rhizome et racine : Mex. (2-4).

Senecio Jacobæa L., Jacobée.
Feuille : Fr. (1).

Senecio præcox D.C.
Herbe : Mex. (1-4).

Senecio salignus D.C.
Plante entière : Mex. (4).

Senecio toluccanus D. C.
  PLANTE ENTIÈRE : Mex. (2s-4).

Senecio vernalis Waldst. et Kit.
  HERBE : Mex. (1-4).

Senecio vulgaris L., Séneçon commun.
  FEUILLE : Fr. (1-4); Dan. (1); Esp. (2-4).
  SOMMITÉ FLEURIE : Esp. (2-4).

Calendula arvensis L., Souci des champs.
  FLEUR : Fr. (1).

Calendula officinalis L., Souci officinal.
  HERBE : Fr. (1); Autr. (1, 5); Suèd. (5).
  FLEUR : Fr. (1); Autr. (1, 5); Dan. (1); Esp. (2-6); É.-U.
    (7-9); P.-B. (1); Roum. (1).

Xeranthemum inapertum Willd.
  FLEUR : Port. (3).

Carlina acaulis L., Carline.
  RACINE : Fr. (1); All. (1); Dan. (1); Esp. (1-6); Suiss. (2).

Arctium Lappa L. (= *majus, minus*, etc.) (*Arctium*
    Bardana Willd.).
  RACINE (*Bardane*) : Autr. (1-5); Belg. (1, 2); Dan. (1-4);
    Esp. (1-4); É.-U. (8, 9); Finl. (1-3); Gr. (1-3); Mex.
    (1, 2); Port. (1-3); Roum. (1, 2); Serb. (1); Suèd. (1-6).

Arctium majus Bernh. (*Lappa major* Gaertn., *Lappa*
    officinalis All., *Lappa vulgaris* Hill).
  RACINE (*Bardane*) : Fr. (1-4); All. (1); Autr. (7, 8);
    Belg. (1, 2); Dan. (5, 6); Esp. (5, 6); É.-U. (7); It. (1);
    Norv. (1, 2); P.-B. (1, 2); Port. (3); Russ. (1-3).

Arctium majus Bernh. (*Lappa tomentosa* Lamk.).
  RACINE (*Bardane*) : Fr. (3, 4); Dan. (5, 6); Esp. (5, 6);
    It. (1); Norv. (1, 2); P.-B. (2); Port. (3); Russ. (1-3).

Arctium minus Bernh. (*Lappa minor* D.C.).
 Racine (*Bardane*) : Fr. (3, 4); Dan. (5, 6); Esp. (6);
 É.-U. (4-6); It. (1); Norv. (1, 2); P.-B. (2); Port. (3);
 Russ. (1-3).

Cnicus arvensis Hoffm. (*Cirsium arvense* Scop.), Chardon hémorrhoïdal.
 Herbe : Fr. (1).

Cnicus mexicanus Hemsl., Chardon du Mexique.
 Herbe fleurie : Mex. (1-4).

Carbenia benedicta Adans. (*Centaurea benedicta* L.
 Cnicus benedictus L.), Chardon bénit.
 Herbe fleurie : Fr. (1-4); All. (1-5); Autr. (1); Belg.
 (1-3); Dan. (1-6); Esp. (1-6); Finl. (1, 4); Gr. (1-3);
 P.-B. (1-4); Jap. (3); Norv. (1); Port. (1-3); Roum.
 (1-3); Russ. (4-6); Suiss. (1-4); Vén. (1, 2).
 Feuille : Autr. (5); Cr. (2); Finl. (2, 3); Hongr. (1, 2);
 It. (1); Norv. (2); Russ. (1-3); Serb. (1); Suèd. (1-9).
 Graine : Dan. (1); Esp. (1, 2).

Onopordon Acanthium L., Chardon Acanthe.
 Herbe : Fr. (1).

Cynara Cardunculus L., Artichaut-cardon, Cardon.
 Fleur : Fr. (1); Esp. (1-6); Mex. (1-4).

Cynara Cardunculus L. (*Cynara Scolymus* L.), Arti-
 chaut cultivé.
 Feuille : Fr. (1); Dan. (2).
 Fleur : Fr. (1); Mex. (1-4).

Silybum Marianum Gaertn. (*Carduus Marianus* L.),
 Chardon-Marie.
 Herbe : Fr. (1); Suiss. (2s).
 Fruit : Russ. (1-3).
 Graine : Fr. (1); Dan. (1); P.-B. (2); Suèd. (1-4).

Centaurea americana Nutt. (***Centaurea mexicana*** D.C.).
HERBE FLEURIE : Mex. (1-4).

Centaurea Behen L., Béhen blanc.
RACINE : Fr. (1).

Centaurea Calcitrapa L., Chausse-Trape.
HERBE : Fr. (1); Esp. (3).

Centaurea Centaurium L., Grande Centaurée.
HERBE FLEURIE : Fr. (1, 3).

Centaurea Cyanus L., Bluet.
RACINE : Esp. (2-5).
FLEUR : Fr. (1-4); Autr. (5); Dan. (1); Esp. (6).
FRUIT : Esp. (2-6).

Centaurea Jacea L., Jacée des prés.
HERBE FLEURIE : Fr. (1).

Schkuhria abrotanoides Roth.
HERBE FLEURIE : Mex. (1-4).

Schkuhria virgata D.C.
HERBE FLEURIE : Mex. (4).

Carthamus lanatus L., Chardon bénit des Parisiens.
HERBE FLEURIE : Fr. (1).

Carthamus tinctorius L., Carthame tinctorial.
FLEUR : Fr. (1, 3); Dan. (1); Esp. (1-5); É.-U. (1-6); Mex. (1-4); Suèd. (1).
FRUIT : Fr. (1, 3); Dan. (1); Esp. (1-5).

Perezia adnata A. Gray.
RHIZOME : Mex. (4).

Perezia fruticosa La Llave.
RHIZOME : Mex. (1-3).

Perezia moschata La Llave (*Acourtia moschata* D.C.).
HERBE : Mex. (1-4).

Trixis Pipitzahuac Schaffn.
RHIZOME : Mex. (1-3).

Cichorium Endivia L., Chicorée Endive.
RACINE : Fr. (1); Port. (3).
HERBE : Fr. (1); Esp. (2-4).
GRAINE : Dan. (1); Esp. (2-4).

Cichorium Intybus L., Chicorée sauvage.
RACINE : Fr. (1-5); Autr. (1-5); Belg. (1, 2); Ch. (1);
Dan. (1-3); Esp. (2-7); Gr. (1-3); It. (1-3); Port. (1-3);
Roum. (1, 2); Serb. (1); Suèd. (1-4); Vén. (1, 2).
FEUILLE : Fr. (1-5); Autr. (1-5); Belg. (1); Ch. (1);
Esp. (1-7); Gr. (2); It. (1-3); Roum. (1); Suiss. (2⁸);
Vén. (1, 2).

Hieracium murorum L., Épervière des murs.
HERBE : Fr. (1).

Hieracium Pilosella L., Piloselle.
HERBE : Fr. (1); Esp. (3, 4).

Taraxacum officinale Wigg. (*Taraxacum Dens-leonis*
Desf., *Leontodon Taraxacum* L.), Pissenlit.
RACINE AVEC FEUILLE : All. (1-5); Dan. (1-3, 6); Jap.
(1-3); P.-B. (1-4); Port. (2, 3); Roum. (1-3); Russ.
(1-6).
RACINE : Fr. (1, 3, 4); Arg. (1); Autr. (1-8); Belg. (1, 2);
Ch. (1, 2); Cr. (1, 2); Dan. (1-5); É.-U. (2-10); Finl.
(1-3, 5); Gr. (1-3); Hongr. (1-3); It. (1-3); Mex. (1-4);
Norv. (1, 2); Port. (1); R.-U. (1-5); Russ. (1-6); Serb.
(1); Suiss. (1-4); Vén. (1, 2).
FEUILLE : Fr. (1-5); Autr. (2-8); Belg. (1, 2); Cr. (1, 2);
Esp. (2-7); Gr. (1-3); Hongr. (1, 2); Mex. (1-4); Suèd.
(1-5); Vén. (1, 2).

Lactuca canadensis L.
    Herbe : É.-U. (1-3).

Lactuca sagittata Waldst. et Kit. (*Lactuca altissima*
    Bieb.).
    Suc desséché (*Lactucarium*) : Esp. (7); Port. (3).

Lactuca Scariola L., Scarole.
    Herbe : Fr. (1); Autr. (2-4); Vén. (1, 2).
    Suc desséché (*Lactucarium*) : Fr. (3, 4); Belg. (2);
    Vén. (1, 2).

Lactuca Scariola L., var. *sativa* D.C. (*Lactuca sativa*
    L., *Lactuca capitata* D.C.), Laitue cultivée.
    Herbe : Fr. (1-4); Belg. (1, 2); Esp. (2-7); Mex. (1-4);
    Port. (2, 3) [1]; Roum. (1, 2); Serb. (1); Suiss. (2);
    Vén. (1, 2).
    Suc desséché (*Lactucarium*) : Fr. (3, 4); Autr. (5, 6);
    Belg. (1, 2); Dan. (3, 4); É.-U. (1-6); Finl. (2, 3); Gr.
    (1); Hongr. (1); Mex. (1-4); P.-B. (1, 2); Port. (2, 3);
    Roum. (1-3); Serb. (1); Suèd. (6, 7); Vén. (1, 2).
    Fruit : Dan. (1); Esp. (2-6).

Lactuca virosa L., Laitue vireuse.
    Herbe : Fr. (1-4); All. (1); Autr. (1, 5); Belg. (1); Ch.
    (1); Dan. (3, 4); Gr. (1); It. (1); P.-B. (1, 2); Port.
    (2, 3) [2]; Roum. (1); R.-U. (2, 3); Suiss. (1, 2); Vén.
    (1, 2).
    Suc desséché (*Lactucarium*) : Fr. (3, 4); All. (1, 2);
    Arg. (1); Autr. (7); Ch. (1); Cr. (1); Dan. (5, 6); Esp.
    (7); É.-U. (7-10); Finl. (2, 3); Gr. (1-3); Hongr. (2, 3);
    Jap. (1, 2); Mex. (1-4); P.-B. (2-4); Port. (3); Russ.
    (1-3); Suèd. (6, 7); Suiss. (1, 2); Vén. (1, 2).

Sonchus oleraceus L., Laiteron.
    Plante entière : Fr. (1); Mex. (1-4).

---

[1] Les pharmacopées Port. (2, 3) mentionnent l'herbe fleurie.
[2] Les pharmacopées : Port. (2, 3); R.-U. (2-3) mentionnent l'herbe fleurie.

Tragopogon pratensis L. Salsifis.
RACINE : Fr. (1).

Pinaropappus roseus Less., Scorzonère du Mexique.
RACINE : Mex. (2-4).

Scorzonera hispanica L., Scorzonère d'Espagne.
RACINE : Fr. (1); Esp. (1-6); Suèd. (1-4).

Scorzonera humilis L., Scorzonère d'Allemagne.
RACINE : Fr. (1); Dan. (1).

Scorzonera purpurea L., Scorzonère à feuilles purpu-
rines.
RACINE : Fr. (1).

LISTE ALPHABÉTIQUE

DES NOMS D'AUTEURS CITÉS

AVEC LES ABRÉVIATIONS EMPLOYÉES DANS CET OUVRAGE

Auteur	Abréviation	Auteur	Abréviation
Acharius	Ach.	Falconer	Falc.
Adanson	Adans.	Fischer	Fisch.
Agardh	Ag.	Forskal	Forsk.
Aiton	Ait.	Forster	Forst.
Allioni	All.	Fries	Fr.
Anderson	Anders.	Gaertner	Gaertn.
Andrews	Andr.	Gallesio	Gall.
Appert	App.	Gaudin	Gaud.
Arduini	Ard.	Gilibert	Gilib.
Arnott	Arn.	Gmelin	Gmel.
Arruda	Arr.	Goeppert	Goepp.
Ascherson	Aschers.	Goodenough et Woodward	Good. et Wood.
Aublet	Aubl.	Grabowski	Grab.
Baillon	Baill.	Graham	Grah.
Baker	Bak.	Gréville	Grév.
Bartling	Bartl.	Grisebach	Griseb.
Bauhin	Bauh.	Guillemin	Guill.
Beauvois	Beauv.	Hamilton	Ham.
Bennett	Benn.	Haworth	Haw.
Bentham	Benth.	Humboldt, Bompland, Kunth	H. B. K.
Bernhardi	Bernh.	Hemsley	Hemsl.
Bertoloni	Bertol.	Herbert	Herb.
Besser	Bess.	Herder	Herd.
Bieberstein	Bieb.	Hermann	Herm.
Birdwood	Birdw.	Hoffmann	Hoffm.
Bischoff	Bisch.	Hoffmannseg.	Hoffmseg.
Blume	Bl.	Hooker	Hook.
Boissier	Boiss.	Houttuyn	Houtt.
Bompland	Bompl.	Howard	How.
Brongniart	Brongn.	Hudson	Huds.
Brotero	Brot.	Humboldt	Humb.
Buchanam-Hamilton	Buch.-Ham.	Hunter	Hunt.
Bulliard	Bull.	Jacquin	Jacq.
Burckhard	Burck.	Jussieu	Juss.
Carrière	Carr.	Karsten	Karst.
Casaretti	Casar.	Karwinsky	Karw.
Cassini	Cass.	Kitaibel	Kit.
Cavanilles	Cav.	Klotzsch	Kl.
Cervantès	Cerv.	Koempfer	Koempf.
Chamisso	Cham.	Koenig	Koen.
Chapman	Chapm.	Koerber	Koerb.
Cogniaux	Cogn.	Kostchy	Kost.
Colebrooke	Colebr.	Kützing	Kütz.
Colladon	Collad.	Linné	L.
Cosson	Coss.	Linné fils	L. f.
Coulter	Coult.	Labillardière	Labill.
Crantz	Cr.	Lagasca	Lag.
Cunningham	Cunn.	Lambert	Lamb.
Curtis	Curt.	Lamarck	Lamk.
Dalechamps	Dalech.	Latourette	Latour.
De Candolle	D. C.	Ledebour	Ledeb.
Decaisne	Decne.	Lemaire	Lem.
Delarue	Delar.	Leschenault	Lesch
Delarbre	Delarb.	Lessing	Less.
Delile	Del.	L'Héritier	L'Hér.
Desfontaines	Desf.	Liebmann	Liebm.
Desportes	Desp.	Lindley	Lindl.
Desvaux	Desv.	Lamouroux	Lmx.
Dillenius	Dill.	Lobel	Lob.
Dryander	Dryand.	Loefling	Loefl.
Duchesne	Duch.	Loiseleur	Loisel.
Dumortier	Dum.	Loureiro	Lour.
Dunal	Dun.	Lyngbye	
Dupetit-Thouars	Dup.-Th.	Marchand	March.
Ebermayer	Eberm.	Marshall	Marsh.
Ehrhart	Ehrb.	Martius	Mart.
Endlicher	Endl.	Maximowicz	Maxi
Engler	Engl.	Medicus	Medic.
Ernsting	Ernst.	Meissner	Meissn.
Eschscholtz	Eschsch.	Meyer	Mey.

Michaux	Michx.	Schrader	Schrad.
Miller	Mill.	Schreber	Schreb.
Miquel	Miq.	Schultes	Schlut.
Mocino	Moc.	Schumann	Schum.
Molina	Mol.	Scopoli	Scop.
Moquin	Moq.	Seemann	Seem.
Morren	Morr.	Seringe	Ser.
Mulhenberg	Muhl.	Siebold	Sieb.
Müller d'Argovie	Müll. Arg.	Simson	Sims.
Murbeck	Murb.	Smith	Sm.
Murray	Murr.	Solander	Sol.
Mutis	Mut.	Sonnerat	Sonner.
Naudin	Naud.	Sprengel	Spr.
Necker	Neck.	Stackhouse	Stack.
Nicholson	Nichols.	Steinheil	Steinh.
Niedenzu	Nied.	Steudel	Steud.
Nuttal	Nutt.	Saint-Hilaire	St-Hil.
Oliver	Oliv.	Stokes	Stok.
Ortega	Ort.	Swartz	Sw.
Palisot de Beauvois	Pal. Beauv.	Targioni	Targ.
Pallas	Pall.	Thunberg	Thunb.
Perrottet	Perr.	Torrey	Torr.
Persoon	Pers.	Trimen	Trim.
Peyritsch	Peyr.	Trinius	Trin.
Planchon	Planch.	Tulasne	Tul.
Plumier	Plum.	Turczynski	Turcz.
Poiret	Poir.	Turra	Turr.
Poiteau	Poit.	Underwood	Underw.
Quelet	Quel.	Vaillant	Vaill.
Robert Brown	R. Br.	Vandelli	Vand.
Regel	Reg.	Velloso	Vell.
Regnault	Regn.	Ventenat	Vent.
Reichenbach fils	Reichb. f.	Villars	Vill.
Reinwardt	Reinw.	Vitmann	Vitm.
Ruiz et Pavon	R. et P.	Wahlenberg	Wahl.
Retzius	Retz.	Waldstein	Waldst.
Richard	Rich.	Wallich	Wall.
Roemer et Schultes	Roem. et Schult.	Wallroth	Wallr.
Roscoe	Rosc.	Walther	Walt.
Rottboel	Rottb.	Wangenheim	Wangenh.
Roxburgh	Roxb.	Watson	Wats.
Rozier	Roz.	Weddel	Wedd.
Rumphius	Rumph.	Wenderoth	Wend.
Salisbury	Salisb.	Wendland	Wendl.
Savigny	Sav.	Wiggers	Wigg.
Schultz	Sch.	Willdenow	Willd.
Schaffner	Schaffn.	Willkomm	Willk.
Scherbius	Scherb.	Wimmer	Wimm.
Schlechtendal	Schlecht.	Zuccarini	Zucc.

LISTE ALPHABÉTIQUE

DES NOMS DE PAYS

POSSÉDANT DES PHARMACOPÉES AVEC LES ABRÉVIATIONS EMPLOYÉES POUR LES DÉSIGNER DANS CET OUVRAGE

Allemagne	All.	Italie	It.
Argentine	Arg.	Japon	Jap.
Autriche	Aut.	Mexique	Méx.
Belgique	Belg.	Norvège	Norv.
Chili	Chil.	Pays-Bas	P.-B.
Croatie	Cr.	Portugal	Port.
Danemark	Dan.	Roumanie	Roum.
Espagne	Esp.	Royaume-Uni	R.-U.
Etats-Unis	E.-U.	Russie	Russ.
Finlande	Finl.	Serbie	Serb.
France	Fr.	Suède	Suéd.
Grèce	Gr.	Suisse	Suiss.
Hongrie	Hong.	Vénézuéla	Vén.

BIBLIOGRAPHIE

BAUDOT (A.). — Études historiques sur la Pharmacie en Bourgogne
avant 1803. 1905. Paris, Maloine.

CHEYLUD (E.). — Histoire de la Corporation des Apothicaires de
Bordeaux (*Th. Pharm.* Bordeaux, 1897).

CORDONNIER (E.). — La Concordia Pharmacopolarum Barcinonen-
sum (*Janus X*, 1906).

DORVEAUX (P.). — Deux arrêts du Parlement réglementant la Pharmacie au seizième siècle. 1906. Dijon, Jacquot et Floret.

ESCAICH. — L'Art de guérir au Siam (*Bull. Soc. d'Hist. de la Pharmacie*, 1917).

FLÜCKIGER (F.-A.). — Sur la première Pharmacopée italienne (*Arch.
der Pharm.* 1888).

GRANEL (H.). — Histoire de la Pharmacie à Avignon, du douzième
siècle à la Révolution (*Th. Pharm.* Montpellier, 1905).

GRAVE (E.). — État de la Pharmacie en France avant la loi du 21 germinal an XI. 1879. Mantes, chez l'auteur.

LAFOURCADE (A.). — Contribution à l'Histoire générale de la Pharmacie et particulièrement à l'Histoire de la Pharmacie toulou-
saine (*Th. Pharm.* Toulouse, 1899).

LAUGIER et DURUY. — Pandectes pharmaceutiques. 1837. Paris,
Louis Colas.

LECLAIR (E.). — Histoire de la Pharmacie à Lille. 1900. Lille, Le-
febvre-Ducrocq.

LIOT (A.). — Contribution à l'Histoire de la Pharmacie en Haute-
Normandie (*Th. Pharm.* Lille, 1912).

MARCAILHOU D'AYMERIC (H.). — L'Exercice de la Pharmacie dans
les Balkans (*Bull. Soc. de Pharm. du Sud-Ouest*, 1897).

MONAL (E.). — Les Maîtres Apothicaires de Nancy au dix-septième
siècle (*Th. Pharm.* Nancy, 1917).

PLANCHON (J.-E.). — La Pharmacie à Montpellier depuis son origine
jusqu'à la fondation des écoles spéciales. 1861. Montpellier,
Martel aîné.

PONTIER (A.). — Histoire de la Pharmacie. 1900. Paris, Doin.

Schelenz (H.). — Geschichte der Pharmacie. 1904. Berlin, Springer.

Soenen (M.). — La Pharmacie à La Rochelle avant 1803 (*Th. Pharm.* Bordeaux, 1910).

Tschirch (A.). — Handbuch der Pharmakognosie. 1910. Leipzig, Tauchnitz.

Tschirch (A.). — Die Pharmakopoe ein Spiegel ihrer Zeit (*Janus X,* 1905).

Vayrolatti (Fr.). — La Pharmacie à Nice du seizième au dix-neuvième siècle (*Th. Pharm.* Montpellier, 1911).

Wickersheimer (E.). — Nicolaus Præpositi (*Bull. Soc. fr. d'Hist. de la Médecine.*, 1911, t. X).

TABLE ALPHABÉTIQUE

DES NOMS DES ÉTATS DU MONDE

CORRESPONDANT AUX RENSEIGNEMENTS CONTENUS DANS CET OUVRAGE,

SUR LES PHARMACOPÉES ANCIENNES ET MODERNES

TABLE ALPHABÉTIQUE

DES NOMS

DES DROGUES, ESPÈCES, GENRES, FAMILLES

ORDRES, CLASSES

ET EMBRANCHEMENTS CITÉS DANS CET OUVRAGE

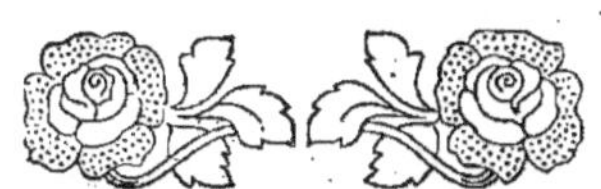